정신건강론

정신건강론

MENTAL HEALTH

김예림 저

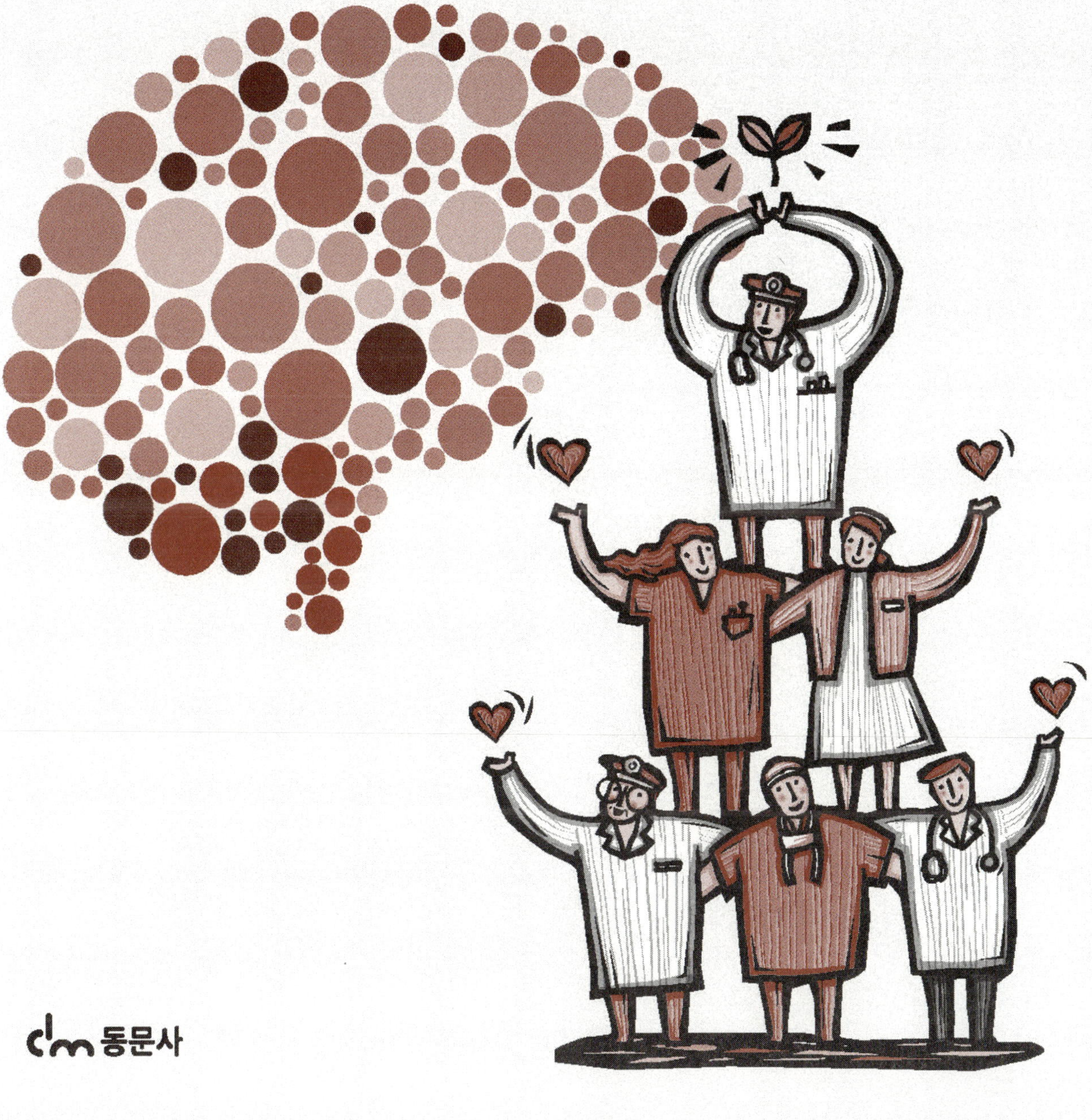

동문사

머리말

인간은 누구나 심신이 건강한 사람으로 살아가기를 희망한다. 건강은 신체적, 정신적, 사회적으로 안녕의 상태를 유지하는 것이라는 세계보건기구의 정의에 따르면 정신건강은 사람의 건강 상태를 파악하는 조건이라 할 수 있다. 그러므로 정신건강은 개인이 원만한 사회생활을 영위하고 타인들과 적절한 관계를 형성하며, 스스로 판단하고 행동하는 하나의 이상적 상태를 말한다. 특히나 급변하는 현대사회로 오면서 건강이라는 의미는 단순한 신체적인 건강만이 아니라 정신적인 안녕과 함께 사회적·도덕적 건강의 의미까지 내포하게 되었다. 즉, 하루가 다르게 변화·성장하는 사회 속에서 여러 가지 정신적 병폐가 부산물로 쌓이게 되어 개인의 정신건강을 위협하고 있기 때문이다.

따라서 현대인들에게 있어서 자신의 삶의 질을 높이고, 자신의 능력을 최대한 발휘하며, 주어진 환경에 능동적으로 적응하며 살아가기 위해 정신건강이 필수적인 요소이자 과제가 되었다.

본 교재의 내용은 총 4파트 14개 장으로 구성하였다. 자세한 내용은 다음과 같다.

PART 1은 정신건강의 이해로서 제1장은 정신건강의 개념, 조건과 기준, 정신건강의 영향요인으로 구성하였으며, 제2장은 적응과 정신건강, 제3장은 스트레스와 정신건강으로 개념과 원인, 스트레스의 반응과 스트레스가 건강에 미치는 영향, 스트레스 대처방법 및 스트레스 대처에 영향을 미치는 개인의 심리적 자원으로 구성하였다.

PART 2는 뇌과학과 정신건강으로서 제4장 뇌의 특성으로 인간의 뇌, 뇌의 구조와 부위별 기능을 다루었으며, 제5장은 뇌과학기반의 생애주기별 정신건강 첫 번째로 태아기, 영아기, 유아기의 발달 및 뇌발달 특성과 정신건강을 다루었다. 제6장은 뇌과학기반의 생애주기별 정신건강의 두 번째로 아동기, 청소년기의 발달 및 뇌발달 특성과 정신건강을 다루었고, 제7장의 뇌과학기반의 생애주기별 정신건강 세 번째로 성인기, 노년기의 발달 및 뇌발달 특성과 정신건강을 다루었다.

PART 3은 정신장애와 정신건강으로서 제8장은 정신장애의 기본적 이해 첫 번째로 정신장애의 개념과 원인 그리고 강박 및 관련장애와 정신건강으로 구성하였고, 제9장은 정신장애의 기본적 이해 두 번째로 자폐스펙트럼장애와 정신건강 그리고 아스퍼거증후군과 정신건강으로 구성하였으며, 제10장은 정신장애의 기본적 이해 세 번째로 주의력결핍과잉행동장애와 정신건강, 외상후스트레스장애와 정신건강, 제11장은 정신장애의 기본적 이해의 네 번째로 주요우울장애와 정신건강, 불안장애와 정신건강을, 제12장은 치매와 정신건강으로 구성하였다.

PART 4는 현대인들의 정신건강으로서 제13장 자기개념과 정신건강으로 정신건강의 개념을 비롯해서 자기개념에 영향을 미치는 자아존중감, 자기효능감, 자아정체감, 자기통제감, 자기관찰성에 대하여 다루었고, 제14장은 인간관계와 정신건강으로 인간관계와 의사소통, 인간관계의 효과적인 의사소통에 대하여 다루었다.

이 책은 인문사회과학을 공부하는 전공자들에게는 보다 체계적으로 정신건강을 이해할 수 있는 입문서가 되기를 바라며, 전반적인 교양과정의 학생들에게는 자신과 가족의 건강에 대해 좀 더 관심을 가지고 흥미롭게 다가갈 수 있는 기회를 제공하는 지침서가 되었으면 한다.

끝으로, 이 책을 출판하는 데 수고를 아끼지 아니한 동문사의 관계자 여러분께 감사의 뜻을 표한다.

2022년 2월

저자 김예림

차 례

CONTENTS

차 례

PART 04 현대인들의 정신건강(정보산업과 정신건강)

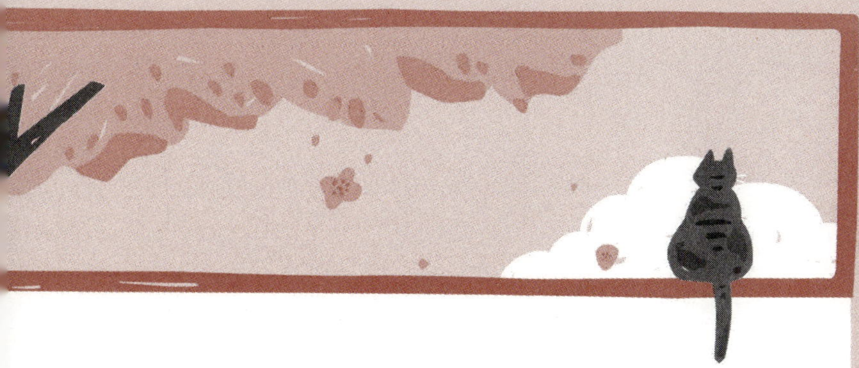

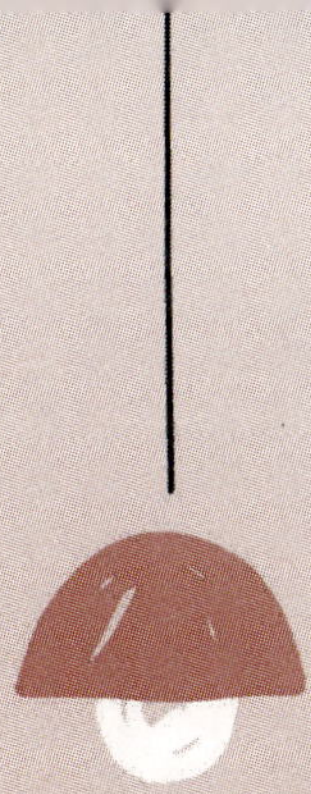

01 PART

정신건강의 기본적 이해

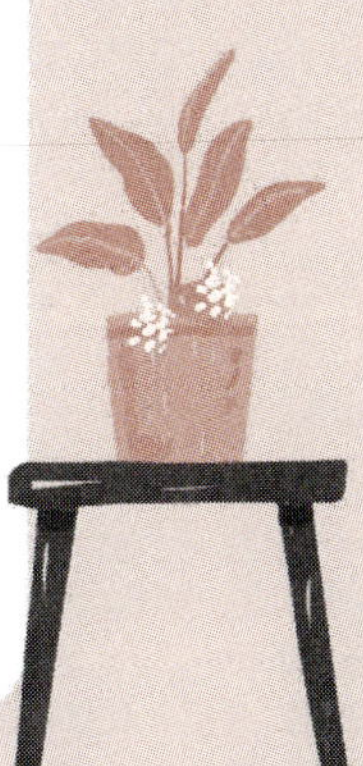

01 CHAPTER

정신건강의 이해

학습목표

정신건강이란 인간생활의 모든 측면인 신체적 · 정신적 · 사회적으로 밀접한 관련성을 비롯한 개인의 정서적 균형과 정신적 구조의 외부환경에의 적응은 물론 사회생활을 영위해 나갈 수 있는 능력이다.

본 장에서는 정신건강의 개념을 비롯한 기준과 조건, 영향요인 등에 대해서 이해한다.

01 정신건강의 개념

현대인들은 신체적 건강 못지않게 정신적 건강에 대해 많은 관심을 가지고 있다. 여러 질병들의 원인이 신체적인 측면의 결함에서 오기도 하지만, 정신적 측면에서의 불합리한 상태에서도 기인한다는 사실이 점차 밝혀짐에 따라 현대인들은 정신건강을 유지하는데 커다란 관심을 보인다(장연진, 박경, 최순영, 1997). 현대 의학의 발달로 각종 정신적 질병에 대한 연구가 활발해지면서 질병의 원인이 밝혀지고, 정신질환의 선천성이 많은 부분 부정됨으로써 예방의 중요성과 함께 정신건강을 위한 적극적인 대책이 요구되고 있다. 산업화로 인한 비인간화 현상과 사회의 물리적 · 심리적 상황에 의한 무력감, 고립감 등은 가정 내에서나 학교생활, 직장생활에서 불안감을 느끼게 되어 좌절감을 경험하게 한다. 따라서 현대인들의 우울증을 비롯한 신경증, 스트레스성 질환들이 늘어감에 따라 정신건강에 대한 관심이 높아질 수밖에 없다.

정신건강의 개념을 자세히 살펴보면, 정신건강이란 용어가 원래 정신병리의 유무를 지칭하기 위하여 정신병리학적인 개념에서부터 시작되었으나, 현재는 정상적인 개인의 정신 상태를 나타내기 위해 다각적인 측면에서 보편적인 용어로 그 개념을 정의하고 있다(박영선, 2010). 사전적 의미의 '정신'은 감정이나 사고의 작용을 다스리는 인간의 마음이며, 이는 사람의 정서 상태와 다른 사람과의 관계, 사회문화적 맥락 내의 평형이라고 부를 수 있는 일반적인 자질을 말한다. '건강'이란 신체가 아무 탈 없이 정상적이고 튼튼하다는 것과 의식이나 사상이 바르고 건실하다는 뜻을 포함하는데, 신체적인 건강함 그 이상으로 인간의 정신적 균형과 정신적 구조가 외부환경에 적합하다는 사회적 기능을 망라한다. 즉, 정신건강이란 정신의 건강과 보전, 증진을 의미하는데, 일상생활에서 언제나 독립적이며 자주적으로 일을 처리해 나갈 수 있고(이경화, 김연진, 고진영, 박숙희, 2010), 질병에 대해 저항력이 있으며 원만한 가정생활과 사회생활을 할 수 있는 상태이며, 정신적인 성숙상태를 의미한다.

세계보건기구(WHO)의 보건헌장에서도 '건강이란 단지 질병이 없다거나 허약하지 않은 상태만이 아니라 신체적, 정신적, 사회적으로 완전한 상태'라고 규정하고 있다. 또한 미국정신위생위원회(National Committe for Mental Hygiene, 1913)의 보고에서는 '정신건강이란 다만 정신적 질병에 걸려 있지 않은 상태만이 아니고, 만족스러운 인간관계와 그것을 유지해 나갈 수 있는 능력을 의미한다. 이것은 모든 종류의 개인적, 사회적 적응을 포함하여 어떠한 환경에도 대처해 나갈 수 있는 건전하고 균형 있고 통일된 성격의 발달'을 포함한다.

사람의 만족 정도를 예측할 수 있는 다양한 사회적 기준들의 공통점은 스스로가 가치 있다고 생각하는 영역과 일정기준에 자신이 얼마나 만족을 경험하는지 정도를 측정하는 것이다. 따라서 진정으로 건강한 사람은 정신장애로부터 자유로운 동시에 정신적 웰빙을 경험하고 있는 사람으로서, 개인은 자신의 정서 상태와 더불어 심리적이면서 동시에 사회적 기능의 관점에서 자신의 삶을 지각하고 평가하게 된다(임영진, 고영건, 신희천, 조용래, 2010).

정신건강 상태는 크게 세 가지 개념으로 정의할 수 있다. 먼저, 정신의학적 증후군의 유무를 판단하는 병리적 개념이 있다(윤명숙, 김성혜, 채완순, 2008). 이 개념은 정신건강이라는 모호한 개념을 정신의학적 진단기준에 근거해서 정신건강의 문제를 명확하게 할 수 있다는 장점이 있다. 정신의학적 진단기준에는 일반적으로 ICD-10(International Classification of Diseases-10, 1992)과 DSM-5(Diagnostic and Statistical Manual of Mental disorders-5)가 주로 사용되고 있다.

두 번째 개념은 인간의 사고, 감정 및 행동의 측면을 보는 것으로, 정신의학적 진단기준보다 포괄적이며, 덜 심각한 정신건강상태를 의미한다. 스트레스, 긴장감, 불행감, 역할수행장애, 우울, 불안, 신체화 등을 포함한다(이보혜, 김진희, 최만규, 2009). 즉 고통, 불행, 우울, 불안, 신체화 및 스트레스는 심리적 긴장의 개념으로 일상에서 느끼는 주관적인 느낌이다(Mech, Capi, Moffit, Wright, & Silva, 1999).

세 번째 개념은 질병 또는 질환의 부재는 물론, 인간의 능력과 기능이 긍정적이며 완전한 상태를 포함하는 개념이다(이명자, 류정희, 2008). 정신적으로 건강한 사람은 다양한 상황에 능숙하게 대처하고, 내면적인 기준에 따라 독자적인 판단을 하며, 친밀감을 느끼면서 타인과 교류할 수 있는 기능을 가졌다고 스스로를 평가하는 사람으로, 변화와 성장에 대한 목표와 신념, 수용적인 삶의 태도를 지닌 사람으로 정의된다(임영진 외, 2010; Keyes, 2002).

02 정신건강의 기준과 조건

1) 정신건강의 기준

정신적으로 건강하다는 것과 건강하지 않다는 것을 명확히 구분하는 일은 어렵다. 한 인간이 사회생활을 독립적으로 영위해 나가기 위해 생각하고 판단하는 능력에 문제가 없고 심리사회적으로 평안하며 정신병리가 없는 상태를 건강한 정신 또는 정상이라고 한다. 그러나 건강 또는 정상(normal)이라는 말을 사용할 때는 건강하지 않은 상태 또는 이상(abnormal)과 반대의 개념으로 사용하는데, 그 경계는 명확하지 않기 때문에 다양한 관점에서 고려해야 한다.

(1) 정상

정신의학에서는 정상을 말할 때 정신적으로 건강한 사람을 말하며, 기준은 다음과 같다.

① **병이 없는 상태**: 건강과 정상을 동일하게 바라보는 전통적인 의학적 접근법에서 나온 것으로, 명백한 정신병리가 나타나지 않은 행동은 정상범주에 있다고 보는 것이다. 즉, 특별히 관찰된 증상이나 징후가 없으면 건강하다고 보는 관점이다.

② **이상적인 상태와 조화로움**: 다양한 정신기제 요소가 최적의 조화를 이루어 최적의 기능을 발휘하는 상태를 정상으로 정의한다. 이 개념은 정신과 의사나 정신분석이론가가 이상적인 인간에 대해 논할 때나 성공적 치료의 기준을 논할 때 사용되는 관점이다.

③ **보통의 상태**: 표준화된 심리검사와 같이 구체적인 행동이나 특정한 사안에 대해 전체 점수를 산출한 후에 통계적인 정규분포곡선을 이용하여 개인이 어느 위치에 있는가를 보는 것이다. 이는 절대다수의 사람들이 평균 범주에 위치하면 정상으로 판단하고, 양극단에 위치하면 이상(비정상)으로 보는 관점이다.

④ **성장과 변화의 과정을 이해**: 발달과정에 문제가 없을 때를 정상이라고 본다. 즉, 발달단계이론에서 인간을 분석하는 것으로 특정 발달단계에서 해결해야 할 발달과업을 성공적으로 수행함으로써 그 다음 단계로 발전해 나갈 수 있고 이러한 과정에서 정상을 유지할 수 있다는 것이다. 이러한 정상을 일정한 시점에서 단편적으로 보기보다 변화나 과정으로 바라보는 관점이다.

(2) 이상

개인에게 특정한 하나의 증상이 일시적으로 나타난다고 해서 이상이라고 단정할 수는 없다. 그 증상의 정도와 지속시간 등을 기준으로 동일한 증상의 차이에 따라 정상과 이상을 구분해야 한다. 기준은 다음과 같다.

① **통계적 기준으로부터의 이탈**: 통계적인 빈도상의 기준에서 벗어나는 일반적이지 않은 행동을 할 때 이상으로 판단한다. 예를 들면, 학교에 가야 하는 청소년기의 학생이 등교를 거부하며 장기결석을 하는 경우이다.

② **행동의 부적응성**: 개인의 행동이 자신이나 사회에 나쁜 영향을 주는 것으로, 타인의 판단에 따른 부적응 행동, 즉 상식적인 기준에서 벗어난 행동을 할 때 이상으로 판단한다. 예를 들면, 본인이 화가 난다고 타인의 차를 손상시키는 경우로, 자신의 문제와 관계없는 불특정 대상을 향해 분노감을 표현하는 것이다.

③ **비합리성**(irrationality): 합리적이지 않은 생각과 그것에 따르는 이해할 수 없는 행동을 의미한다. 대표적으로 조현병과 같은 정신질환의 경우, 증상으로 인해 다양한 비합리적인 양상을 나타낸다. 예를 들면, 피해망상이나 과대망상 등과 같이 객관적인 현실에서 동떨어진 비합리적인 사고들은 주위 사람들이 보기에는 이해하기 힘든 경우가 많다.

④ **예측 불가능성**(unpredictability): 어떤 사람의 행동이 일관적이어서 예측 가능한 경우에는 이것에 대비할 수 있고, 통제도 가능하다. 반면에, 예측이 불가능한 경우에는 그 행동은 매우 당황스럽고 때로는 위협적으로 느껴질 수 있다. 예를 들면, 충동조절이 잘 안 되는 사람은 자신뿐만 아니라 주변 사람들에게 상처를 주게 마련이다. 그러나 예측 불가능성 또한 그 정도와 수준이 개인마다 다를 수 있어서 이 또한 절대적인 기준이라고 보기는 어렵다.

⑤ **사회적 기준으로부터의 이탈**: 사회적인 규범에서 크게 이탈된 행동을

할 때 이상으로 판단한다. 예를 들면, 자식이 부모에게 폭력을 행사하는 경우이다.

⑥ **개인의 주관적 고통**: 주관적으로 경험하는 심리적·정신적 갈등의 감정적 측면에서 지나치게 개인적인 고통을 느끼는 등의 자각증상을 가진 행동을 할 때 이상으로 판단한다. 예를 들면, 불안증, 불면증, 만성 우울증 등을 보이는 경우이다.

2) 정신건강의 조건

정신건강을 구성하는 조건에 대하여 학자들마다 다양한 입장을 보이고 있다. 여기에서는 마리 야호다(Marie Jahoda, 1958), 펜톤(Fenton), 카롤(Carroll)이 제안한 조건을 중심으로 살펴보고자 한다.

(1) 마리 야호다(Marie Jahoda)의 정신건강 조건(나동석, 서혜석, 이대식, 곽의향, 김미혜, 2008)

① **자신에 대한 긍정적인 태도**: 자신을 독립된 인간으로 받아들이고, 자기의 욕구와 행동을 알며, 자신에 대해 객관적으로 바라볼 수 있는 자기인식에 대한 태도를 지닌다.

② **성장과 발달, 자기실현**: 전인(total person)을 강조하는 것으로, 스스로의 감정을 살펴서 인지적·지적 기능과 통합시키는 것과 내적 갈등과 스트레스에 의해 지장을 받지 않고 자유롭고 개방적으로 환경과 상호작용할 수 있는 것, 그리고 타인과 어울리며 일상의 경험에서 성장할 수 있는 것에 생각의 중점을 둔다.

③ **통합력**: 개인의 내적·외적 갈등 및 역동과 기분·정서의 조절 간에 균형을 이루는 것을 말하며, 또한 겉으로 표현되는 것과 내적으로 억압되는 것 간의 균형성을 의미한다.

④ **자율성**: 특정 상황에서 자신의 행동을 결정할 때 타인에게 의지하기보다는 자율적으로 행동하고, 독립적인 행동에 대해 스스로를 통제하

는 자율성을 지닌다.

⑤ **현실지각**: 현실에 대한 민감성과 정확히 지각하는 능력으로, 타인과 적절히 감정을 주고받을 수 있고 적절히 대응할 수 있다.

⑥ **주변 환경의 지배**: 환경에 대한 적응력과 조정력이 있어서 어떤 문제에 직면했을 때 그것을 효율적으로 해결하는 능력이 있다.

(2) 펜턴(Fenton)의 정신건강 조건(이태연, 최명구, 2006)

① **자신에 대한 승인**: 모든 측면에서 완벽한 사람은 존재할 수 없다. 즉, 자기 자신을 객관적으로 판단하고, 자신의 장점과 단점을 있는 그대로 받아들여서 그 한도 내에서 최대한 노력을 한다.

② **안정되고 균형 잡힌 성격**: 한 개인의 감성과 이성이 조화롭고, 균형 잡힌 건전한 성격의 측면을 말한다. 즉, 인격이 조화로울 뿐 아니라 환경에도 적응적이어서 적절한 정서를 나타낼 줄 알며, 일시적 갈등이나 불안 그리고 공부 등으로부터 고통을 겪다가도 곧 평정심을 회복할 줄 아는 능력이다. 결과적으로 여기에 해당하는 사람은 마음의 행복을 유지할 수 있으며, 적응적이고 성공적인 삶을 소유한다.

③ **사회적 승인**: 인간은 사회적 존재이므로 사회 속에서 타인과의 정신적 유대와 협력 및 신뢰관계가 이루어져야 한다. 즉, 본인이 속한 집단 내에서 맡은 업무에 충실하고 성실히 노력하며 제 역할을 다할 때 자신의 지위가 확보되고 집단에서 인정받게 되며 대인관계에서 조화를 이룬다.

④ **잠재력의 실현과 사회적 공헌**: 인간은 저마다의 다양한 욕구가 있으며, 목적을 향해 달려가고, 건전하고 건강한 정신을 가진 사람은 보다 바람직한 환경을 만들기 위해 노력한다. 그러므로 자신의 욕구를 사회적 이상으로 바꾸어 나가며 사회적 현상을 중요시한다. 따라서 개인적인 욕구의 만족에 매달리지 않고 자기계발과 사회적 이상실현을 위해 자신의 특성이나 능력을 최대한 발휘해서 사회적으로 공헌하기 위해서 지속적인 노력을 한다. 이것이 생산적이며 자기실현적인 바람직한 삶이다.

(3) 카롤(Carroll)의 정신건강 조건

① **모든 행동에는 원인이 있다는 이해**: 인간행동은 의미 있는 일과 행동의 원인을 모두 아는 것은 불가능한 일이지만 그 원인을 알려고 하는 노력은 지혜로운 일이다.

② **자기 자신의 한계와 타인의 한계에 대한 이해와 수용**: 현실을 직시하고 그것을 수용하는 것은 자기 자신을 있는 그대로 받아들이며, 타인의 한계와 현실을 인정하는 일이다.

③ **자기실현에 대한 동기 이해**: 모든 인간행동은 동기화된 표현이므로 모든 사람은 자기실현에서 오는 심리적 안정감을 필요로 한다.

④ **자기존중과 타인존중**: 자기 자신을 좋아하고, 자신이 사회집단에 수용된 구성원임을 느끼며, 인간관계에서의 너그러움과 긍정적인 접근 그리고 개인의 존엄성 등을 의미한다.

정신건강의 다양한 조건들을 정리하면, 자신과 타인 그리고 사회환경에 대한 바른 이해와 수용을 토대로 한 사회적 기능, 역할수행의 여부, 자신의 감정과 정서의 처리능력 등에 달려 있음을 알 수 있다. 이러한 측면에서 건강한 정신을 가진 성인의 행동특성을 기준으로 한 김규수(1999)의 정신건강의 조건을 정리한다.

첫째, 현실에서의 자기 자신의 느낌, 욕구, 행동에 있어서의 동기 등에 대하여 정확하게 지각한다. 즉, 건강한 정신을 소유한 사람은 자신에 대해 올바른 이해와 수용을 하므로 자기를 사랑하며, 자기의 욕구를 인정한다. 그러므로 자신감과 자아존중감을 갖고 현실에 임하므로 대인관계에서도 분명하고 적극적이다. 대체로 자아존중감이 높은 사람은 자신의 장점과 단점을 직시하여 장점을 더 개발하려는 경향을 나타내므로 타인의 비판에 대해서도 그다지 방어적이지 않다. 그러나 건강한 정신을 소유하지 못한 사람들은 자신에 대해 올바른 이해와 수용을 못한 채 불안이나 열등감으로 말미암아 자기를 증오하며 자학적인 행동을 하거나 때로는 불안을 은폐하기 위해 과장된 행동을 하기도 한다.

둘째, 정서지수가 높아서 자신을 둘러싼 환경과 적절하게 적응·조절하는 성숙함이 있다. 즉, 건강한 정신을 소유한 사람은 그들의 삶 속에서 다양한 갈등과 욕구불만이 있을 때 이를 건전한 방법으로 표출함은 물론이거니와 때에 따라서는 상대방에게 혐오감을 주지 않으면서 적대감이나 공격성을 나타낼 수도 있다. 그러나 건강한 정신을 소유하지 못한 사람은 정서 및 감정조절력이 약해서 자신의 적대감을 나타내지 못하고 억압하므로 내면적인 불안과 긴장을 경험한다. 게다가 어떤 때에는 정반대로 자신의 감정을 지나치게 표출했다가는 곧 두려움에 사로잡히기도 하고, 우유부단하고 결단력이 약하여 갈등상황을 만들기도 하며, 정신적으로는 산만하여 집중력이 떨어지고 지나치게 의존적 행동을 보이기도 한다.

셋째, 타인의 욕구, 감정, 행동의 동기 등에 대해 있는 그대로 수용하고, 바른 이해를 한다. 즉, 건강한 정신을 소유한 사람은 상대방을 존중하고 이해하며 수용적인 자세와 융통성 있는 태도를 취한다. 그러므로 이들의 대인관계는 밀접한 정서적 만남의 관계를 유지하며 의존적이거나 남의 눈치를 살피지 않고 자신과 상대방의 배려를 적절하게 한다. 반면에 건강한 정신을 소유하지 못한 사람은 타인을 인격체로서 존중하기보다는 자신의 욕구충족을 위한 대상이나 수단으로 여기기 일쑤이다. 그러므로 이런 사람들은 자신에게 필요한 것을 상대방에게서 얻기 위해 지나치게 이기적이기도 하고, 대인관계에서도 자기중심적이거나 기생적인 태도를 취하고 상대방에게 부당한 요구를 하거나 야비한 행동을 보이기도 한다.

넷째, 유머감각이 있다. 즉, 건강한 정신을 소유한 사람은 삶의 여유를 누리면서 유머를 통해 본인은 물론 상대방과 집단을 밝게 한다. 그러나 건강한 정신을 소유하지 못한 사람들은 유머감각이 없을 뿐 아니라, 누군가 옆에서 유머를 해도 웃지 않으며, 오히려 그렇게 유머를 하는 사람을 헛소리하는 사람으로 치부한다.

다섯째, 환경상황을 현실직시 하고, 있는 그대로 인정하며 인지적 왜곡이 심하지 않다. 즉, 건강한 정신을 소유한 사람들은 현실 판단력이 있어서 사회환경을 있는 그대로 인정하고 수용할 뿐 아니라, 비교적 독립적이어서 환경자원을 생산적이고도 창조적으로 이용하는 식으로 적응한다. 그러나 건강한 정신을 소유하지 못한 사람은 외부의 상황을 자신의 소원이나 희망에 따라 혹은 자신의 정서상태인 공포, 불안, 신념 등에 따라 그릇되게 지각한다. 따라서 이들은 주변 상황이 자기의 뜻대로 움직여 주지 않을 때에는 절망감에 빠지기도 한다.

여섯째, 사회구성원으로서의 역할을 성실하고도, 능숙하게 수행한다. 즉, 건강한 정신을 소유한 사람들은 자신이 하는 일을 사랑하고 정직한 사회적 역할과 과제를 수행함으로써 삶의 만족과 행복을 느낀다. 게다가 맡은 일에 책임감과 사명감을 가지고 성실하게 임할 뿐 아니라 직장에서나 사회구성원으로서 자신의 책임과 역할을 성실히 수행하여 보람을 느끼므로 열정적이고 효율적이다. 반면에 건강한 정신을 소유하지 못한 사람은 일에 대한 흥미가 없고, 마지못해 임하게 되므로 대체로 비능률적이다. 그러므로 사회적 책임이나 역할수행에 대한 부담감을 갖거나 권태감과 욕구불만을 느끼기 마련이다. 이들 가운데 강박적 사고와 행동을 보이며, 허우대는 멀쩡해 보여도 속으로는 위궤양, 변비, 편집증 등으로 고통을 호소하는 경우가 많다.

이상에서 살펴본 바로 건강한 정신을 가진 사람들의 행동특성의 조건은 ① 자신에 대한 바른 이해와 수용 ② 자신의 정서와 감정을 자신을 둘러싼 환경과 적절하게 적응·조절 ③ 타인을 이해하고 수용하며 올바른 인간관계 유지 ④ 자신과 타인에게 기쁨을 주고, 집단의 분위기를 조정하여 밝게 유지 ⑤ 현실지각과 환경에 대한 적응 ⑥ 신뢰를 바탕으로 한 인간관계를 유지와 능숙한 사회적 역할의 수행 등으로 요약할 수 있다.

03 정신건강의 영향요인

정신건강에는 그것을 유지하고 증진하는 적극적인 측면과 증상을 파악하고 인식시켜서 치료를 할 수 있도록 제공하여 정신질환을 감소시키는 소극적인 측면이 있다. 그리고 그것에 영향을 미치는 요인으로는 자기 통제, 성장, 자부심, 스트레스에 대처하는 능력, 환경에 대한 적응 및 통제를 들 수 있다. 이러한 맥락에서 정신건강은 그 개념에서 건강이란 질병이 없거나 약한 상태가 아닌 사람들이 육체적 · 정신적 · 사회적으로 별문제 없이 살 수 있는 상태로 정의된다. 따라서 정신건강은 일상생활에서 원만하게 생활할 수 있고 질병에 강하고 원활한 가족생활과 사회생활을 수행하고 성숙할 수 있는 정신 상태라고 할 수 있다. 반면에 정신질환과 같은 정신건강에 영향을 미치는 요인은 개인의 심리 · 정서적 요인, 성격적 특성요인, 생물학적 · 유전적, 사회적 원인으로 분류할 수 있다.

1) 개인의 심리 · 정서적 요인

정신건강에 영향을 미치는 개인의 심리 · 정서적 요인은 낙관성을 성공과 행복의 가장 중요한 요소 중의 하나로 본다(Seligman, 2008). 낙관적인 사람은 그다지 우울하지 않을 뿐만 아니라 학교에서의 성적과 직장에서의 업무수행에 성공적이다. 그리고 낙관적이지 않은 사람들보다 더 장수한다. 낙관적인 사람은 동일한 스트레스 상황에서도 크게 우울하지 않고 상대적으로 더 높은 삶의 만족도를 나타낸다. 이처럼 낙관성은 건강한 행동 습관을 통해 신체적인 건강에 영향을 주며, 신체적 질병을 회복하는 데에도 긍정적 영향을 끼친다(Scheier &Carver, 1992).

많은 연구들에서 정서조절력은 정신건강의 중요한 심리 · 사회적 자원으로 알려져 왔다. 즉, 정서조절은 자신의 목표를 이루기 위해 특히 강렬하고 일시적인 경우를 포함한 정서적 반응을 관찰하고 평가하며 변경하는 내적 · 외적 과정이다. 그러나 만성적인 정서조절의 실패는 부적응 및 정신병리를 초래할 수 있다(이지영, 권석만, 2006). 그만큼 정서조절력은 정신건강과 관련한 필수적인 요소이다(Gross & Munoz, 1995).

또한 행복감과 같은 긍정적 감정, 자아존중감과 통제감이라는 심리적 자원을 포함하는 성격적 특성과 역경에 대처하는 능력을 뜻하는 회복탄력성 등 다양한 개념들이 정신건강의 심리적인 요인으로 포함되고 있다(김민석 외 공역, 2018: 36). 이처럼 정신건강에 영향을 미치는 심리적인 요인들은 매우 다양한 측면들이 있다. 그중에서 대표적으로 성격과 성격유형론, 회복탄력성(resilience)을 탐색한다.

2) 성격적 특성요인

(1) 성격

성격이란 어떠한 주어진 상황에서 그가 어떠한 행동을 할 것인가를 우리들에게 예상케 하는 것이고(R. B. Cattell), 조직화된 행동의 전체적인 모습으로, 특히 지인들에게 일관된 상태로서 특색이 인정되었을 때 결론지을 수 있는 것이다(J. F. 다실). 그리고 주로 개인이 그가 속해 있는 집단 내에서 다른 사람으로부터 구별되는 행동에 관련된 것이다(B. 노트컷).

실제 정신건강의 조건으로 개인의 성격적 특성은 중요한 요소로 강조되고 있다. 즉, 성격은 한 개인이 환경에 대하여 독특한 방법으로 적응하려는 정신·생리적 체계로서 개체 내의 역동적 구조이며, 개인의 반응을 결정짓는 중요한 요소인 특성이 특수한 신경정신체계로서 유기체의 적응행동을 결정하는 것이다(G. W. Allport). 그리고 정신건강 첫 번째 조건인 인격체의 조화성이란 감성과 이성이 잘 조화되고 균형 잡힌 건전한 성격(Fenton)을 말한다.

이와 같은 맥락으로 로저스(Rogers, 1961)는 '완전하게 기능하는 사람'이 공통적으로 갖는 성격적 특성을 강조하였다(이인정, 최해경, 2007 : 325~326).

① **체험에 대해 개방적**: 자신의 체험을 개방하는 사람은 자신의 내부에서 일어나고 있는 일을 있는 그대로 체험할 수 있다. 자신의 감정을 민감하게 인식하고 억압하지 않기 때문에 주변의 자극을 왜곡하지 않고, 자유롭게 인식하고 적절하게 반응할 수 있다.

② **매 순간 충실**: 새로운 체험에 완전히 개방적인 사람은 매 순간이 새로

울 것이다. 따라서 현재의 자기나 미래의 자기는 그 순간으로부터 나오는 것이며 사전에 예측할 수 없다. 이러한 삶이란 곧 실존적 삶을 의미하며, 실존적 삶에서 개인의 자기(self)와 성격은 경험으로부터 나타난다.

③ **자신을 신뢰**: 실존적 상황에서 가장 만족스러운 행동에 도달하는 방법은 자신을 신뢰하는 것이다. 완전하게 기능하는 사람은 자기의 유기체적 체험을 그가 해야 할 것과 하지 말아야 할 것을 결정하는 기준으로 삼는다.

④ **자유**: 심리적으로 건강할수록 선택이나 행동에 자유롭고, 억제나 금지 없이 생각과 행동의 대안들 사이에서 자유롭게 선택할 수 있다고 하였다(Roger, Cal. 1961).

⑤ **창조성**: 모든 체험에 대해 개방적이고 유기체로서 자신을 신뢰하며, 결정이나 행동에 자유로운 사람은 자기 실존의 모든 영역에서 독창적 삶으로 자신을 표현한다.

(2) 성격유형론

성격의 유형론은 몇 개의 유형을 설정해서 성격의 다양성과 공통성을 보다 본질적인 측면에서 파악하고 현실에 나타나 있는 다양한 인간의 성격을 분류 및 정리하여 이해하려는 입장이다. 유형론의 대표적인 것으로는 히포크라테스, 갈렌(Galen), 크레치머(E. Kretschmer), 셸던(W. H. Sheldon)의 체질유형론과 융(C. G. Jung)의 심리학적 유형론을 들 수 있다(상담학 사전, 2016).

① **히포크라테스**는 인간의 신체 내에는 그리스인이 자연의 구성요소로 믿었던 공기(따뜻하고 습기 찬), 땅(차고 건조한), 불(뜨겁고 건조한), 물(차고 습기 찬)에 각각 대응하는 네 가지 체액, 즉 혈액, 흑담즙, 황담즙, 점액이 있다고 보았다.

② **갈렌**은 히포크라테스의 체액론에 근거해서 체액의 특성에 의한 개인의 성격적 특성이 결정된다고 주장하며, 체액에 따른 다혈질, 흑담즙

질, 황담즙질, 점액질의 4대 기질로 구분하였다. 즉, 다혈질은 항상 기운이 넘치고 쾌활하며, 흑담즙질은 우울한 기질을 나타내고, 황담즙질은 매우 불안정하고 메마른 성격이 되기 쉽고, 점액질은 행동이 느리고 냉담한 기질을 보였다고 주장했다.

③ **크레치머**(E. Kretschmer)는 인간의 정신적, 심리적 활동 및 경향, 특히 성격과 그것에 따른 반응 행동은 생물학적 조직이나 구조에 따라 달라진다고 보았다. 그는 인간의 기본적인 체형을 비만형, 근육형, 쇠약형의 세 가지 유형으로 분류했으며, 이들 체형을 각각 순환성, 분열성, 집착성의 기질을 가지는 것과 조울증, 간질, 정신분열증의 정신병을 지닌다고 보았다. 먼저 순환성 기질은 사교적이고 개방적이며 사람을 좋아하고, 명랑하고 유머감각이 있지만 동시에 조용하고 침착하기도 하며, 주변 사람과의 갈등을 유발하지 않으려고 노력하며, 현실과 환경에 융합하는 동조적인 특징을 지닌다고 했다. 반면에, 분열성의 기질은 폐쇄적이고 주변 사람과의 접촉을 꺼리며, 자기만의 세계에 몰입하는 경향이 있고, 민감하고 신경질적이며 흥분하기 쉬운 데다가 온화하고 무관심하며 둔감함을 동시에 지닌다고 했다. 집착성 기질은 한 가지 일이나 상태에 고착하기 때문에 변화하거나 동요되는 경우가 적고, 신중하고 질서를 좋아하고 끈기가 강하며, 약속이나 규칙을 준수하는 경향이 있고, 안정되어 있지만 세밀함이 부족하며, 주변 사람에게 공손하지만 때로는 격노하기도 한다고 주장했다.

④ **셸던**(W. H. Sheldon)은 신체적 특징에 따라 내배엽형, 중배엽형, 외배엽형의 세 가지 체형으로 구분하였다. '내배엽 체형'은 골격이 크고 넓은 편이며 오랫동안 운동을 하게 되면 어마어마한 근육이 생기기 쉽지만, 신진대사가 느리기 때문에 지방연소가 어렵고 운동을 해도 근육이 잘 드러나지 않는다. 게다가 부드러운 근육조직을 갖고 있으며 몸무게와 체지방이 쉽게 증가하는 편이며, 내배엽처럼 덩치가 있고 신체골격이 장대한 사람은 살이 찌기 쉽고 운동에 대한 반응효과가 높아 근육 만들기는 어렵지 않지만 지방이 쉽게 축적된다. 비만형은

조울증 환자나 조울 기질의 성격을 가진다고 보며, 사교적이고 인정 많고, 선량하고, 현실주의적이고, 상식적이어서 독자적인 생각을 갖지 않고 향락적, 과대 망상적, 감상적이다. 비만형 중에서 조울 기질인 사람은 비교적 조울증에 걸리기 쉽다. 특히, 조울기질에 속한 사람은 주위환경과 잘 어울려서 생활하는 편이지만, 그렇지 못할 경우에는 극단적인 우울증에 빠지기도 한다. 그렇지만 조울기질이라고 반드시 조울증이 되는 것은 아니다.

'중배엽 체형'은 넓은 가슴과 긴 척추 단단한 근육구조와 강한 근력을 가지고 있다. 그리고 몸의 전체적인 비율이 좋으며 특히 어깨와 허리의 비율이 알맞은 편이다. 중배엽은 매우 착실하며 책상 위에서부터 서랍 속까지 아주 잘 정돈되어 있는 성격이다.

'외배엽 체형'은 가슴과 어깨가 좁고 몸통에 비해 긴 팔과 긴 다리 그리고 가는 손과 발을 가지고 있다. 신체 구성은 지방량이 매우 적고 아무리 많이 먹어도 몸의 지방량이 잘 늘지 않으며 근육이 길고 얇은 것이 특징이다. 따라서 마른 체형은 분열증 환자 혹은 분열 기질의 성격을 가진다는 것이다.

⑤ 융(C. G. Jung)은 인간정신의 구조와 정신역동을 설명하면서 프로이트의 성욕 및 정신생물학적 결정론을 거부했으며, 의식이 무의식을 감독하고 지도하는 것이 심리적으로 건강하다고 믿었다. 모든 인간을 내향적인 사람과 외향적인 사람으로 분류하였다. 내향적인 사람들은 스스로 움츠러드는데, 특히 스트레스적인 정서적 갈등에 직면할 때 혼자 있기를 선호하고, 타인을 회피하는 경향이 있으며 수줍어한다. 이와는 달리 외향적인 사람들은 다른 사람들과 사회적 활동에 열중함으로써 스트레스에 반응하고, 사교적이며 많은 사람을 직접 대하는 직업에 마음이 끌리게 된다. 융은 이러한 두 가지 의식태도 유형과 사고, 감정, 감각, 직관의 네 가지 심리적 기능을 조합하여 외향적 사고형, 내향적 사고형, 외향적 감정형, 내향적 감정형, 외향적 감각형, 내향적 감각형, 외향적 직관형, 내향적 직관형 등 여덟 가지 성격유형으로 제시하였다(심혜숙, 2013).

㉠ 외향적 사고형

객관적 사고를 일생의 지배적인 위치로 높이는 유형. 이들은 자연현상이나 자연법칙 같은 객관적 세계에 관한 학습이나 발견 등에 최선을 다하는 과학자 유형이다. 자기 성질의 감성적 측면은 억압하기 쉽다. 따라서 타인에게 냉혹하거나 오만하게 보일 수 있다. 억압이 심해지면 편견 또는 비정상적인 독선, 고집, 허세가 강해진다. 감정이 부족하므로 사고가 메마른 성질의 것으로 변하는 것도 쉬운 일이다. 극단적인 예는 '지킬 박사와 하이드'를 들 수 있다.

㉡ 내향적 사고형

자신의 내면으로 생각을 집중하는 유형. 존재의 현실이나 본질을 찾는 철학자나 실존심리학자가 대표적이다. 극단적인 경우 그들의 생각은 현실과 거의 관계가 없을 수도 있다. 이들은 외향적 사고형과 동일한 성격특성을 가지기도 한다. 그것은 무의식 속으로 억압한 감정으로부터 자신을 보호해야 하는 이유 때문이다. 따라서 인간에게 가치를 두지 않아 감동이 없으며 쌀쌀하게 보인다. 때로 자신과 비슷한 유형인 소수에게 찬양을 받을 수도 있지만, 타인에게 자신의 생각을 이해시키는 것에 관심이 없다. 그들은 완고하고, 고집이 세며, 분별없고, 거만한 경우가 많다.

㉢ 외향적 감정형

여성들에게 많은 유형. 생각보다 감정을 우위에 둔다. 상황이 변하면 감정도 변하므로 변덕이 심하다. 잘난 체하기 좋아하며, 감정적이며, 사치스럽고, 기분파이다. 타인에게 강한 애착을 표현하지만 그것은 큰 의미가 없을 때가 많다. 그러므로 간단한 이유에도 사랑하는 대상이 미움의 대상으로 변한다. 그들 자신이 가진 감정 자체는 평범하다. 그리고 동시에 항상 최신 유행을 좇는다. 이들의 사고기능이 심하게 억압되면 사고과정은 원시적이고 유아적인 상태가 된다.

㉣ 내향적 감정형

여성들에게 많은 유형. 이들은 자신의 감정을 감춘다. 말이 적고,

접근하기 어려우며, 무관심으로 자신을 포장하고, 마음을 헤아릴 수 없게 한다. 우울해 보이거나 소심해 보이기 쉬운데, 반대로 조화, 침착, 자존감이 강한 인상을 주는 경우도 종종 있다. 조용한 물처럼 신비로운 카리스마를 가지고 있는 듯이 보이기도 한다. 그러나 그들의 외양이 그러한 것과는 반대로 내적 감정은 매우 열정적인 상태이다. 그것이 폭발하면 태풍과도 같은 격정으로 변하기 때문에 주변을 놀라게 한다.

㉤ 외향적 감각형

남성들에게 주로 많다. 외부 세계의 사실들을 모으는 것에 흥미가 강하다. 현실주의적, 실제적이며 빈틈이 없지만, 어떠한 사실이 무엇을 뜻하는가에는 관심이 없다. 자신에게 닥친 일을 그다지 숙고하지 않으며 현실을 있는 그대로 받아들인다. 이들의 감정은 깊이가 없고 단지 생에서 즐길 수 있는 감각적인 것에 매혹된다. 극단적인 경우 호색가나 탐미주의자가 되기도 하며, 관능적 성향 때문에 여러 종류의 중독, 도착, 강박에 걸리기 쉽다.

㉥ 내향적 감각형

이들은 내향적인 사람처럼 외적 대상과 거리를 두고 자신의 정신적 감각에 몰두한다. 이들은 자기의 내적 감각에 비해 외부 세계는 평범하고 재미없게 느낀다. 예술과 같은 표현방식을 빼고는 자신을 표현하는 것을 곤혹스러워한다. 그러나 이들이 만든 것은 타인에게 무의미하며 공허한 경우가 대부분이다. 보기에 조용하고, 수동적이며, 자제심이 있는 것처럼 보이지만 이들의 마음은 무관심 그 자체다. 사고와 감정에 결함이 있기 때문이다.

㉦ 외향적 직관형

경솔함과 불안정이 특징이며 여성에게 많다. 이들은 세상에서 새로운 가능성을 발견하기 위해 이리저리 쫓아다닌다. 하나를 다 알기도 전에 다른 하나를 찾고 있다. 새로운 사업이나 이론을 추진하며 노고를 아끼지 않을 수도 있다. 그러나 정해진 일에 쉽게 싫증을 느끼며 흥미를 오래 유지하는 것을 어려워한다. 신기한 일이 이들의 생명의 양식이다. 이들은 잇달아 일어나는 뜬금없는 직관에 자신의 정열을 쏟아붓는다. 무언가를 오래 하지 못하기 때문에 종종 믿음직한 친구로서 부정당하거나 손해를 끼친다. 이들은 그러한 관계를 의도하지는 않는다. 그것이 자신의 성향일 뿐이다.

◎ 내향적 직관형

예술가가 대표적이며 몽상가, 예언가, 망상가, 괴짜 등도 이 유형에 속한다. 이들은 타인에게 종종 수수께끼의 인물로 보인다. 자신을 남들이 이해하지 못하는 천재와 같은 존재로 여길 때가 많다. 이들은 현실이나 관습 등과 소통하지 않으므로 동종 유형의 사람과 소통하기도 어렵다. 내면은 원시적이거나 고태적일 수 있는 이미지를 향해 있어 일종의 고립상태인데, 그러한 이미지들의 뜻은 그들 자신도 모른다. 외향적 직관형처럼 가능성이 엿보이는 새로운 이미지를 찾아 생각에 생각을 거듭하지만, 실제로 자신의 직관은 조금도 발전하지 못한다. 이들 역시 한 이미지에 오랫동안 흥미를 느끼지 못하기 때문이다.

(3) 회복탄력성(resilience)

회복탄력성은 크고 작은 다양한 역경과 시련과 실패에 대한 인식을 도약의 발판으로 삼아 더 높이 뛰어오르는 마음의 근력을 의미한다고 할 수 있다. 물체마다 탄성이 다르듯이 사람에 따라 탄성이 다르다. 역경으로 인해 밑바닥까지 떨어졌다가도 강한 회복탄력성으로 다시 튀어 오르는 사람들은 대부분의 경우 원래 있었던 위치보다 더 높은 곳까지 올라갈 수 있다. 즉, 스트레스에 노출된 후에도 성공적으로 적응하는 능력(이연실, 2012)이 남다르다. 어떤 불행한 사건이나 역경에 대해 어떠한 의미를 어떻게 부여하고 인식하느냐에 따라 불행하거나 행복해지는 기로에 서게 된다고 생각해볼 수도 있으며 세상일을 긍정적 방식으로 받아들이는 습관을 구축함으로써 부정적으로 상황을 인식함으로써 과소비되는 감정적 에너지를 문제

해결을 위한 집중에 보다 유용하게 사용할 수 있다는 점에서 회복탄력성은 놀랍게 향상된다.

한편 회복 탄력성의 하위요인으로 정서조절력, 충동통제력, 낙관성, 원인분석력, 공감능력, 자기효능감, 적극적 도전성이 제시되고 있다(Reivich & Shatte, 2003).

회복 탄력성이 있는 사람은 스트레스 상황에서도 자신의 평온함을 유지할 수 있고, 현재의 욕구나 충동을 참아낼 인내력을 갖추고 있다. 따라서 개인적 삶의 질과 행복을 위해서도 중요하고, 개인이 사회적으로 담당해야 할 역할을 수행하는 데도 필요한 특성이다(박유미, 2017). 특히 회복탄력성은 정신건강과 깊은 관련이 있는 것으로 나타나고 있는 데 대부분의 연구에서 회복탄력성 수준이 높을수록 정신건강 수준은 높아지는 것으로 나타났다(윤성자 외, 2019; 김평호, 이유리, 2016; 성준모, 2007). 이러한 결과는 회복탄력성이란 인생의 바닥에서 올라올 수 있는 힘이며, 그 힘은 또한 밑바닥까지 떨어져도 꿋꿋하게 튀어 오르는 비인지 능력 혹은 마음의 근력을 의미하는 것이다.

3) 생물학적 · 유전적 요인

유전은 임신 된 순간에 자녀가 부모로부터 생물학적 형질이 전수되는 것을 뜻한다. 이런 의미에서 흔히 유전이라는 말을 사용할 때에는 완전히 고정되어 버려서 바꿀 수 없는 것처럼 생각하기 쉽다. 게다가 인간적 특성이 유전자와 환경 사이에 상호작용의 결과이기는 하나 그 특성이 유전인자의 결합으로 나타날 때에는 유전된 것으로 간주하는 것이 통례이다. 그러나 유전은 선천적이란 말과는 엄격히 구별되어야 한다. 선천적이라 함은 유전인자에 의한 것이 아니라 태내 환경에 의한 것도 흔히 지칭하는 말이다(임승권, 1993; 298).

유전에 관한 연구의 역사는 매우 길다. 지금까지 알려진 바에 의하면 시각 및 청각장애의 경우는 멘델의 유전법칙에 의해 결정되며, 여러 가지 크고 작은 결함도 유전인자와 밀접한 관계가 있다. 후각, 촉각, 통각의 차이도 유전적으로 결정되며, 일반적 지능은 높으면서도 읽고 쓰는 능력에 결함이 있는 난독증(dysiexia)도 그러하다. 뇌전증(epilepsy)도 부분적으로 유전된다고 보고 있다. 왜냐하면 뇌전증의 증상인 발작은 뇌 구조상의 병리작용에 의해서 일어나지만 대뇌기능상에 병리현상이 없이 일어나는 수도 많기 때문이다(국립특수교육원, 2009).

뇌전증은 보통 발작성 뇌전증(idiopathic)과 증후성 뇌전증(symptomatic epilepsy)으로 구분되는데, 전자는 유전적 요소가 다분히 내포되어 있으나 후자는 그렇지 않다. 언어기능의 장애, 지적장애, 그리고 정서적 장애의 증후를 수반하는 무도병(chorea)은 한 개의 우성 유전인자에 의해서 유전된다(이현수, 1976 : 66). 그러나 정신장애에 유전적 소질이 어떠한 영향을 주는지에 대해서는 아직 뚜렷한 결론에 이르지 못하고 있다. 대개 쌍생아 연구에서는 정신건강의 문제에 있어서 일란성 쌍생아가 이란성 쌍생아보다 일치율이 더 높을 때 유전자적 요인이 더 크게 작용한다는 것을 뒷받침해준다.

4) 사회적 지지요인

(1) 사회적 지지

정신건강은 통일된 인격체를 바탕으로 바람직한 인간관계를 형성하며 자아실현을 위해 노력하는 상태이다. 이는 개인의 내적 상태뿐 아니라 외적 환경에 대처하고 적응하는 상태로서 이곳에 사회적 지지는 절대로 간과할 수 없는 중요한 요소이다. 사회적 지지는 정보적 지지, 정서적 지지, 물질적 지지, 평가적 지지 등 네 가지 차원에서 구성될 수 있다(김정희, 이용주, 김동춘, 2014). 정보적 지지는 개인이나 환경으로부터 제기되는 문제를 원활히 해결할 수 있도록 지식이나 정보를 제공해 주는 행위에 관한 내용을 담고 있으며, 정서적 지지는 개인으로 하여금 심리적 안정감을 제공해 주어 그 자신이 사회 구성원들에게 존경의 대상이 되고 애정이나 신뢰를 받고 있다고 느끼게 해 주는 행위에 관련된 내용이다. 물질적 지지는 물건

제공, 금전, 시간, 음식 등을 필요시 직접 제공하는 등의 개인이 필요한 어떤 것을 도와주는 행위를 말하며, 평가적 지지는 개인에게 역할 수행과 행위에 관한 구체적 평가정보를 전달하여 스스로 평가할 수 있도록 하는 것을 의미한다.

게다가 정신건강은 한 개인을 둘러싼 환경이나 사회적 맥락의 영향을 받는 상태이며, 사회적 요소는 물리적 환경뿐 아니라 가족 배경과 문화적 배경까지도 포함한다. 따라서 이런 사회적 요소는 사회적 존재인 인간으로 하여금 그들이 속해 있는 사회 환경과 끊임없는 상호작용을 하면서 성장하고 적응해 갈 수 있도록 한다. 이때 '사회적'이라는 말은 자신과 타인 간의 관계성을 내포하고 있으며 이러한 의미는 정신건강에 중요한 요인이 된다. 따라서 사회적 지지는 한 개인에게 특히 지지가 필요한 시점에서 주변 사람들(배우자, 가족, 친구들, 이웃들, 동료 등)에 의해 제공되는 지지라고 정의할 수 있다(김현정, 2012). 특히, 가족으로부터 제공받는 지지가 개인이 자신의 삶을 건강하게 펼쳐 나가는데 중요한 요인임을 강조하였다(Eagle, 2008). 즉, 사회적 지지란 한 개인이 가진 사회적 관계를 맺고 있는 사람들에 의해 제공되는 긍정적인 자원이 되어(Schwarzer & Nina, 2007), 개인이 보다 성공적으로 자신의 강점을 발휘할 수 있도록 돕고, 더 큰 행복을 경험하게 한다(Bowers, 2009). 이와 같은 사회적 지지요인은 개인의 심리적 적응을 도울 뿐 아니라 좌절을 극복하고 당면한 문제를 해결하는 능력을 강화시켜주므로 긍정적인 정신건강을 실현하는 데에 중요한 역할을 한다.

(2) 사회환경

사회적 관계와 관계망은 정신적 불건강 상태가 시작되거나 재발하지 않도록 막는 보호요인으로 작용하며 정신건강은 사회적 기능과 밀접하게 관련이 된다. 그러나 정신건강에 대한 사회적 요인은 사회환경의 범위에 따라 다양하다. 가장 가까운 환경체계인 가족적 요인으로 가족문화와 가치, 관계특성도 중요한 영향을 미친다. 또한 친구 및 동료나 기타 지지체계 또한 중요한 영향요인이 된다. 사회적 지지란 한 개인이 그가 가진 대인관계로부터 얻을 수 있는 모든 긍정적 자원(Cohen & Hoberman, 1983)을 의미한다.

사회적 지지를 높게 지각한 개인일수록 심리적 안정감이 높고 긍정적 사고를 하는 반면, 사회적 지지를 낮게 지각할수록 스트레스로 인해 더 많이 고통을 받고 정신병리적 문제도 더 많이 경험하는 것으로 알려지고 있다. 이처럼 사회적 지지는 정신건강에 직접적 영향을 미치기도 하지만 스트레스와 정신건강의 관계에서 이를 완충하는 역할을 제공하기도 한다. 게다가 정신건강은 개인의 심리·정서적 요인, 성격특성요인, 사회적 지지요인 등 다양한 변인들에 의해 영향을 받으나, 개인의 심리·정서적 요인, 성격특성요인, 사회적 지지요인은 분리되어 영향을 미치기보다는 상호 긴밀한 연결을 통해 정신건강에 영향을 미치며, 정신건강을 유지하는 조건이면서 동시에 정신건강의 결과로서 나타나는 특성이기도 하다.

사회적으로 건강한 사람은 사람들과의 관계에서 조화를 이루고 협력하려는 태도를 보이며 부조화를 해결하고 갈등을 관리하는 기술을 갖추고 있다. 또한 모든 일의 결과를 이해하는 능력과 기꺼이 이해하고자 하는 의지 때문에 상호작용에서 발생하는 문제를 대처하고 해결한다. 일상에서 관심사와 문제를 해결할 수 있는 친구가 있다면 부정적 결과를 완충할 수 있다. 가까운 친구관계를 유지하고 그들과 생산적이고 즐겁게 일하면서 상호작용을 하기 위해서는 사회기술이 필요하다. 뿐만 아니라 사회적 건강은 동료뿐 아니라 자신과 타인의 권리를 존중할 수 있어야 한다.

02 CHAPTER

적응과 정신건강

학습목표

적응이란 개인이 환경의 변화를 수용하고 맞추려는 노력을 하고, 자신의 욕구를 충족시키기 위해서 능동적으로 환경을 바꾸려는 노력을 함으로써 환경과의 조화로운 관계를 형성해 나가는 것을 말한다.

본 장에서는 적응의 과정, 자아방어기제, 부적응 등을 이해한다.

01 적응과 정신건강

1) 적응(adaptation)의 개념

정신건강을 보다 적극적으로 정의할 때는 정신건강과 적응을 동의로 보아 잘 적응하는 인간의 삶을 성숙된 인간의 삶이라 한다. 적응의 사전적 의미는 '인간이 환경이라는 압력에 적절하게 대응해 가는 과정'이다.

한 개인이 건강한 사회구성원으로서의 역할을 수행할 때 타인과의 관계면에서나 그 사회의 규범, 질서에 대해서 조화된 행동을 하며 원만한 관계를 유지해야 한다. 그러나 개인이 속한 사회가 모순이 많고 문제가 많을 경우 자신을 환경에 맞추어 적응해 나가기 어렵다. 이러한 측면에서 볼 때 적응은 주어진 환경에 자신을 맞추는 과정과 자신의 욕구를 충족시키기 위해서 환경을 변화시키는 과정으로 구성되어 있다(Lazarus, 1974). 따라서 훌륭한 적응이란 수동적인 관계 이상의 것을 의미한다.

2) 적응(adaptation)의 관점

(1) 소극적 적응과정

소극적 적응과정은 개인이 환경에 순응하는 것을 강조한다. 즉, 욕구좌절이나 결핍에 의해 긴장이 유발되면 이를 해결함으로써 평형상태를 이루고자 하는 특성으로 본다. 이를 생물학적 순응으로 구분하기도 하며, 적극적 적응과정이 상대적으로 점진적이며, 장기적인 특성을 가진 개념이라면 순응은 비교적 짧은 시간에 나타나는 일시적 적응으로 구분하기도 한다. 협의의 측면에서 순응은 자극과 반응이 생리학적 범위 내일 때를 의미하며 감각기관의 작용이 외계의 상황에 익숙해지는 것을 뜻한다. 예를 들면, 밝은 곳에서 어두운 곳으로 들어가면 처음에는 아무것도 보이지 않다가 점차 시각적으로 적응하면서 보이게 된다. 이러한 소극적 적응과정은 환경과 적절히 조화를 이루거나 순응하는 과정으로서 환경변화에 대해 개체의 구조나 기능을 변화시켜 나가는 것이다.

이때 기인은 항상 평형상태를 유지하고자 하는 속성을 지니고 있으므로 자신의 욕구를 충족하기 위한 노력을 할 때 발생되는 긴장이나 불안을 감소시킴으로써 평형상태를 이루려 한다. 이를 정신분석학에서는 '방어기제'라는 용어로 표현하며, 자아가 위협받는 상황에서 무의식적으로 자신을 보호하는 심리적 행위를 의미한다. 방어기제는 자아와 외부조건 사이에서 겪게 되는 갈등에 적응하도록 하여 긍정적인 사회적 결과를 가져오기도 하며, 불안의 감소를 통해 정신건강을 유지하도록 한다. 그러나 지나친 방어기제의 사용은 오히려 현실을 왜곡하고, 사회적 관계에 적응하지 못하는 부정적 역할을 하기도 한다. 따라서 현실생활에 절 적응하기 위해 이러한 방어기제를 고정된 형태가 아니라 유현하게 선택적으로 사용할 필요가 있다(이인정, 최해경, 2007: 210).

(2) 적극적 적응과정

적극적 적응과정은 잘 적응하는 인간의 삶, 또는 성숙한 인간의 특성이라 할 수 있다. 즉 정신건강과 적응을 동의로 보는 것이다. 이때 적응이란 인간의 일상생활에서 부과되는 다양한 요구와 압력을 관리하거나 대처하는 심리적 과정 또는 대처의 결과라고 정의한다. 이런 적응은 두 가지 의미를 지닌다. 첫째는 적응을 성취나 결과로 보는 입장이다. 정상인의 생활상태, 정신적으로 건강한 상태, 또는 이상적인 적응 상태로 성숙한 성격을 들기도 한다. 다음은 적응을 과정으로 보는 입장이다.

최근에는 적응의 목표로 완벽한 성인이 아니라 일반적으로 잘 적응하면서 자기를 이룩해 가는 사람의 특성을 제시하기도 한다. 이 특성들은 효율성, 창조성, 내적 조화, 관계성 유지, 초월성으로 볼 수 있다. 여기서 다른 사람과 조화를 유지하고 사회와 좋은 관계를 유지하는 조화로운 관계적 특성은 또 다른 주요한 특성인 다른 사람과 구별되는 독특한 개인으로서의 나, 자율성, 자기 적절성이나 개인적 성취 등의 특성과 대립할 수 있다.

(3) 적응기제의 유형

인간은 항상 조화와 균형을 추구하며 환경과 인간 사이에 좋은 적응의 상태를 유지하려고 한다. 그래서 정신위생적 측면의 적응이란 환경과의 사이에 조화를 이루어, 내부적으로 행복과 원만한 상태라는 뜻이다. 즉, 환경과의 사이에 불균형이 발생되어 내부적으로 불만이나 긴장이 고조되면 그것을 제거하고 다시 균형을 얻기 위하여 온갖 노력을 다한다. 따라서 이 과정은 적응을 구하는 행동이기 때문에 적응 행동이라고 부른다. 적응 행동에는 인간의 사회생활을 통해서 볼 때 건강하여 적정한 것과 건강하지도 못하고 적정하지 않은 것이 있다. 자기의 생명을 유지하기 위해서 식품을 구한다든가 공격으로부터 도망하여 몸을 지키는 것 같은 생물학적 적응 행동이나 적당절한 직업을 구하여 생활을 하며, 주위의 인정과 관심을 얻으려고 하거나 친구와의 교제로 협력하고자 하는 인격적 적응 행동은 원래 자연적인 것으로서 정상적인 행동이라 할 수 있다. 이처럼 적응행동은 사람마다 상황마다 다르다. 그러나 보편적인 의미는 한 개인이 자신의 연령이나 그가 속한 문화집단에서 기대하는 독립성이나 사회적 책임감의 기준을 만족시키는 정도를 말한다.

적응 행동 과정에서 인간이 목표에 도달하지 못하고 문제 상황에 부딪히게 되면 갈등이나 욕구불만을 야기한다. 이런 부적응 상태에서 목표를 수정하거나 문제 상황을 비켜서 목표를 설정하고 긴장이나 불안을 해소하려고 하는 방법이나 반응 혹은 행동양식을 적응기제라고 말한다. 적응기제는 어려운 현실에 당면하여 문제를 직접 해결하려 시도하지 않고 현실을 왜곡시켜 체면을 유지하고 심리적 평형을 되찾아 자기를 보존하려고 하는 방어기제를 사용한다. 이에 대해서 정신분석이론에서 제시하는 대표적인 자아방어기제를 높은 적응수준, 정신적 억제 수준, 부인하는 수준으로 나누어 탐색한다.

① 높은 적응수준의 자아방어기제

스트레스를 일으키는 인자나 자극을 다루는 과정에서 적응적인 결과를 낳는 것이다. 그러므로 한 개인이 만족을 최대화하고 감정, 생각, 방어기제 사용결과에 대해 의식적으로 알 수 있기 때문에 방어기제들 간에는 서로 갈등하는 동기들 사이에서 적절한 균형을 촉진한다.

㉠ **이타주의**(altruism): 타인의 욕구에 맞춤으로써 감정적 갈등이나 스트레스를 해소하려 한다.

㉡ **친화**(affiliation): 갈등이나 스트레스를 타인에게 도움과 지지를 구함으로써 해결하려는 시도로서 단지 다른 사람과 문제를 나눌 뿐이지, 책임을 지우려는 행위는 아니다. 예로는 시험불안을 느낄 때 친구나 주변 사람과 이 문제에 대해서 의논하고 정보를 얻는 경우를 들 수 있다.

㉢ **예견**(anticipation): 미래에 일어날 사건에 대해 감정적 갈등과 스트레스를 미리 경험하거나 결과를 예측함으로서 현실적인 대안이나 해결책을 찾는 것이다.

㉣ **자기주장**(self-assertion): 한 사람이 자신의 감정, 생각 등을 위압적이거나 조종적이지 않고, 솔직·담백하게 이야기함으로써 자신의 감정이나 생각을 진지한 토론의 과제로 삼도록 하는 태도이다. 이때 주의할 점은 진정한 자기주장을 위해서 미리 결론을 내리지 않아야 한다는 것이다. 단지, 자신의 현재 감정을 있는 그대로 인정하면서 자신의 감정과 욕구가 관련된 사람에게 어떤 영향을 미칠 수 있는가를 토의한 후 자신의 입장, 상대의 입장을 고려해서 최선의 선택을 하겠다는 마음을 가질 때, 진정한 자기주장이 가능해진다.

㉤ **유머**(humor): 농담 반, 진담 반의 심리이다. 갈등이나 스트레스 요인을 유쾌한 측면 또는 역설적인 측면을 강조하여 갈등이나 스트레스를 해소하려는 시도이다.

㉥ **자기관찰**(self-monitering): 자신의 생각, 감정, 행동, 동기를 그 결과가 자신과 타인에게 어떤 영향을 미칠 수 있는가 하는 관점에서 중립적으로 관찰해봄으로써 자신의 생각, 감정, 동기, 행동을 객관적으로 이해하려는 과정을 의미한다.

㉦ **승화**(sublimation): 사회적으로 허용되지 않는 충동을 허용되는 행위로 전환하는 것으로 자아로 하여금 본능적인 욕구와 충동이 직접적으로 표현되는 것을 억제하게 하고, 욕구나 충동의 목적이나 대상을 변화시킨다.

예를 들면 공격적인 충동을 가진 사람이 격투기와 같은 운동선수가 되어 그 충동을 충족시키는 경우를 들 수 있다.

② 정신적 억제 수준의 자아방어기제

잠재적으로 위협을 줄 가능성이 있는 생각, 감정, 기억, 소망 또는 공포 등을 의식하지 못하도록 하는 공통 특징을 갖고 있는 방어기제들이다.

㉠ **전치**(displacement): 욕구, 감정 충동을 보다 안전한 대상에게 표현되고 충족되는 과정이다. 예를 들면 형에게 혼나고 화가 난 경우에

그 형에게는 표현을 못 하고, 반려견이나 더 어린 동생에게 표현하는 것이다.

㉡ **해리**(dissociation): 마음을 불편하게 하는 근원인 성격의 일부가 그 사람의 의식적 지배를 벗어나서 마치 하나의 다른 독립된 성격인 것처럼 행동하는 경우이다. 예로는 한 사람이지만 서로 다른 존재를 거의 의식하지 못하는 '지킬 박사와 하이드', 이중 또는 다중인격자, 몽유병, 건망증 등이 있다.

㉢ **반동형성**(reaction formation): 용납할 수 없는 감정이나 충동을 정반대의 감정이나 행동으로 대체시켜서 표현하는 방식이다. 예를 들면 자신을 학대하는 아버지 대해서 그 아버지를 아주 많이 사랑하는 것처럼 행동하는 것이다.

㉣ **억압**(repression): 갈등을 해결하기 위하여 가장 흔히 사용되는 무의식적 정신기제로서 용납할 수 없는 충동을 무의식으로 추방하는 능동적·무의식적 과정이다. 예를 들면 하기 싫고 귀찮은 과제나 일을 하지 않고 '깜박 잊었다'고 하는 경우이다.

③ 부인하는 수준의 자아방어기제

외적 요인에 대해 잘못을 탓하건 탓하지 않건 간에 불쾌하고 받아들일 수 없는 스트레스나 감정 또는 책임 그리고 충동, 생각 등을 의식하지 못하게 하는 특징을 갖고 있다.

㉠ **부정**(denial): 특정한 일이나 생각, 느낌을 있는 그대로 받아들이는 것이 고통스럽기 때문에 인정하지 않으려는 것이다. 예로는 암 환자나 중병환자들이 자신의 병을 부정하는 경우이다.

㉡ **투사**(projection): 자신이 용납할 수 없는 자기 내부의 문제나 결점을 무의식적으로 자기 외부 탓으로 돌려서 자신의 결함이나 약점 때문에 갖게 되는 위험이나 불안으로부터 자아를 보호한다. 예를 들면 자기가 어떤 사람을 미워하면서 도리어 그 어떤 사람이 자기를 미워하기 때문에 그 사람을 미워한다고 말하는 경우이며, 관계망상이나 피해망상, 착각, 환각은 투사에 의한 현상이다.

㉢ 합리화(rationalization): 그럴듯한 이유를 붙여서 자기의 결함・결점을 합리화하려 한다. 예를 들면 언니의 잘못을 부모님께 보고한 것은 본인이 동생으로서 그렇게 해야 할 의무 때문이었다는 이유를 대지만 자매끼리의 경쟁에서 이기려고 하는 욕망이 실제적인 이유인 것이다. 합리화는 그 행동 속에 숨어 있는 실제 원인 대신에 자아가 의식에서 용납할 수 있는 이유, 즉 사회적 경우에 맞고 지적이며 윤리에 맞는 이유를 대는 기재이다.

3) 부적응(maladjustment)

(1) 부적응의 의미

부적응은 개인이 심리적 스트레스 때문에 사회적 관계, 학업, 직무, 작업수행, 문제해결 등에 대한 기능이 손상된 상태를 의미한다. 이것은 적응의 의미인 '자신에게 주어진 환경의 요구에 맞추기 위해 자신을 순응시켜 나간다'는 것에 반하는 것이다.

즉, 개인의 인지적, 정서적, 행동적 기능이 저하되거나 손상되어 적응에 지장을 줄 때 이를 부적응으로 간주하며, 어떤 행동이 적응적인가 부적응적인가를 판단하는 기준은 그 행동이 그 사람으로 하여금 특정한 목적의 성취를 얼마나 가능하게 해주는가에 관련된다. 구체적으로는 세 가지 측면을 고려할 수 있는데, 첫째, 그 행동이 그 사람의 생존을 증진시키는가?, 둘째, 그 행동이 개인의 안녕(well-being)을 증진시키는가?, 셋째, 그 행동이 사회의 안녕을 증진시키는가? 에 대한 답이라고 할 수 있다. 즉 이에 대해 개인의 생존에 위협이 되고 개인과 사회의 안녕과 복지 상태를 저해하는 경우 부적응적이라고 할 수 있다(이인정, 최해경, 2007: 343).

일반적으로 일상생활에서 비정상적이라고 간주되는 행동들은 이상행동, 부적응행동, 정신장애 등으로 표현된다(권석만, 2013: 28). 이상행동과 정신장애를 정의할 때 가장 중요하게 고려하는 기준이 적응이며, 이상행동(abnormal behavior)은 이러한 개인의 적응을 저해하는 심리적 기능의 손상을 의미한다. 이상행동은 객관적으로 관찰할 수 있고 측정 가능한 비정상적 행동을 의미하며, 부적응 행동(maladaptive behavior)은 적응을 개인과 환경간의 원활한 상호작용이라고 볼 때 환경적 욕구에 적절하게 대응하지 못해서 여러 가지 문제를 일으키는 행동을 가리킨다. 따라서 부적응 행동은 이상행동을 포함하는 보다 넓은 의미의 역기능적 행동을 포함하는 것으로 볼 수 있다(이인정, 최해경, 2007: 341).

(2) 부적응의 원인

부적응의 원인은 개인 능력의 결함이나 성격이상과 같이 개인에게서 생기는 때도 있지만, 환경이 좋지 못해서 사람의 기본적 요구를 충분히 만족시켜 주지 못하기 때문에 부적응을 가져오는 경우도 적지 않다. 또, 어떤 경우에는 두뇌 손상과 같이 기질적인 원인으로 나타날 수 있고 다른 경우에는 바람직하지 않은 사회적 관계 등도 부적응의 원인이 된다. 어떤 경우는 이러한 요인들이 복합적으로 나타나기도 한다. 결국 부적응이란, 생활을 방해하기는 하지만 무력하게 만들지는 않는 만성적 두려움에서부터 심한 현실왜곡이나 독립적으로는 기능을 하지 못하는 상태에 이르기까지 다양한 차원을 포괄한다. 이러한 부적응의 원인을 유전적·생물학적으로 접근하면 연령, 성별, 기능과 정서적 성숙, 기질 등과의 경험들이 해당되며 특히 유전적·생물학적인 기질적 특성은 부적응 발생에 큰 영향을 미치는 것으로 나타나며, 심리사회적으로 접근하면 부모 또는 주변의 지지와 기대 혹은 개인의 환경이 영향을 미치고 이성친구와의 이별, 성적 부진, 이사나 다른 것 스트레스의 원인 역시 부적응에 큰 영향을 미치는 것으로 나타나고 있다. 다시 말해, 정신적으로 건강한 사람들은 환경의 변화에 잘 적응하는 반면, 정신적으로 건강하지 못한 사람들은 환경의 변화를 경험할 때 부적응의 양상을 보이는 것이다. 즉, 이상행동은 부적응적 행동을 포함하고 있는데, 이는 개인과 사회에 어떤 영향을 미치는가에 따라 크게 두 가지로 분류될 수 있다. 첫 번째는 타인에게 피해를 주지 않는 부적응적 행동으로, 사회공포증을 예로 들 수 있다. 즉, 사회공포증 이 있는 사람들은 여러 사람 앞에 나서기를 주저하는 부적응적 행동을 보이는데, 이는 사회공포증의 증상으로 인한 부적응적 행동을 나타내기는 하지만 그 증상으로 인해 본인이 불편하고 힘들 수는 있으나 이러한 부적응적 행동이 타인에게 피해를 주는 것은 아니다. 두 번째는 타인에게 직접적인 피해를 주는 부적응적 행동으로, 대표적인 예로 반사회적 성격장애가 있다. 반사회적 성격장애를 가진 사람은 기물을 파손하거나 주변 사람들을 공격하는 등의 경향이 있는데, 이러한 부적응적 행동은 타인과 사회에 직접적인 피해를 줄 수 있다.

(3) 부적응의 유형

부적응의 유형들은 사람들마다 다르다. 종종 자기 도피적 행동은 자기방어적 행동이나 공격적 행동에 비해서, 표면상 크게 사회질서를 파괴하는 일이 적기 때문에 가족이나 주변에서 문제되는 행동으로 알아채지 못하는 경우가 있다. 그러나 건강한 인격발달에 중대한 지장을 초래할 수 있으므로 주의하지 않으면 안 된다. 그런데 그것들이 비정상적으로 나타나고, 사회적으로 인정되면 그것을 부당 적응 행동 또는 이상 적응행동(maladjusted behavior)이라고 한다.

부당 적응 행동에는 다음과 같은 기능적 유형이 있다.

- **공격**(aggression): 신경질 · 반항 · 난폭 등 마음의 불만을 파괴적 행동으로 나타난다.
- **보상**(compensation): 목적을 이루지 못하면 그보다 낮은 차원의 대상으로 만족한다. 이것은 어느 정도까지는 정상적일 수 있지만 열등의식과 강한 결속을 하면 부적응이 된다.

(4) 부적응의 증상 및 치유

아동이나 노인에게서는 신체적 증상이 잘 일어나고, 어른에게는 우울이나 불안 또는 이들이 혼합된 증상이 나타날 수 있다. 그 밖에 공격적 행동, 싸움, 과음, 범법행위, 문화파괴행위, 식욕감퇴, 불면, 대인관계 회피 등이 나타나게 되어 사회적·직업적으로 기능장애를 일으킬 수 있다.

또한 우울증이나 왕따와 같은 정서 및 환경적인 문제가 동반되기도 하므로, 조기 개입이 필요하지만, 이에 앞서 다른 심리적인 요인이나 다른 질환은 없는지 확인해야 한다.

물론 전문가의 도움에 해당하는 심리상담 치료를 받으면 증상이 나아지는 것이 분명하나, 그 정도는 사람에 따라 다르므로 개인의 신체적인 건강상태, 대화상대의 존재여부, 지적능력, 감수성, 주변사람들의 지지 여부, 만성과 급성의 여부, 본인이 나아지고자 하는 욕구나 동기, 사회활동의 양과 질 등의 변수를 고려해야 한다.

예를 들면, 부적응증상을 가진 사람이 본인이 변화하고자 하는 마음이 크다면 분명 나아질 수 있으나 변화하고자 하는 마음이 그다지 크지 않다면 장기적인 치료가 필요하게 된다. 그렇지만 적절한 치료와 중재만 이뤄진다면, 일반적인 부적응의 예후는 좋은 편이다. 부적응은 이미 그 진단 기준에서 스트레스 요인이 소멸되면 증상이 6개월 이상 지속되지 않는다고 밝히고 있다. 대부분의 환자들은 스트레스 요인이 사라지면 3개월 안에 병전 기능 수준으로 회복된다. 다만 스트레스 요인이 지속되는 경우에는 6개월 이상 부적응 증상이 지속되는 만성 상태로 진행할 수 있다(서울대학교병원 의학정보, 2021).

03 CHAPTER 스트레스와 정신건강

학습목표

스트레스란 인간이 심리적·신체적으로 감당하기 어려운 상황에 처했을 때 느끼는 불안과 위협의 감정(Lazarus, 1993)을 의미한다. 스트레스는 인간 삶의 모든 영역에 존재하기 때문에 누구도 피할 수 없고, 단지 인간이 적응해야 할 어떤 변화를 의미하기도 한다. 스트레스를 유발하는 요인은 매우 다양하나 적응의 관점에서 볼 때 스트레스를 어떻게 평가하고 대처하느냐가 중요하다.

본 장에서는 스트레스 유발요인, 반응, 정신건강에 미치는 영향, 대처방법 등을 이해한다.

01 스트레스의 개념과 원인

1) 스트레스의 개념

사람들은 매일 스트레스와 함께 생활하고 있다고 해도 과언이 아니다. 이런 스트레스를 심리학에서는 '외부의 위협이나 도발 등에 대항해서 신체를 보호하려는 심신의 변화과정 등을 뜻하며, 인체에 가해지는 여러 상해 및 자극에 대하여 체내에서 일어나는 비 특이적인 생체반응'이라고 정의한다. 따라서 스트레스를 두 가지 측면으로 살펴본다. 하나는 적당한 스트레스가 생활의 활력소가 된다는 것이다. 즉, 스트레스 자극 호르몬인 아드레날린이 혈중 내로 분비되면 우리 몸은 신체를 보호하려고 하며, 위험에 대처해 싸우거나 그 상황을 피할 수 있도록 하기 위한 힘과 에너지를 제공한다. 다른 하나는 스트레스가 극으로 쌓였을 때 해소하지 못하면 만병의 근원이 된다. 즉, 스트레스 자극호르몬인 코르티솔이 탄수화물, 단백질, 지방의 대사를 돕는 작용을 하지만, 혈당을 높이고, 면역 시스템을 저하시키며, 뼈의 생성을 막는 역할을 하기도 하기 때문이다. 이 외에도 급격한 스트레스로 인한 통제감 상실 경험은 자살로도 이어질 수 있다.

영화 '레인 오브 미'

이 영화는 2001년 9월 11일 화요일 아침 미국에 대항하는 이슬람 과격 테러단체인 알카에다가 일으킨 테러사건을 바탕으로 한 라마이크 바인더 감독, 애덤 샌들러와 돈 치들이 주연을 맡은 2007년작 영화이다. 9.11 테러는 전대미문의 사건으로 이때 사랑스런 가족 모두를 잃어서 마음이 무너진 사람을 그린 작품이다.

찰리 파인먼은 9.11 테러 때 쌍둥이빌딩에 충돌한 항공기에 탑승했던 아내와 세 딸을 잃고 폐인이 되어 있었다. 직업도 만나는 사람도 없이 자신만의 세계에 갇혀 고독한 삶을 살아가고, 앨런 존슨은 사랑스러운 아내와 아이들을 가진 모두가 부러워할 만한 조건을 가진 잘나가는 치과의사이다. 그렇지만 앨런 존슨의 마음은 힘든 일과와 남편, 아버지로서의 책임감으로 지쳐간다. 그러던 어느 날, 대학 시절 룸메이트였던 찰리를 우연하게 만나게 되고 옛날로 돌아가 신나는 밤을 보낸다. 그러나 실의에 빠져 심한 고독감에 갇혀 있는 찰리는 쉽사리 마음 문을 열지 못하고, 친구로서 그를 도와주고 싶은 앨런은 여러 가지 방법을 찾아가는 이야기이다.

2) 스트레스의 원인

급변하는 현대사회를 살아가는 사람들에게 스트레스는 일상이 되어버린다. 그만큼 스트레스를 유발하는 원인들이 다양하다는 의미이다. 몇 가지를 거론하자면, 단일 사건(예 실직, 카드 분실 등)과 다수의 사건(예 가족 또는 직장업무, 연애 문제) 또는 진행 중인 사건(예 심각한 장애 가족 돌보기)을 들 수 있다. 스트레스 요인이 외상 후 스트레스 장애(PTSD)처럼 극심한 외상적 사건이어야만 하는 것은 아니다. 일상에서 일어나는 많은 부분들이 스트레스를 야기할 수 있다. 예를 들면, 중첩되는 업무를 비롯해서 수면부족, 타인의 무리한 부탁, 주택임대료 등 생활 방식 및 부정적인 생각, 자기 비하,

비관적인 생각, 비현실적인 생각, 지나친 기대, 과도한 소유욕, 과장된 생각, 경직된 사고, 완벽주의, 일중독 등으로부터 야기된다.

스트레스의 원인을 스트레서(stressor) 또는 유발인자(trigger)이라고 한다. 스트레스의 원인은 매우 다양하지만, 여기서는 크게 상황적 원인과 심리적 원인의 두 가지로 구분하여 살펴보기로 한다.

(1) 상황적 원인

일상생활 속에서 갑작스러운 보직이동, 주택이사, 돌발적 사고와 같은 생활의 변화나 교통사고, 지진, 폭설, 폭염, 홍수와 같은 천재지변 등과 같은 상황적인 원인은 개인에게 스트레스를 가져다주는 주요한 요인이 된다.

① 주요 생활사건

사람들은 교통체증, 지각, 소지품 분실, 친구나 가족과의 다툼과 같은 일상의 사소한 일에서도 스트레스를 경험한다. 또한 결혼, 이혼, 군 입대, 전학, 이혼, 배우자 사망 등과 같은 급작스러운 생활의 변화도 우리 신체가 변화된 생활에 적응하기 위해 급하게 적응성 에너지를 많이 소모하도록 하여 신체적인 불균형을 초래할 뿐만 아니라 면역체계도 약화시켜 질병에도 취약하게 만든다. 이러한 일상의 생활사건들은 사람들이 살아가면서 매일 부딪히는 것들로 짜증스럽게 느껴지는 일들이며, 부정적인 기분에 빠져들고 스트레스를 강하게 느끼게 된다. 반면에 일상에서 경험하는 작은 일들에서 기쁨과 즐거움, 만족스러움을 느끼는 경우도 있다. 매일 일상에서 경험하는 기분을 상승시키는 기쁜 일(daily uplifts)은 분노나 우울과 같은 부정적인 기분 상태에서 벗어나게 해 주며, 삶을 더 생산적으로 살아가게 하는 힘을 준다.

홈즈와 레이(Holmes & Rahe, 1967)도 생활의 변화가 개인의 재적응을 요구할 것이고, 이러한 변화가 스트레스의 원인이 될 것이라고 가정하였다. 그리하여 그들은 일반인을 대상으로 생활사건에 따른 개인의 재적응 정도를 평가하는 방식으로 생활사건 변화척도를 표준화하였다.

홈즈와 레이가 만든 사회 재적응 평정척도는 개인이 지난 12개월 동안 어떠한 생활변화가 있었는지 체크하게 하고, 그에 대한 평가척도 점수를 합산하여 스트레스의 정도를 측정하는 것이다. 만약 다음 <표 3-1>에서 체크한 문항의 합산 점수가 150점 이하이면 생활변화에 따른 스트레스 수준이 낮은 편이고, 150~199인 사람은 경미한 정도의 스트레스에 처해 있으며, 200~299는 견딜 만한 정도의 스트레스를 경험하고 있는 것이다. 그러나 생활변화 단위의 총점이 300이 넘는다면 심각한 스트레스를 경험하고 있으며, 이런 경우 스트레스에 관련한 생활 변화 단위가 지나치게 높기 때문에 다른 변화 요인들의 조절이 필요하다.

연구에 따르면, 홈즈와 레이의 사회 재적응 평정척도는 일상생활에서 스트레스 잠재성을 평가하는 도구로서 개인의 신체적·심리적 질병을 매우 잘 예언해 주는 것으로 알려졌다. 이 척도에서 한 가지 주목할 만한 것은 일상생활에서 아주 긍정적인 사건도 스트레스가 될 수 있다는 것이다. 즉, 결혼, 임신, 승진, 휴가 등과 같은 긍정적인 생활변화도 개인에게 어느 정도의 재적응을 요구한다는 것이다.

표 3-1 사회 재적응 평정척도(Holmes & Rahe, 1967)

등위	생활사건	변화치	등위	생활사건	변화치
1	배우자 사망	100	20	직장에서의 이동	29
2	이혼	73	21	자녀의 독립	29
3	부부간의 별거	65	22	친척과의 갈등	29
4	투옥	63	23	탁월한 개인적 성취	28
5	가까운 가족의 사망	63	24	아내의 전직	26
6	자신의 부상 또는 질병	53	25	입학이나 졸업	26
7	결혼	50	26	생활조건의 변화	25
8	직장에서 실직	47	27	생활습관 수정	24
9	부부 갈등	45	28	상사와 다툼	23
10	퇴직	45	29	이사	20
11	가족의 질병	44	30	전학	20

12	임신	40	31	레크리에이션의 변화	19
13	성생활 문제	39	32	교회활동에서의 변화	19
14	출산	39	33	사교활동에서의 변화	18
15	직장 재적응	39	34	수면습관의 변화	16
16	경제적 어려움	38	35	식습관의 변화	15
17	친구의 죽음	37	36	휴가	13
18	이직	36	37	크리스마스	12
19	저당물의 권리상실	30	37	사소한 법규 위반	11

② 천재지변이나 재앙

돌발적으로 일어나는 재해는 엄청난 스트레스를 유발한다. 최근 들어 환경오염과 파괴로 인해 자주 발생하는 자연재해로는 대지진이나 홍수, 해일, 태풍피해와 같은 것을 들 수 있으며, 외국의 경우는 대표적으로 9·11테러가 있고, 우리나라는 삼풍백화점 붕괴, 성수대교 붕괴, 대구 지하철 참사 사건, 충청도 씨랜드 화재와 같은 인간에 의한 재난사고도 증가하고 있는 추세이다.

최근에는 교통사고로 인해 사망하거나 크게 손상을 입는 것과 같은 위기를 겪는 경우도 많을 뿐 아니라 강도 절도 사건이나 성폭행을 당하는 등의 개인적 재난을 경험하는 경우도 흔하다. 이러한 재난을 경험한 사람들은 심한 불안증상이나 두려움에 시달리고 현실적으로 일상생활을 유지할 수 없을 정도의 적응장애나 외상후스트레스장애를 겪기도 한다. 그러므로 천재나 인재로 인한 이러한 경험은 개인에게 심각한 정신적 후유증을 남길 수 있다.

(2) 좌절 및 심리적 갈등(psychological conflict)에 의한 원인

좌절과 심리적 갈등은 어떤 일이 자신의 기대대로 전개되지 않을 때 느끼는 감정으로 스트레스를 유발하는 주요 요인이다. 스트레스를 일으키는 이와 같은 원인을 학문적으로 접근을 하면 자신의 욕구가 차단되었을 때 일어나는 욕구좌절, 그리고 선택에 따른 갈등, 자신이 가진 능력보다 더 큰 요구를 받을 때 느끼는 과잉부담 및 혼자된 것 같은 외로움, 개인의 성격 특성 등이 있다.

① 욕구좌절(frustration of need)에 의한 원인

욕구좌절은 자신의 욕구나 동기를 만족시킬 수 없을 때 일어난다. 즉, 우리가 원하는 목표를 달성하는 데 방해받거나 실패하면 좌절을 경험하게 되고, 이는 분노나 공격적 감정 같은 부정적 정서를 갖게 된다. 특히 반복적으로 욕구좌절을 경험하면 인간은 자신이 아무것도 할 능력이 없는 아주 무능한 존재라고 생각하는 무력감에 빠지기도 한다. 인간에게 욕구좌절을 일으키는 보편적인 요소로는

첫째, 심리적 결함에 의한 욕구좌절을 들 수 있다. 매슬로(Maslow, 1971)는 존중의 욕구(esteem need)를 자기존중(self esteem)과 타인존중(other esteem)으로 나누어 설명하고 있다. 자기존중은 자신에 대한 평가이고, 타인존중은 타인의 존경, 지위, 사회경제적 성공을 말한다. 인간은 자기존중과 타인존중 간의 균형을 유지하려는 과정에서 스트레스를 경험하게 된다.

둘째, 신체적 결함에 의한 욕구좌절은 '사람은 신체가 중요한 것이 아니라 사람 됨됨이가 중요한 것이지'라는 식으로 합리화나 보상과 같은 방어기제를 사용하여 스트레스를 줄인다. 하지만 개인의 신체적 특징이 때로는 만족을 얻거나 자존심을 유지하는 데 장애가 되기도 한다. 또한 어떤 사람들에게는 신체적 결함이 좌절과 스트레스의 주요원인이 된다. 예를 들면, 경찰관이 되고 싶은데 신장이 조건에 부합하지 않는 경우이다. 그리고 나이가 들어가면서 신체적 건강에 대해 점점 자신감이 떨어지고 있던 차에 어떠한 안 좋은 진단을 받게 되면 상당한 좌절을 경험하고 스트레스를 받게 된다.

셋째, 물리적인 장애에 의한 욕구좌절은 일상생활에서 어렵지 않게 찾아볼 수 있다. 길이 막혀서 약속시간을 못 지킬 때라든가, 급한 전화를 해야 하는데 휴대폰을 깜빡하고 집에 놓고 외출했다든가, 배가 고픈데 집에 가스나 전기가 차단되었다든가 하는 등이 물리적 장애

에 해당한다. 이러한 좌절의 원인은 사람들로 하여금 좌절을 줄이고 예방하고 제거하도록 함으로써 창조하는 행위로 전환할 수도 있다.

넷째, 사회적인 장애에 의한 욕구좌절은 웬만한 물리적 장애보다도 극복하기가 힘든 것일 수 있다. 자신을 타인들 앞에서 돋보이려고 노력하다가 실패했을 때도 좌절을 경험할 수 있고, 체면과 자존심 때문에 하고 싶은 행동을 못하는 경우, 그리고 자신이 속한 집단이나 직장에서 자신의 능력을 인정받지 못했을 때도 좌절을 겪게 된다. 이외에도 행동과정에 따른 지연(delay), 경제적 어려움으로 인해 갖고 싶은 것을 갖지 못하는 자원 부족, 사랑하는 사람과의 이별이나 죽음으로 인한 상실, 냉혹한 경쟁사회에서 여러 번의 실패, 삶의 허무감을 통한 무의미감 등을 들 수 있다.

또한 우리 사회에 만연한 편견과 차별도 욕구좌절의 근원이 된다. 차별은 성별, 학력, 출신지역, 사회경제적 계층, 신분이나 직위 등을 이용해서 상대에게 반도덕적인 행위를 일삼는 것을 이른다. 우리는 차별이 비민주적이고 비인간적이라는 것을 잘 알면서도 공공연하게 사회 곳곳에서 행하고 있다.

이러한 다양한 욕구좌절 상황을 잘 극복하기 위해서는 상황을 객관적으로 파악하고, 신중하게 사고하며, 합리적으로 판단하는 것이 중요하다.

② 갈등(conflict)에 의한 원인

갈등이란 두 가지 이상의 목표나 동기, 정서가 서로 충돌하는 현상으로 이러한 현상은 개인 또는 집단의 내부나 외부에서 발생할 수 있다. 예를 들면, 가족 외식을 할 때 중식, 이탈리안 음식, 한식, 일식을 두고 선택적 갈등을 일으킨다.

레빈(Kurt Zadek Lewin)은 개인의 욕구나 목표에 접근하려는 경향과 회피하려는 경향이 존재하며, 이러한 접근 경향과 회피 경향의 충돌에 의해 갈등이 발생한다고 설명했다. 갈등은 또한 집단과 집단 간에도 발생할 수 있으며, 특정 집단에 대한 차별적 낙인과 집단 사고가 이러한 갈등을 심화시킨다. 집단 간 갈등을 해결하려면 집단을 구분하는 경계가 임의적인 것임을 상기하여, 본질적으로 동일한 사람임을 주지시키는 것과 더불어 역지사지를 통해 상대(집단)의 입장을 이해하는 것이 중요하다(김남희, 2020).

레빈(Kurt Zadek Lewin)은 갈등을 일으키는 상황은 그것이 지닌 힘의 방향에 따라 크게 세 가지 유형('접근-접근갈등', '회피-회피갈등', '접근-회피갈등')으로 구분한다.

첫째, '접근 - 접근 갈등': 이는 두 가지 이상의 목표가 모두 긍정적인 결과를 가져다주지만 그러한 목표들이 상호 배타적일 때 선택에 곤란을 느끼는 갈등 상황을 말한다. 이런 경우는 다소 고민은 되겠지만 심각한 갈등상황이라고 보기는 어렵다. 이때 하나를 선택하는 것은 곧 다른 하나를 포기한다는 것이 된다. 이때 결정을 내리기까지는 좌절감이나 불안 및 스트레스가 계속된다. 예를 들어, 아르바이트를 해서 모은 돈으로 등록금을 낼지 해외 배낭여행을 갈지를 결정해야 하는 경우이다.

둘째, '회피 - 회피 갈등': 이는 둘 또는 셋 이상의 동기나 목표가 모두 부정적 유인가를 지니고 있을 때 그중에서 어떤 하나를 선택할 필요가 있으나 선택할 수 없음으로써 경험하게 되는 심리적 상태를 말한다. 즉, 어떤 행위는 하기 싫고 그 행위를 안 함으로 인해 발생할 불이익 또한 싫다는 갈등으로 두 가지를 모두 피하고 싶지만 어쩔 수 없이 반드시 한 가지를 선택해야만 하는 진퇴양난의 상황이다. 예를 들면, 기말고사를 대비하여 시험공부를 하는 것도 싫지만 나쁜 성적을 받는 것도 싫어 양쪽 다 피하고 싶은 경우이다. 여기서는 싫어도 어쩔 수 없이 울며 겨자 먹기 식으로 어떤 한 가지를 선택할 수밖에 없다. 그러나 미성숙한 사람은 두 개의 양립할 수 없는 불쾌한 상황 중에서 어느 하나를 선택하지 않고 우유부단하게 선택을 지연시키려 한다.

셋째, '접근 - 회피갈등': 선택하고자 하는 특정 대안이 긍정적인 속성과 부정적인 속성을 모두 가지고 있어 곤란을 느끼는 갈등 상황을 말한다. 즉, 매력적인 요소와 부담이 되는 요소가 하나의 대상에 동시에 공존할 때 느끼는 갈등이다. 이런 형태의 갈등은 우리사회에 가장 흔히 있는 갈등이다. 예를 들면, 남자가 학벌이 좋고 직업도 마음에 들지만 성격이 다소 괴팍하고 외모가 마음에 들지 않는 경우 사귈 것인가 말 것인가와 같은 갈등이다. 우리가 겪는 대부분의 갈등상황은 이런 경우에 해당하고 앞의 두 가지 유형의 갈등에 비해 갈등의 정도도 심해서 스트레스를 받게 된다.

③ 과잉부담 및 외로움에 의한 원인

개인차가 있긴 하지만 사람들은 누구나 각기 제한된 역량을 가지고 있다. 그런데 때때로 환경에서 개인의 타고난 역량을 벗어난 수준의 능력을 과부하 하는 경우가 있는데, 이런 경우 대부분의 사람은 심한 심리적 부담감을 느끼게 되고 이는 스트레스의 근원이 된다. 과잉부담에 영향을 미치는 요소로는 시간적인 압력, 과도한 책임감, 사회적 지원망 결여, 주위 사람들의 지나친 기대 등을 들 수 있다.

현대사회에서 직장인들이 느끼는 업무처리와 관련된 지나친 부담이나, 과도한 경쟁을 통한 승진 역시 과잉부담이라고 볼 수 있다. 또한 입시 위주의 교육환경 속에서 자신의 개성이나 인격과는 무관하게 요구받는 지나친 학습량과 시험 부담감은 학생 등의 주요 스트레스 요인이다. 사회가 복잡해질수록 이러한 개인의 과잉부담은 증가하고 있고, 심한 경우 과잉부담으로 인해 심리적 질환에 걸리거나 자실을 선택하기까지 한다.

우리의 일상에서 타인과의 적절한 교류나 관계는 매우 중요하며 생활의 많은 부분을 차지하는 요소이다. 그러나 오늘날 사람들은 어떤 이유에서든 타인과 신뢰롭고 만족스러운 인간관계를 맺지 못하고 스스로 고립되어 있거나 외로움에 시달린다. 외로움은 기분이 우울하고 삶의 의욕이나 흥미가 없어 즐거움을 느끼지 못하는 상태라고 할 수 있는데, 이는 친구관계의 단절, 가족과의 이별, 사랑하는 연인의 상실 등이 원인이 되며 심각한 스트레스를 유발하고 개인의 정신건강을 위협할 수 있다(김정호, 김선주, 2002).

④ 성격유형 특성

동일한 스트레스 상황에 처한 사람들이 모두 같은 수준의 스트레스를 경험하는 것은 아니며, 또 같은 반응을 보이는 것도 아니다. 즉, 스트레스의 영향은 개인에 따라 다르다. 동일한 상황이라 하더라도 어떤 사람은 매우 심각한 스트레스를 경험하기도 하고, 어떤 사람은 가볍게 경험하고 넘어간다. 이는 개인마다 성격특성이 다소 차이를 가지기 때문이다.

개인이 지각하는 스트레스의 차이에 영향을 미치는 성격특성들에는 낙관성, 강인성, A유형 성격 등이 있다. '낙관성'이란 앞으로 다가올 일들에 대해 긍정적으로 기대하는 경향성인데, 낙관성이 높은 사람들은 낮은 사람들에 비해 스트레스 상황이 긍정적으로 진행될 것을 믿기에 상대적으로 덜 스트레스를 받고, 스트레스 상황에 효과적으로 잘 대처하는 경향이 있다.

'강인성'이란 스트레스 상황에 저항하고 도전하여 그 상황을 통제하려는 성향을 이른다. 강인성 수준이 높은 사람들은 낮은 사람들에 비해 자신의 능력을 믿고 스스로를 유능하다고 생각하며 합리적으로 행동하는 경향이 있기 때문에, 변화를 즐기고 스트레스 상황을 더 잘 극복한다.

'A유형 성격'은 프리드먼(Friedman)과 로젠만(Rosenman)의 A유형과 B유형 성격에 대한 연구에서 스트레스에 연관된 형태를 분류하고 있다. **'A유형 성격'**을 가진 사람들은 강한 경쟁심과 지나친 승부욕, 공격적이고 적대적인 경향성, 시간에 있어서의 조급함과 과업 지향주의 등의 특성을 지닌 사람들로서 늘 시간에 쫓기는 느낌을 가지고 소화하기 어려운 정도의 빡빡한 일정으로 계획을 세우는 편이다. 일을 하는 과정에서 느끼는 즐거움보다는 성취에 중요한 가치를 두지만, 정작 성취를 하고 난 후에도 만족감은 크게 느끼지 못한다. 성취에 대한 지나친 강조로 일과 삶 사이의 불균형을 경험하며, 작은 일에도 예민하거나 화를 경험한다. 분노는 겉으로 표현되지 않기도 하지만, 혈압을 높이는 작용을 한다. 이런 사람들은 또한 타인의 단점에 보다 주목하고 분노나 적개심을 가지며, 공감이 결여된 듯한 모습을 보이기도 한다. 시간에 대한 강박관념은 한 번에 두 가지 일을 하고 계속적으로 시간을 확인하도록 한다.

'**B유형 성격**'을 가진 사람들은 매사에 느긋하고 여유로운 편이며 타인에게 보다 관용적이며 스트레스나 긴장이 적은 편이다. 이들은 결과에 상관없이 과정을 중시하며, 세부적인 것보다는 전체적인 관점에서 일을 바라보고 진행한다. 일이 잘 풀리지 않을 때에도 낙천적인 경향을 보인다.

'**C형 성격**'의 사람들은 A형과 B형의 중간으로 매사에 협조적이고 인내심이 많지만 주장이 부족하여 수동적이다. 외부에서 보면 B형 성격과 유사해 보일 정도로 두 유형 모두 태평하고 밝다. 그러나 B형 성격은 분노, 공포, 슬픔 등의 감정을 쉽게 표현하는 반면에, C형 성격은 겉으로는 강하고 행복한 척하느라고 애쓰지만, 부정적 감정, 특히 화와 분노를 억제하거나 억압하는 경향을 보인다. 따라서 이 세 가지 유형의 성격들 중 스트레스를 가장 잘 받는 성격은 A유형 성격이다. B형은 낙천적이고 순응적이어서 세 유형 중에서 가장 스트레스를 덜 받는 편이지만 C형은 스트레스를 은근히 많이 받는 편이다. 왜냐하면 '억압'이나 '부정'이라는 자아방어기제를 많이 사용하기 때문인 것으로 본다.

02 스트레스의 반응과 스트레스가 건강에 미치는 영향

1) 스트레스의 반응

스트레스 반응은 스트레스원과 같은 긴박한 위협에 처했을 때 유기체가 나타내는 반응은 신체적 반응과 심리적 반응으로 구분된다. 캐넌(W. Cannon)

은 스트레스반응을 위협적인 자극에 대한 생리적 각성상태를 투쟁·도피 반응(fight-flight response)이라고 하였다. 투쟁·도피 반응은 유기체가 위협을 당할 때 교감신경계가 활성화되어 외부의 위협에 대항해서 싸우거나 도망가는 행동을 취할 수 있도록 준비시킨다. 따라서 스트레스반응은 유기체의 생존을 보호하려는 진화의 산물이다(김춘경, 2016). 예를 들면, 맹수가 앞에서 노려보고 있다면 맹수에 맞서 싸우거나 민첩하게 도망감으로써 생명을 보존할 수 있도록 생리적 각성이 증가된다.

수렵활동 시 스트레스에 대한 신체반응은 문명화된 현대인들에게는 오히려 인체에 독이 되게 되었다. 왜냐하면 현대인의 스트레스 상황은 너무나 복잡하고 다양해서 신체기능을 활성화하는 것만으론 해결할 수 없음에도 불구하고 과거에 나타나던 신체반응이 활성화되기 때문에 신체에 문제를 야기시킨다. 예를 들면, 학교, 가장, 직장생활에서의 부담감과 괴로움은 신체반응성 증대로 해결될 수가 없다. 그런데도 신체는 스트레스에 대해 소화기능을 감소시키고 심박을 증대시키므로 소화불량과 불면증으로 고통을 겪는다. 이런 상황은 또 학교, 가정, 직장에서 효율적인 능력 발휘를 방해하므로 괴로움을 가중시키게 된다. 반대로, 외부로부터의 스트레스가 신체에 영향을 미치는 것이 아니라 건강상의 문제로 인해 신체에 여러 부담이 가해짐으로써 사소한 자극에도 민감하게 반응하며 자체적으로 스트레스를 느끼는 경우도 있다. 이러한 경우 건강상의 문제가 해결되기 전까지 지속적으로 스트레스를 받을 확률이 높으며, 스트레스를 받는 상황 자체에 스트레스를 받는 악순환으로 인해 해소되지 않는 만성 스트레스로 발전하기 쉽기 때문에 주의를 해야 한다.

(1) 스트레스 반응의 종류

① 반응으로서의 스트레스

어떤 사람이 스트레스에 대해 말할 때 "나는 스트레스가 많은 직업을 가지고 있어"라고 하면 스트레스 자극을 말하는 것이고, "나는 스트레스를 받으면 열이 나고 주먹을 꽉 쥐게 돼"라고 하면 스트레스 반응을 표현한 것이다. 반응으로서의 스트레스는 환경 자극이나 요구에 대해 사람들이 보이는 반응에 초점을 두는 것이다.

② 자극과 반응의 상호작용으로서의 스트레스

환경 자극이나 개인의 반응이 아니라 상황에 대한 개인의 지각으로 정의된다(Lazarus & Folkman, 1984). 스트레스란 개인과 환경 간의 역동적인 관계로써 개인이 상황을 어떻게 평가하는가에 따라 스트레스 반응이 달라진다는 것이다. 이때 평가는 일차평가(primary appraisal)와 이차평가(secondary appraisal)로 이루어지는데, 일차평가는 그 상황이 자신에게 해로운 것인가 이로운 것인가, 즉 상황 자체의 평가를 말한다. 그리고 이차평가는 일차평가된 상황이 통제할 수 있는 것인가, 대처할 수 있는 것인가에 대한 자신의 능력과 자원에 대한 평가이다. 만약 자신에게 닥친 스트레스 상황이 부정적이고 위협적인 상황이라 할지라도 자신이 그것을 대처할 능력이나 자원을 가지고 있다고 스스로 판단한다면 스트레스 반응이 발생하지 않는 것이다.

(2) 스트레스 반응의 단계

캐나다인 한스 셀리(Hans Selye)는 일반적인 적응 증후군(GAS-general adaptation syndrome)으로 알려진 스트레스의 여러 단계와 신체가 세 단계의 각 단계에서 어떻게 반응하는지 설명하였다. Selye는 이러한 변화를 누구나 강조해야 할 전형적인 반응으로 파악하고 그것을 1단계: 경고반응기, 2단계: 저항기, 3단계: 소진기로 설명하였다.

① 1단계: 경보 반응(alarm)

스트레스를 일으키는 사건에 처음 직면했을 때 교감신경계를 활성화하여 신체를 방어하는 단계로서 생체가 스트레스에 대해 적극적으로 저항을 나타내며 반응하는 시기(1~48시간 내)이다. 처음에는 체온 및 혈압 저하, 저혈당, 혈액농축 등의 쇼크가 나타나고 스트레스가 계속 존재할 경우 저항단계로 이행한다. 주의해야 할 점은 현대인들이 겪고 있는 일상생활이 끊임없이 스트레스가 주어지기 때문에 이 경고 단계에서 스트레스대응이 끝나는 경우는 거의 없다.

② 2단계: 저항 반응(resistance)

저항기는 스트레스에 대한 저항이 가장 강한 시기이다. 이 단계에서는 스트레스가 많은 사건의 초기 충격과 싸우거나 비행 반응을 보이면 신체가 스스로 회복하기 시작한다. 이때 스트레스 호르몬인 코르티솔의 양을 줄여 심장 박동과 혈압을 정상 상태로 되돌릴 수 있게 하지만 다른 스트레스가 오는 경우를 대비하여 신체가 여전히 고도의 주의를 기울이고 있게 된다. 그러나 스트레스가 계속 줄어들고 신체가 높은 경계 상태를 유지한다면, 이 일정한 높은 스트레스 수준으로 적응하고 현재 어떻게 살아야 하는지 배워야 한다. 이로 인해 신체가 변화를 겪어 스트레스 패턴을 극복하려고 시도할 때 스트레스 호르몬 코르티솔이 계속 방출되어 혈압이 상승된 상태로 유지된다. 이 단계에서는 과민 반응, 좌절감, 집중력 저하를 느낄 것이다.

또한 이 단계는 스트레스가 지속되거나 증가될 것으로 예측되면 새로운 요구를 충족시킬 추가적 에너지를 얻기 위해 다양한 스트레스 호르몬이 지속적으로 분비되어 스트레스가 지속되더라도 신체의 적응시스템이 지속적으로 대처하므로 겉으로는 스트레스에 잘 적응하는 것처럼 보인다. 그러나 개인의 적응력이 감당하기 어려울 만큼 스트레스 상황이 지속되면 소진단계로 넘어간다.

③ 3단계: 탈진 반응(exhaustion)

스트레스에 대한 대응이 장기간 지속되는 데도 스트레스가 줄어들지 않으면 저항력이 떨어져서 생체에 여러 가지 증상과 질병이 발생하거나 심하면 사망에 이르기도 한다. 즉, 장기적이고 만성적인 스트레스의 결과는 육체적·정서적·정신적 자원을 고갈시켜서 신체가 더 이상 스트레스에 대처할 수 없도록 한다. 이런 경우는 더 이상 전투를 할 힘이 없어서 포기하고 싶은 것처럼 희망이 없다고 느낄 수도 있는데 이것은 피로, 소진, 우울증, 불안 및 스트레스에 대한 전반적인 감소된 내성을 느끼게 되는 단계이다. 이 같은 스트레스 반응 과정에서 나타나는 강도는 개인의 적응 능력 여하에 따라 다르게 나타난다. 스트레스를 받으면 초기에는 초조하거나 걱정, 근심 등 불안 증상이 나타나고 점차 우울 증상이 나타났다가 스트레스가 지나가면 사라진다. 하지만 만성적인 스트레스는 불안장애나 적응장애 등 각종 정신질환으로 발전할 수 있고 코르티솔과 아드레날린을 지속적으로 분비시켜 체내 시스템을 망가뜨린다(김정호, 김선주, 2002).

(3) 스트레스에 대한 신체적인 반응

사람들은 위협적인 상황에 직면하면 신체에 몇 가지 변화가 일어난다. 이 반응들은 가까스로 교통사고를 면하게 되었을 때나 지금 막 시험을 치려고 자리에 앉았을 때, 무서운 상황에 노출되었을 때와 같은 긴급 상황에서 나타난다. 순차적인 진행은 다음과 같다(장현갑, 강성군, 2003).

첫째, 위협적인 상황에 직면하면 뇌 속에 있는 전기적, 화학적 정보가 신경통로를 통해 시상하부로 이동한다. 시상하부는 뇌의 제일 밑바닥에 있는데 이곳은 약물, 스트레스, 격한 감정 등에 민감하게 반응하는 부위로 식욕, 성욕, 갈증, 체중 조절, 수분의 균형, 감정 등을 조절하는 중요한 곳이다.

둘째, 시상하부에서는 피질자극 방출요인(corticotrophic releaseing factor, CRF)이라 부르는 일종의 방출 호르몬을 생산하는데 CRF는 뇌의 가장 밑바닥에 위치하는 뇌하수체로 이동한다.

셋째, 뇌하수체는 다른 내분비선의 호르몬 방출을 통제하는 분비선이다. 이곳에서는 부신피질 자극 호르몬(adrenocorticotrophic hormone, ACTH)과 갑상선 자극 호르몬(thyroid stimulating hormone, TSH)이라는 스트레스와 밀접한 호르몬을 생성, 방출한다.

넷째, TSH는 목의 앞쪽에 있는 갑상선이라는 내분비선을 자극하여 이곳에서 갑상선호르몬인 타이록신(thyroxine)을 분비한다. 이 호르몬은 신체의 에너지 수준을 높여 신진대사율을 증가시킨다.

다섯째, ACTH는 부신피질을 자극하는 호르몬이다. 부신은 신장 가까이에 있는 두 개의 작은 분비선으로서 바깥 부분은 피질이고, 안쪽 부분은 수질이다.

여섯째, 부신피질에서는 코르티솔(cortisol)이라는 호르몬을 생성한다. 이 호르몬이 분비되면 혈액 내 당의 수준이 높아지고 신체의 대사 활동이 촉진된다.

일곱째, ACTH는 부신의 안쪽에 있는 수질 부위에도 영향을 미친다. 부신수질에서는 아드레날린과 노어아드레날린이라는 호르몬이 생성되는데 이 호르몬들이 혈류에 분비되면 "싸울 것이냐 도망갈 것이냐"의 두 반응 중 하나가 일어난다.

여덟째, 부신수질과 피질에서 분비된 이 호르몬들은 뇌하수체로 되돌아오는데 이러한 피드백이 스트레스 반응의 통제를 계속하게 된다.

(4) 스트레스에 대한 심리 · 정서적인 반응

스트레스로 인한 불안초조, 긴장 상태가 오랫동안 지속되면 우울, 의기소침, 무력감 현상을 지속적으로 느끼게 된다. 그리하여 먹는 것에 별로 흥미를 보이지 못하고 매사에 싫증을 느낀다거나 불면증에 시달리거나 절망감에 빠지는 등의 현상을 보인다. 이와 같이 스트레스에 대한 심리 · 정서적인 반응에 대해 울포크와 리차드슨은 스트레스상황에서 나타나는 감정을 크게 분노, 불안, 우울과 무기력의 3차원으로 구분하여 설명하고 있다.

① 분노

분노는 사소한 짜증에서 시작하여 통제하기 어려운 격노까지 다양한 강도로 나타난다. 태브리스(Tavris, 1989)는 가족이나 친구와 같이 지속적인 관계를 유지해야 하는 경우에는 분노를 통한 카타르시스가 일어나기 어려우며 더 관계를 악화시킬 뿐이라고 지적하고, 자신의 감정을 잘 통제하고 상대에게 효과적으로 전달할 방법을 모색해야 한다고 강조한다.

② 불안

불안은 사소한 일에 대한 걱정에서 시작하여 파산에 대한 공포까지 다양한 강도의 불안이 있다. 물론 적당한 불안은 각성과 집중력을 높여 학습이나 시험에 도움을 준다. 그렇지만 지나친 불안은 집중력을 떨어뜨릴 뿐 아니라 심장박동과 근육긴장을 높여 학습이나 시험에 방해가 되기 일쑤이다.

③ 우울과 무기력

사람들은 누구나 원하는 바를 이루지 못했을 때 낙담을 경험하고, 가까운 사람과의 이별이나 죽음으로 비탄에 빠지게 된다. 이것은 모두 우울함이나 무기력과 관련된 감정에 해당하는 것으로 여러 학자들의 견해를 살펴본다.

제이콥슨(Jacobson, 1978)은 병적 우울증과 정상적 슬픔으로 구분했다. 병적 우울증은 사랑하는 사람을 잃고 난 후에 죽은 사람에 대해 억압되었던 적개심의 감정과 함께 정서적 불안정이 나타난다. 이런 상태가 지속되면 자신을 기도하기도 한다. 정서적 긴장과 불안이 지속적으로 누적되면 결국은 병적인 우울증으로 발전된다. 사람들은 누구나 스트레스를 받게 되면 일시적으로 기분이 우울해지고 열등감이나 후회에 빠지게 되지만 정상인에게는 그리 오래 지속되지 않는다.

셀리그먼(Seligman)에 따르면 스트레스에 성공적으로 대처하는 것은 학습과 연습의 결과라는 것이다. 성공적인 대처방법을 학습하지 못해서 그들이 어떤 일을 하든지 아무런 변화가 없음을 여러 번 경험한 사람은 무력감이 생기고 무감동해진다는 것이다. 이럴 때 사람들은 자기 힘으로 무엇을 할 수도 없고 희망도 없다고 생각하며 생을 포기하게도 된다. 불안과 공포는 희망과 함께 존재하는 것이므로 희망이 없을 때는 불안과 공포가 없으므로 죽기를 각오한 사람은 두려울 게 없는 것과 같다.

라자루스(R. S. Lazarus)는 스트레스에 대한 일차적 평가를 손해와 상실, 위협, 그리고 도전으로 구분하였다. 스트레스 자극을 손해와 상실로 평가하는 것은 어떤 사건 때문에 피해와 손상을 입었다고 해석하기 때문이다.

예를 들어, 아끼던 물건을 분실하면 피해와 상실을 겪었다고 생각하면서 스트레스를 느끼게 된다. 주로 일어난 과거 사건에 대한 것이 많으며, 두려움, 우울, 불안 등의 부정적 정서를 유발한다.

2) 스트레스가 건강에 미치는 영향

스트레스가 건강에 미치는 영향에 대하여 정신건강에 미치는 영향, 신체질환에 미치는 영향, 면역기능에 미치는 영향 뇌에 미치는 영향의 순으로 살펴본다(김정호, 김선주, 2002).

(1) 정신건강에 미치는 영향

스트레스를 받으면 초기에는 그로 인한 불안 증상(초조, 걱정, 근심 등)이 발생하고 점차 우울 증상이 나타나게 된다. 대부분의 경우 불안이나 우울 증상은 일시적이고 스트레스가 지나가면 사라지게 된다. 그러나 스트레스 요인이 너무 과도하거나 오래 지속되는 경우, 개인이 스트레스 상황을 이겨낼 힘이 약화되어 있는 경우에는 각종 정신질환으로 발전할 수 있다. 스트레스로 인해 흔히 생길 수 있는 정신질환은 적응장애, 불안장애, 기분장애, 식이장애, 성기능장애, 수면장애, 신체형장애, 알코올 및 물질사용장애 등이 있다. 우리나라 주부들에게 흔한 화병도 스트레스와 매우 밀접한 정신질환으로 볼 수 있다.

(2) 신체질환에 미치는 영향

신체질환의 경우도 스트레스와 밀접한 연관이 있다. 내과 입원 환자의 70% 정도가 스트레스와 연관되어 있다는 연구를 볼 때, 스트레스가 신체질환의 발생 원인이나 악화 요인으로 작용한다는 사실은 이미 잘 알려져 있다. 이런 경우 정신과적으로 정신신체장애라는 진단을 붙이게 된다. 정신/심리적인 요인에 의해 신체적인 질병이 발생하거나 악화될 경우에 붙이는 병명으로 정신/심리적 요인에 의해 치료 결과도 큰 차이를 보인다. 특히 스트레스에 취약한 우리 몸의 기관인 근골격계(긴장성 두통 등), 위장관계(과민성 대장증후군), 심혈관계(고혈압) 등이 영향을 더 많이 받는 것으로 알려져 있다.

(3) 면역기능에 미치는 영향

장기간 스트레스를 받으면 면역 기능이 떨어져 질병에 걸리기 쉬운 상태가 된다. 다양한 정신신체장애의 발병과 악화는 물론이고 암과 같은 심각한 질환도 영향을 많이 주는 것으로 알려지고 있다.

(4) 뇌에 미치는 영향

스위스 취리히연방공과대(ETH) 연구진은 신경전달물질인 노르아드레날린의 선택적 방출이 뇌의 대규모 네트워크 사이에 신호전달을 변화시킨다는 사실을 처음으로 밝혀냈다. 이번 발견은 스트레스 상황에서 뇌에서 발생하는 빠른 신경작용에 대한 통찰력을 제시하고 있다. 즉, 도로를 지나가거나 운전하는 중에 생명을 위협받는 위험한 상황이 발생한다면 뇌는 1초라는 짧은 순간 생사를 결정할 수 있는 가장 중요한 환경적 단서에 집중하게 된다. 뇌가 이런 빠른 과정을 어떻게 유도하는지 지금까지 명확하게 밝혀지지 않았었다. 인간 대상 실험에서 스트레스 상황에 맞닥뜨리면 뇌에서 노르아드레날린(노르에피네프린이라고도 불림)이 대량 방출되기 때문이라는 주장이 있었지만 노르아드레날린의 선택적 방출을 직접 확인할 수 없었기 때문에 이 같은 주장은 가설로 남아있었다. 그런데 요하네스 보하첵과 니콜 벤더로스가 이끄는 스위스 취리히연방공과대(ETH) 두 연구팀은 이 같은 문제를 해결하기 위해 힘을 합쳐서 동물실험을 통해 처음으로 노르아드레날린 방출 자체가 뇌의 다양한 영역을 매우 빠르게 연결시킬 수 있음을 증명해 냈다.

미국 캘리포니아공과대학(칼텍) 연구진 인간의 사회적 고립과 스트레스 및 정신건강과의 관련성에 대한 연구를 하였다. 즉, 사회적인 고립의 근원은 우울증이나 외상 후 스트레스 장애와 관련이 있으므로 인간의 고립이 뇌에 특정 화학물질의 축적을 야기한다는 것을 밝혀냈다. 또한 이 물질의 축적을 막게 되면 고립으로 인해 나타나는 부정적인 영향 역시 감소하는 것으로 나타났다. 이번 연구는 정신질환을 앓고 있는 인간에게 잠재적인 치료법을 제시하고 있다.

03 스트레스 대처방법 및 스트레스 대처에 영향을 미치는 개인의 심리적 자원

1) 스트레스 대처방법

현대인들에게 있어서 스트레스는 그야말로 만병의 근원이다. 즉, 스트레스가 만성화되면 정서적으로 불안과 갈등을 일으켜 몸의 병을 키우는 만큼 마음을 잘 다스려야 한다. 똑같은 스트레스를 받아도 사람마다 대처법이 다르고 몸의 반응도 달라지기 때문에 각자 자신에게 맞는 방법을 찾는 것이 중요하다.

(1) 스트레스 대처요령

스트레스의 대처요령을 심리적인 마음가짐 자세, 상황별 스트레스 대처요령, 개인적인 관리요령, 스트레스 관리를 위한 운동요법으로 나누어서 살펴본다.

① 심리적인 마음가짐 자세

스트레스가 없는 삶은 변화와 발전이 없으며 무의미하고 죽음을 뜻한다고도 할 수 있다. 왜냐하면 인생은 문제를 해결해나가므로 성장해나간다고 볼 수 있으니까. 여기서 스트레스 대처요령의 바람직한 심리적 마음가짐을 정리해본다.

첫째, 스트레스를 '남의 탓'으로 볼 것이 아니라 문제로 인식하자. 스트레스를 문제로 인식하고 대처하려고 할 때 해결할 수가 있는 것이다. 문제란 항상 해결을 전제로 존재하는 것이니까.

둘째, 스트레스를 성장을 위한 도전으로 받아들이자. 스트레스를 극복함으로써 자신의 잠재력을 개발하고 성취감을 경험할 수 있으니까.

셋째, 스트레스를 이해하자. 이것은 내가 느끼는 스트레스 감정이 분노, 긴장, 두려움, 불안, 초조 중 어떤 것일까? 누가 언제 무엇을 나에게 어떤 식의 스트레스를 주는가? 이렇게 자문자답하면서 원론적으로 접근하면 스트레스의 전반적인 원인을 파악하게 되고 대처할 수 있으니까.

넷째, 감정에 치우치지 말고 합리적으로 생각하자. 많은 스트레스는 자신이 만든 생각에서 나온다. 남에게 인정받기 위해 안간힘을 쓰고 무리한 욕심, 부정적인 감정의 악순환 고리를 벗어나지 못하고 무의식적으로 받아들이다 보면 엄청난 스트레스를 받게 되니까.

다섯째, 긍정적이고 현실적으로 생각을 재구성하는 습관을 갖자. 누구든 시행착오와 실패를 거듭한 끝에 좋은 결과를 얻는다. 실수를 하거나 실패할지 모른다는 두려움에 기가 죽어 좌절하지 말고 개선하기 위해서는 어떤 노력을 해야 하는지 낙관적으로 사고하고 대응해 가는 것이 중요하다. 일을 긍정적으로 생각하는 것은 가장 강력하고 독창적인 스트레스 해소법 중 하나다.

② **상황별 스트레스 대처요령**

스트레스 상황에서 적절한 대처 전략이 떠오르지 않을 때 불안해지고 행동 조직력이 크게 떨어진다. 심한 경우 공황감을 느끼면 자아의 방어기제나 생리적 반응이 원시적인 수준으로 퇴화한다. 이때 투쟁-도피의 기제가 과도하게 작용하게 되고, 이어서 말초기관에서 응급반응이 일어난다. 즉, 투쟁-도피의 기제는 사람이 스트레스를 지각하면 생리학적 반응이 일어난다. 스트레스 지각은 자율신경계의 교감부를 활성화시키고, 정서, 스트레스, 응급 상황에 반응하도록 신체의 자원들을 동원한다. 교감신경계는 신체의 공격, 방어, 혹은 도피에 필요한 에너지를 동원한다. 이런 반응들은 스트레스 상황에서 내가 어떻게 반응해야 할지 신체적으로 준비를 시킨다. 월터 캐넌(Walter Cannon, 1932)은 이러한 반응을 '투쟁-도피 반응'이라 명명한 것이다. 그러므로 이러한 자극이 자신의 기본적인 욕구를 저해하는 위험한 것으로 평가되면 인지적으로나 정서적으로는 물론 생리적으로 반응함(Zegans, 1982)을 의미한다. 이런 이유로 사실상 많은 스트레스원이 핵심요인이 아니라 대처가 핵심요인이다. 그러므로 스트레스에 반응하는 방식을 바꿔 가는 합리적 사고를 하는 것이 무엇보다 중요하다.

③ 개인적인 대처요령

라자러스와 포크먼(Lazarus & Folkman, 1984)은 중요한 개인적 대처 자원을 다음 여섯 가지로 제안한다.

첫째, 건강과 에너지(health and energy): 건강하고 튼튼한 사람은 약하고 아픈 사람보다 외적, 내적 요구를 좀 더 잘 관리할 수 있다. 신체적 안녕은 개인에게 다가오는 스트레스 상황에 에너지를 투입할 수 있는 기본 조건이 된다.

둘째, 긍정적 신념(positive belief): 스트레스의 부정적인 반응에 대처하는 방법도 강구해야 한다. 가장 손쉽고 상식적인 방식인데도 간과하기 쉬운 것으로 자기 자신을 돌보는 것이 있다. 이때 자신을 긍정적으로 보는 것이 스트레스 대처에 매우 중요한 심리적 자원이 된다. 즉, 자신이 처한 환경을 최대한 긍정적으로 생각하는 것이 좋다. 똑같은 상황에서 낮은 자긍심과 부정적 자아 개념을 가진 사람은 높은 자긍심과 긍정적 자아 개념을 가진 사람보다 많은 스트레스를 받을 수 있다. 이를 위해서는 적절한 휴식을 취하는 것, 모든 일을 생각하면서 천천히 하는 것, 긴장을 풀고 이완하는 시간을 갖도록 하는 것이 있고, 명사, 요가 등 이완훈련이 있다.

셋째, 문제해결 기술(problem solving skills): 문제해결 기술은 정보를 탐색하고 대안적 활동을 발견하기 위해 상황을 분석하게 한다. 여러 대안 활동의 결과를 예측하여 비교하고, 적절한 행동을 선택하도록 한다. 문제해결기술은 폭넓은 경험, 개인이 보유한 지식, 그 지식을 사용하는 인지적·지적 능력 및 자기통제력과 같은 다른 자원들을 활용하는 것이다. 문제해결기술을 더 많이 가진 사람이 그렇지 않은 사람보다 스트레스를 더 잘 관리할 수 있다.

넷째, 물질적 자원(material resources): 돈과 돈으로 구입할 수 있는 상품과 서비스를 말한다. 금전적 자원이 있으면 스트레스 상황에서 대처 선택 안이 많아진다. 돈을 많이 가진 사람은 법적, 의학적, 재정적 및 다른 전문적 도움에 훨씬 더 효과적으로 접근할 수 있기 때문이다. 비록 돈에 의존하지 않더라도 돈을 가지고 있는 것만으로도 위협에 대한 개인의 취약성이 줄어들고 효율적인 대처를 촉진할 수 있다.

다섯째, 사회적 기술(social skills): 사회적 기술은 사회적으로 적절하고 효율적인 방식으로 타인들과 의사소통을 하고 행동하는 능력을 말한다. 사회적 기술은 타인과 협동하여 문제를 해결하도록 돕고, 타인의 협동 또는 지지를 얻을 가능성을 증가시키며, 사회적 상호작용에 대해 더 많은 통제를 할 수 있도록 도와준다. 또한 다른 사람과 협력할 수 있는 개인의 능력에 대한 확신은 스트레스 관리에 중요한 자원이 된다.

여섯째, 사회적 지지(social support): 사회적인 지지는 다양한 물질적, 정서적 지원을 말하는 것으로써 다른 사람들로부터 받는 것을 말한다. 즉, 한 개인이 스트레스 상황에 대처할 수 있도록 직접 도움을 주는 경우와 정보를 제공하거나 좋은 의견을 제공해주는 경우가 있다. 예를 들면, 친구나 가족 등으로부터 지지를 받은 사람이 지지가 부족한 사람보다 건강하게 오래 살 수 있다는 말이 있을 정도이다.

(2) 스스로 하는 스트레스 대처방법

첫째, 나를 인정하자

눈앞에 닥친 일을 당장 마음대로 해결 못 해도 책망하거나 실망하지 말자. '이건 내가 못하는 것이 아니라 아직 때가 덜된 것'이라고 그리고 '나는 할 수 있다'고 나를 암시하고 인정하자.

둘째, 긍정적인 사고를 하자

'사행습인운(思行習人運)'이라는 말이 있다. '생각을 바꾸면 행동이 바뀌고, 행동을 바꾸면 습관이 바뀌고, 습관을 바꾸면 인격이 바뀌고, 인격을 바꾸면 운명이 바뀐다'라는 말이다.

즉, 긍정적인 사고를 하면, 긍정적인 행동이 나오고, 진실한 마음으로 세상과 맞서서 최선을 다하면, 최선의 결과를 얻을 수 있게 되므로 스트레스가 아니라 보람이 된다.

셋째, 운동을 하자

유산소 운동이 가벼운 우울 증상을 호전시킬 만큼 효과적인 스트레스 해소법이라는 것을 우리는 알고 있다. 스트레스 속에 묻혀서 마음이 괴로울 때 몸을 움직이다 보면 놀라울 정도로 괴로움이 가벼워진다는 것을 느끼게 된다. 적당한 근력운동이 스트레스를 대처하기에 상당히 효과적인 방법이다. 왜냐하면 스트레스 호르몬인 코르티솔의 주요 기능에는 활동하는 근육을 위한 에너지 생성이 있기 때문이다. 규칙적인 운동은 뇌신경 호르몬인 '세로토닌' 과 '도파민' 그리고 근육량이 늘어나서 불안이나 우울증의 발병 위험도 낮춘다.

넷째, 충분한 수면과 휴식을 취하자

충분하고도 질 좋은 수면을 유지하는 것이다. 잠은 인간에게 충전과 휴식을 주는 만큼 하루 6~8시간 정도는 자는 것이 좋다. 잠이 부족할 경우 극도의 피로와 함께 집중력과 기억력뿐만 아니라 자제력이 저하되고 스트레스 호르몬이 증가한다. 수면의 양과 질이 좋지 않으면 코르티솔 호르몬이 증가해서 뇌를 각성시키고 기억력과 면역계에 좋지 않은 영향을 끼친다. 특히 취침 전 스마트폰이나 전자기기의 사용은 피하는 것이 좋다. 왜냐하면 스마트폰은 햇빛과 유사한 청색광을 방출하므로, 뇌를 활성화시켜 수면을 방해하기 때문이다.

다섯째, 마음을 다스리자

마음을 다스리는 호흡법이 정신건강을 유지하게 한다. 애써 생각을 안하려고 머리를 흔들지 말고 그저 호흡에 집중한다. 그러다 보면 생각이 비워지고, 마음이 비워져서 심신이 맑고 가벼워진다는 것을 느끼게 된다. 오직 호흡에만 집중하다 보면 심장박동수와 혈압이 서서히 안정되면서 차분해진다.

■ **명상**

명상은 생각에 집중하여 자신의 내면을 객관적으로 바라보는 수행법이다. 마음의 평온을 되찾는 것부터 지혜와 깨달음을 얻기 위한 목적까지 다양한 범위에서 활용된다.

그 방법은 다양하지만 기본적으로 누구나 시도할 수 있으며, 여느 운동과 같은 특별한 기구나 장비가 필요하지 않다. 명상할 때는 본인에게 오롯이 집중할 수 있도록 외부의 자극이 없는 공간을 선택하는 게 좋으며, 마음을 차분하게 해주는 음악이나 명상 가이드를 틀어놓는 것도 도움 될 수 있다. 명상할 때는 최대한 가볍고, 편안한 복장을 하고 몸을 이완하는 스트레칭 후 본인에게 가장 편한 자세를 취한다. 명상에 적합한 시간은 약 20분으로, 처음 명상을 할 때는 5~10분 정도로 시작해 점점 시간을 늘리는 것이 바람직하다.

• **호흡**

호흡은 중추신경계와 자율신경계를 통해 우리의 몸과 마음을 연결한다. 그러므로 우리의 감정에 따라 호흡은 달라진다. 즉, 긴장하거나 화가 난 경우에는 호흡이 얕고 짧으며 흥분을 하면 빨라지고, 행복하면 느리고 깊다. 게다가 두려움을 느끼면 호흡하는 것이 어렵다. 이렇듯 호흡은 자율신경계의 통제를 받기 때문에 호흡을 적절히 조절하는 것이 곧 마음을 조절하는 것이 된다. 우리의 마음을 안정적이고 집중적인 상태로 유지시킨다. 그래서 높은 수준의 집중력이 필요한 명상활동을 하기 전 초기 단계에서 이루어지며, 모든 명상방법의 기본 활동이 된다.

1. 목, 등, 허리가 일직선이 되게 곧고 편안하고 이완된 자세를 취한다.
2. 배꼽 아래에 중심을 두어 숨을 길게 들이쉬고 잠깐 멈추었다가 길게 내쉰다. 이때 숨이 들어오고 나가는 전 과정의 순간순간에 대하여 주의를 기울이며 명상을 한다. 그저 호흡을 알아차리면서 흥미를 가지고 이완된 마음으로 호흡을 관찰하도록 한다.
3. 숨을 쉴 때 되도록 배만 오르내리도록 하며, 코를 통해 부드럽게 숨을 쉰다. 들이쉬면서 '하나', 내쉬면서 '편안하다', 속으로 말하면서 숨을 편안하게 쉰다.
4. 이렇게 '하나'에서 '열'까지 세고, 거꾸로 '열'에서 '하나'까지 한 후 멈춘다.

• **근육이완법**

집중적으로 사용하는 어떤 근육을 본인 스스로 수축과 이완을 천천히 반복한다. 이 방법은 긴장이나 화를 누그러뜨리는 자가치료법에 해당된다. 과정은 매우 다양하지만 기본 구성은 간단하다.

1. 편안한 자세로 눈을 감고, 꽉 조이는 혁대나 옷을 느슨하게 한다.
2. 예정된 순서에 따라 몸의 각 부위에서 수축-이완을 한다.
   - 일반적으로 다음 순서대로 근육이완법을 하게 된다: 머리(이마 ⇒ 눈 ⇒ 어금니) ⇒ 목 ⇒ 어깨와 견갑골 ⇒ 팔(주먹 ⇒ 이두근) ⇒ 기타(배 ⇒ 허벅지 ⇒ 종아리 ⇒ 발)
3. 모든 근육이 풀릴 때까지 계속해서 서로 다른 근육을 몇 초씩 웅크렸다 풀었다 한다. 이 동안 불편한(꽉 조이고 잡아당기는) 느낌에 집중한다.
   - 만약 이완이 잘되지 않는 부위가 있으면 5번까지 긴장-이완을 반복한다.
4. 이때 한꺼번에 힘을 빼거나 수의적으로 손을 펴지 않아야 한다. 이 동안 편안한(긴장이 스르르 풀려나가는) 느낌에 집중한다.

2) 스트레스 대처에 영향을 미치는 개인의 심리적 자원

사회적 지지와 개인적 통제감과 같은 개인적 자원이 사람들로 하여금 스트레스 상황에 대처하는 힘이 된다.

첫째, 사회적 지지: 사회적 환경은 스트레스의 주 원천일 뿐 아니라 개인이 생존하고 번영하기 위해 의존해야만 하는 자원을 제공한다(Lazarus & Folkman, 1984). 사회적 지지란 한 개인이 타인으로부터 받는 여러 물질적 및 정서적 지지를 말한다. 스트레스에 대처하는 가장 유익한 개인적 자원 중 하나는 가족 구성원, 친구 및 건강 진료 제공자로부터 받는 사회적 지지이다. 높은 사회적 지지 수준을 지닌 사람들은 보통 폭넓은 사회적 네트워크와 많은 사회적 접촉을 지니고 있지만 사회적으로 고립된 사람은 그렇지 않다. 사회적 접촉과 사회적 네트워크는 한 개인이 관계를 맺고 있는 사람의 수와 종류를 가리키며, 사회적 고립은 의미 있는 특정 대인관계가 없는 것을 말하고 사회적 접촉과 반대되는 것이다.

스트레스가 질병의 원인이라면, 사회적 지지는 스트레스 관련 질병을 막아주는 완충 역할을 할 수 있다. 사회적 지지 수준이 높은 사람은 사회적 지지 수준이 낮은 사람보다 사망률이 낮고 더 건강했다(Wills, 1998). 강력한 사회적 지지망을 가진 사람은 타인에게 도움을 받을 가능성을 미리 알고 있어서 스트레스를 경험할 때 스트레스를 덜 위협적인 것으로 평가할 수 있다(Wills, 1998). 또한 사회적 지지는 스트레스에 대한 생리적 반응을 변화시킬 수 있다(Chesney & Darbes, 1998). 즉, 사회적 지지는 스트레스의 해로운 효과를 줄이거나 제거하여 질병과 죽음으로부터 자신을 보호한다.

사회적 지지 자원이 적은 사람은 사회적 지지망을 많이 가진 사람보다 스트레스에 더 강하게 반응하고 신경 호르몬 수준이 더 높고 신체 손상도 더 클 가능성이 있다.

둘째, 개인적 통제: 자신이 경험하는 스트레스에 대해 어느 정도 통제감을 지니고 있다고 생각하는 사람들이 자신의 삶이 외부의 힘에 의해 결정된다고 느끼고 있는 사람들보다 스트레스에 더 잘 대처할 수 있다. 자신이 삶을 통제할 수 있다고 믿는 사람들은 내적 통제 소재 점수가 높은 반면, 자신의 삶이 운, 운명 및 타인의 행동에 의해 영향을 받는다고 믿는 사람들은 외적 통제 소재 점수가 높다(Brannon & Feist, 2000).

02

PART

뇌과학과 정신건강

04 CHAPTER

뇌의 특성

학습목표

뇌는 인간의 중추신경계의 주요 기관이다. 외부로부터 들어오는 모든 정보는 신체의 감각 기관에서 수집되어 척수를 통해 뇌 줄기에 다다른다. 이후 여기에서 모인 정보는 다시 시상을 거쳐 일차적으로 분석된 다음, 최고 중추인 대뇌 피질에 도달하게 된다. 대뇌 피질에서 최종적인 판단을 하여 필요한 명령을 다시 아래로 내려 보낸다.

본 장에서는 이런 복잡하고도 신비스러운 뇌의 구조와 기능 및 역할에 대해서 이해한다.

01 인간의 뇌

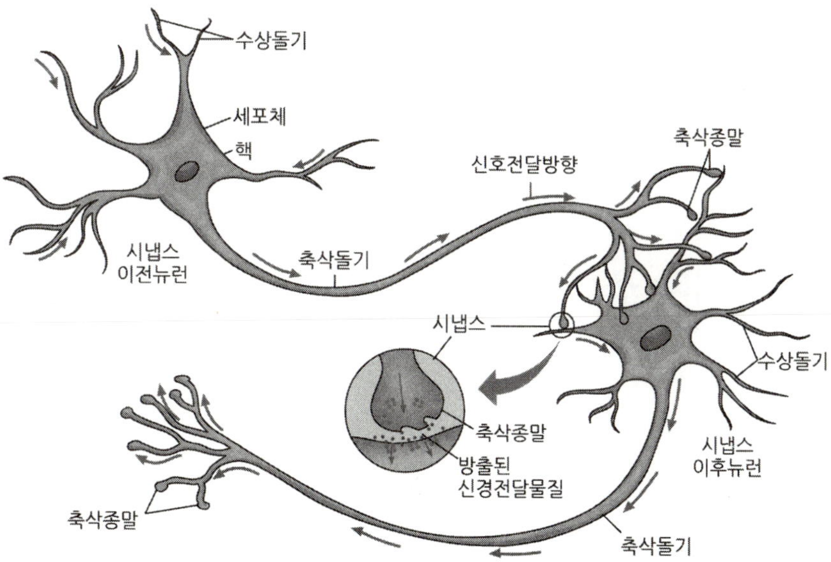

사람의 모든 생각과 행동은 뇌의 작용이다. 아이들은 저마다 다른 두뇌 구조를 가지고 태어나며, 뇌는 결국 한 사람의 인생을 결정짓는 것이다. 이처럼 복잡하고 신비의 베일에 둘러싸여 있는 인간의 뇌를 소우주라고까지 말한다.

인간의 뇌는 신경세포(뉴런은 한 개의 신경세포들과 그것으로부터 나오는 여러 개의 작은 수상돌기들, 그리고 그중 한 개의 길게 뻗어 나온 축색돌기)가 하나의 큰 덩어리를 이루어져 있으며 중추신경계를 관장한다. 축색은 신경계의 전깃줄에 해당하며, 신경은 많은 신경섬유가 모여서 다발을 이룬 것을 말한다.

신경조직에는 축색종말과 다른 뇌세포와의 연결을 통하여 정보전달을 하는 특수기능의 시냅스작용이 있다. 이때 가지와 같은 수상돌기와의 연결들을 통해서 정보 전달이 되기 때문에 연결의 밀도가 높고 수가 많으면 많을수록 정보전달은 좋아지는 것이다.

인간의 뇌는 약 1000억 개의 뇌세포와 약 10조~100조 개의 신경 네트워크로 구성되어있다. 뇌의 무게는 신생아 때 대략 350g 정도이지만 성인은 그 4배에 가까운 1400g 정도 된다. 이처럼 단지 몸무게의 2%밖에 안 되지만, 한 사람에 있어 전체 에너지의 20%, 산소 소비량의 25%를 차지한다고 밝혀지고 있다.

이런 특성을 지닌 인간의 뇌는 해부학적 구조로 크게 대뇌, 소뇌, 뇌간의 3부분으로 구분되며, 이 중에서 뇌간은 다시 간뇌, 중뇌, 교뇌, 연수의 4부분으로 구분된다.

02 뇌의 구조와 부위별 기능

1) 뇌의 구조

우리의 딱딱한 두개골 속은 뇌 조직이 80% 정도, 혈액과 뇌 척수액이 각각 10% 정도씩 채워져 있으며 그 무게는 성인평균 1400g 정도이다. 이 중에서 대뇌는 전체의 75% 정도 차지하고, 소뇌는 10% 정도 그리고 나머지 뇌의 영역이 15%를 차지한다. 현대의 뇌과학자들은 대뇌를 엽(lobe)이라 부르는 네 개의 영역, 즉 전두엽(frontal lobe), 두정엽(parietal lobe), 측두엽(temporal lobe), 후두엽(occipical lobe)으로 나누고, 뇌량과 변연엽의 주요 기능까지 구분하여 설명한다. 그리고 대뇌에서 분할 된 뇌(좌반구, 우반구)와 대뇌 외에 소뇌와 뇌간, 간뇌, 뇌 특수부위, 신경전달물질 및 뇌 기능의 이론에 속하는 뇌의 가소성을 고찰한다.

<table>
<tr><th colspan="7">뇌</th></tr>
<tr><th colspan="7">구조</th></tr>
<tr><td>대뇌</td><td>전두엽</td><td>두정엽</td><td>측두엽</td><td>후두엽</td><td>뇌량</td><td>변연엽</td></tr>
<tr><td>소뇌</td><td colspan="6">소뇌</td></tr>
<tr><td>뇌간</td><td colspan="2">중뇌</td><td colspan="2">뇌교</td><td colspan="2">연수</td></tr>
<tr><td>간뇌</td><td colspan="3">시상</td><td colspan="3">시상하부</td></tr>
<tr><th colspan="7">특수부위</th></tr>
<tr><td colspan="3">감각 피질</td><td colspan="4">운동 피질</td></tr>
<tr><td colspan="3">브로카 영역</td><td colspan="4">베르니케 영역</td></tr>
<tr><th colspan="7">신경전달물질</th></tr>
<tr><td>아미노산</td><td colspan="3">글루타민산, 글라이신</td><td colspan="3">GABA</td></tr>
<tr><td>모노 아민</td><td>노르에피네프린</td><td>히스타민</td><td>아세틸콜린</td><td>도파민</td><td colspan="2">세로토닌</td></tr>
<tr><th colspan="7">신경조절화학물질</th></tr>
<tr><td colspan="3">엔도르핀</td><td colspan="4">옥시토신</td></tr>
<tr><th colspan="7">이론</th></tr>
<tr><td colspan="7">뇌의 가소성</td></tr>
</table>

(1) 대뇌

사람에게 대뇌는 감각과 운동의 중추일 뿐만 아니라 언어와 기억 및 판단 등 고등 정신활동의 중추이다. 영역으로는 바깥쪽으로 뉴런의 신경세포체가 모여 회색을 띠고 있어 회백질이라고 불리는 부분과, 안쪽 층으로 신경섬유가 모여 있고 흰색을 띠고 있어 백질이라고 불리는 부분으로 나누고 있으며, 기능적으로는 고기능을 담당하는 대뇌피질(Cerebral cortex)과 좌뇌와 우뇌의 신호전달과 상호작용에 중요한 역할을 하는 뇌량이 있다.

회백질은 대뇌피질, 기저핵, 변연계를 포함하고 있으며, 대뇌피질은 '인간의 뇌'라고 불리는 곳으로 위치에 따라 전두엽, 두정엽, 측두엽, 후두엽의 4개 엽으로 나뉘며, 여기에서 여러 가지 지적 기능과 어떤 일을 수행하기 위한 전략을 짜고 해석과 평가, 판단을 내리는 기능을 한다. 기저핵은 운동기능의 조절과 관련이 있고, 변연계는 대뇌에서 가장 원시적인 기능을 하는 곳으로써 모든 감각정보를 대뇌피질로 전달하는 역할을 하며, 이곳에는 편도체, 해마 등을 포함한다.

① **전두엽**(frontal lobe): 대뇌 중에서 이마 부분의 위치를 말하며 그 역할은 생각, 계획, 판단 그리고 동기부여와 주의집중을 담당한다. 즉, 창의적 문제해결과 의사결정을 하고 목적지향적 행동과 감정 및 본능을 제어·조절하여 인간성과 도덕성을 조절하는 곳으로 가장 복잡한 기능을 수행하고 있다. 따라서 '부모의 목소리', '권위의 목소리'라고도 불리는 이곳을 뇌과학자들은 '자신과 자신이 아닌 것'을 구분하는 것이라고 표현하며, 전두엽이야말로 인간의'자아' 형성에 가장 기초가 됨을 강조한다.

② **두정엽**(parietal lobe): 뇌의 위쪽 뒤(신생아의 소천문 주변 위치)에 위치하며, 듣고 본 정보들을 종합해서 그에 알맞게 몸을 움직이도록 한다. 즉, 정보를 각 신체 부위별로 나누어 조절하며, 운동기능과 고감각 처리 그리고 입체 공간적 인식 및 수학적·과학적 기능을 한다. 따라서 '그네 타는 곡예사'라고도 불리는 두정엽은 앞부분에는 동작피질, 뒷부분에는 체감각피질이 있어서 우리가 언제, 어떻게 움직여야 할 것인가에 대해 신체에 있는 근육에 정보를 보내는 역할을 한다.

③ **측두엽**(temporal lobe): 양쪽 귀 주변과 위쪽에 위치하며 주로 듣기, 뚜렷한 기억, 인지, 언어의 기능과 관련이 있다. 언어의 기능으로는 베르니케 영역(언어이해)과 브로카 영역(청각정보에 반응해서 말하는 언어 운동 중추)이 측두엽과 인접한 전두엽에 각각 위치한다. 그러므로 베르

니케영역이 손상되면 말의 의미를 이해하지 못하고, 브로카 영역이 손상되면 말의 의미는 이해하나 실제 말로 표현하지 못하게 된다. 따라서 측두엽은 삶의 경험에서 가장 많이 요청되거나 필요로 하는 '쇼(shows)'를 기록하는 뇌의 디지털 기록장치 혹은 티보(TiVo, 디지털 비디오 녹화기)라고도 불린다.

④ **후두엽**(occipital lobe): 뇌의 중간 뒤쪽에 위치(뒤통수)하는 후두엽은 시각 정보를 분석하고 통합하는 역할을 한다. 이 부분은 여러 개의 작은 부위들로 나뉘어 있으며, 외부 세계에서 뇌로 들어오는 시각 정보의 수용 및 처리기능을 담당하는 등 본 것을 기록하는 역할을 하므로 '뇌의 비디오카메라'라고 불린다.

예를 들면 먼저 시각영역은 실제 사물을 지각한 후에, 사전에 어떤 시각정보가 저장되어 있는지를 판단하기 위해 다른 두뇌체계와 소통한다. 그 과정에서 시각자극이 이전에 저장된 정보와 상호관계에서 분리되지 않고 잘 어울리게 되면 그런 자극은 비로소 의미를 갖게 되는 것이다. 그래서 우리의 아이들은 수업시간에 '칠교놀이를 하자'라는 교사의 지시를 받게 되면 여러 그림 중에서도 도형에 우선적으로 주의를 기울이게 된다. 이런 이유에서 교사들은 수업 전에 '학습목표'를 먼저 확인하고 수업을 시작하는 것이 중요하다.

⑤ **연결된 뇌**: 뇌량(뇌들보, corpus callosum)은 뇌에서 가장 크며, 신경다발로 이루어진 영역이다. 이곳은 어찌 보면 세포들을 연결하는 전선줄이 모인 것 같지만 조직을 통해 좌반구와 우반구를 연결할 뿐 아니라 감각과 운동을 통합하며, 우리의 재능과 정체성, 마음을 만드는 데 중요한 기능을 한다.

예를 들면 불의의 사고로 뇌량을 잘라낸 어느 환자의 경우 왼손으로 만지는 물건의 이름을 말하지 못한다. 이것은 우뇌가 관장하는 왼손의 정보가 좌뇌의 언어중추로 전달되지 못하기 때문이다. 그리고 왼쪽 눈앞에 어떤 물건의 이름을 순간적으로 보여주고 해당하는 물건을 고르라고 하면 단어를 읽고 왼손으로 물건을 선택할 수는 있지만 막상 보여준 단어를 보지 못했다고 말한다. 이것은 무의식적으로는 어떤 것인지 알지만 그 정보가 좌뇌와 우뇌의 통합이 필요한 의식으로 전달되지 못하는 것이다. 이처럼 뇌량은 무의식과 의식에 걸쳐, 우뇌와 좌뇌가 각각 만들어내는 마음을 하나로 만들어주는 역할을 하기 때문이다.

뇌량이 중요한 이유!

① 세부와 전체의 정보를 함께 종합하는 능력에서 뇌량은 중요한 역할을 한다. 즉, 주변 상황과 과정을 머릿속에서 체계적이고 본질적으로 그려내는 능력이다.

② 좌뇌와 우뇌가 담당하는 기능을 통합한다. 즉, 언어뇌로 순차, 논리, 수리를 담당하는 좌뇌와 감성뇌로 시각, 청각을 처리하는 우뇌는 실제로 어떤 기능이든 좌·우뇌가 완전히 따로 분담한다고 할 수 없기 때문이다.

③ 다양한 인지기능과 창의력이나 영감, 눈치 같은 능력도 양쪽 뇌의 정보전달과 통합에 달려 있다. 즉, 언어능력에 있어서 좌뇌는 주로 문법과 단어를 담당하고, 우뇌는 강세나 상황적 문맥을 파악하는 역할을 담당하기 때문이다.

④ 수학적 능력은 흔히 좌뇌의 기능이라고 생각하기 쉽지만 실제 수학을 잘하는 학생들의 뇌를 관찰해보면 양쪽 뇌를 함께 사용한다는 것을 알 수 있다. 즉, 수학은 문제해결의 과정을 통해 사물의 본질을 꿰뚫어 보는 직관력과 추론, 체계를 유연하게 생각하는 창조성까지 기르는 학문이기 때문이다.

⑤ 전문 음악가들의 뇌량은 일반인들에 비해 1/3이 가량이 더 크다. 이것은 즉, 음악은 박자나 높낮이가 대단히 수학적이어서 감성을 기르는 동시에 좌뇌 또한 발달시키고 따라서 이러한 과정들이 뇌량의 발달을 자극하기 때문이다.

예 미국 뉴욕과학아카데미의 연구에 따르면 초등학교 2학년 학생들이 일주일에 한 번씩 피아노를 배우고 1년 후 수학시험을 봤을 때 아이들의 절반이 피아노를 전혀 배우지 않은 5학년과 같은 성적을 냈다. 이에 따라 학자들은 특히 7세 전후의 음악교육은 뇌량을 발달에 중요한 영향을 미친다고 주장한다.

⑥ **분할된 뇌**(좌반구, 우반구): 뇌의 좌반구와 우반구는 신피질이라 불리는 얇게 주름진 피부(1/4인치 두께)로 덮여있다.

좌반구는 순서대로 학습하고, 일을 부분적으로 나누어서 한다. 언어적인 활동에서 큰 역할을 담당하며, 일상생활에 대한 '해설자'로서의 기능을 한다.

우반구는 순서 없이 닥치는 대로 학습하고, 일을 전체적(종합적)으로 한다. 도식적, 공간적, 색상적인 활동에서 큰 역할을 담당하며, '회피' 기능을 한다.

우리가 사용하는 뇌의 반구는 변한다. 유아들의 경우에는 언어를 처음 배울 때는 우반구에서 처리하다가 3~4세가 되면 언어를 처리하는 곳이 우반구에서 좌반구로 바뀐다. 이때 여자아이들이 남자아이들보다 더 일찍 좌반구를 발달시키기 때문에 언어와 읽기 기능에 차이가 나타나기도 한다.

5세 정도가 되면 남자아이들이 여자아이들보다 우반구의 발달이 더 우수하다가 8~9세가 되면 남녀의 우반구 발달이 비슷해진다.

그래서 사람들마다 좌뇌 혹은 우뇌에 대한 상대적 선호도가 다를 수 있다고 할 수는 있지만, 좌뇌 혹은 우뇌만을 절대적으로 사용한다고는 말할 수 없는 것이다.

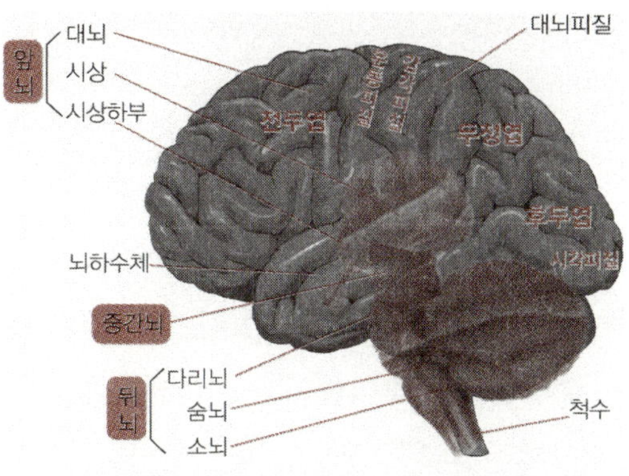

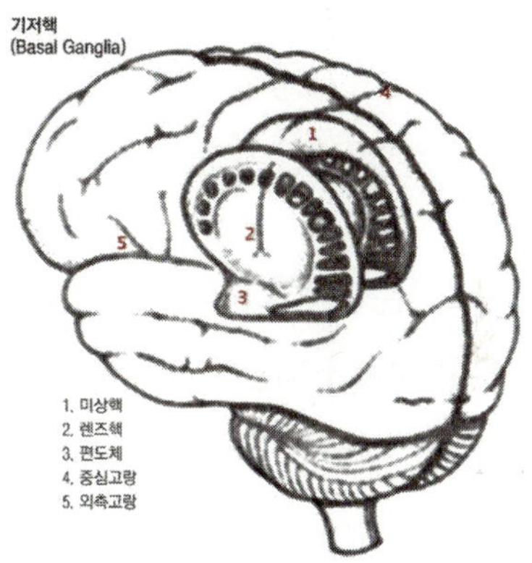

⑦ **변연엽**(Limbic lobe): 본능적 충동 모든 감각정보를 대뇌피질로 전달하는 역할을 한다. 즉, 공간기억을 형성하고 심박수, 혈압을 조절하는 자율신경기능과 인지적 과정, 주의 집중과정에 관여할 뿐 아니라 새로운 기억의 형성에 관여한다.

대뇌변연계를 형성하는 뇌영역

- **기저핵(basil ganglia)**: 기저핵은 운동기능을 원활하게 하는 임무를 맡고 있는 중요한 영역이다. 이 기능은 반복훈련을 통하여 학습되어야 기억되며, 반복하면 자동적으로 습득되어서 무의식적이고, 정확하고, 자동적으로 동작한다. 따라서 기저핵이 충분하고 정확한 정보를 얻지 못하면 행동과 표현이 어색해진다.
- **편도(amygdala)**: 뇌를 위한 연기 탐지기(smoke detector)와 같은 역할을 담당한다. 편도는 생존지향적이며, 의심, 두려움, 불편함을 비롯한 강렬한 정서를 처리한다. 그러므로 불확실성과 위험을 느낄 때 매우 빠르게 활성화될 수도 있고, 때로는 전등 스위치와 같이 매우 빠르게 진행된다.
- **해마(hippocampus)**: 여러 가지 방법으로 너무 많은 정보가 장기기억 저장고로 흘러들어가는 것을 막는 방파제 역할을 한다. 보통 새로운 학습이 작업기억(working memory)을 거치면 장기 저장고로 가기 전에 해마에 잠시 저장한다.
- **변연계(limbic system)**: 대뇌피질 아래에 있는 층이며, 느낌, 감정, 기억, 학습 등의 기능을 한다. 더 세밀하게는 원시적 감정의 중추로 불안, 공포, 분노, 좋고, 싫음, 미움, 질투 등의 원초적인 감정을 느끼고, 이에 따른 행동을 하도록 명령도 한다.

(2) 소뇌(cerebellum)

소뇌는 대뇌의 후두엽 아래쪽에 위치하며, 뇌 전체 용적의 10% 정도를 차지한다. 소뇌는 눈과 귀, 과정과 근육으로부터 현재 몸의 각 부위가 어떤 자세를 취하고 있는지를 알려주는 감각신호를 받아들이며, 이들 부위를 어떻게 움직여야 할지를 알려주는 대뇌피질의 운동신호도 받아들인다. 그리고 받아들인 정보를 종합한 뒤, 인접한 부위인 뇌간을 통해 근육에 운동신호를 내보낸다. 이 과정을 통해 소뇌는 자세, 균형, 조정, 운동기억 및 셈하기 배열하기, 기타 인지활동에 관여하며 단순한 운동학습 반응을 기억하는 기능까지도 가진다.

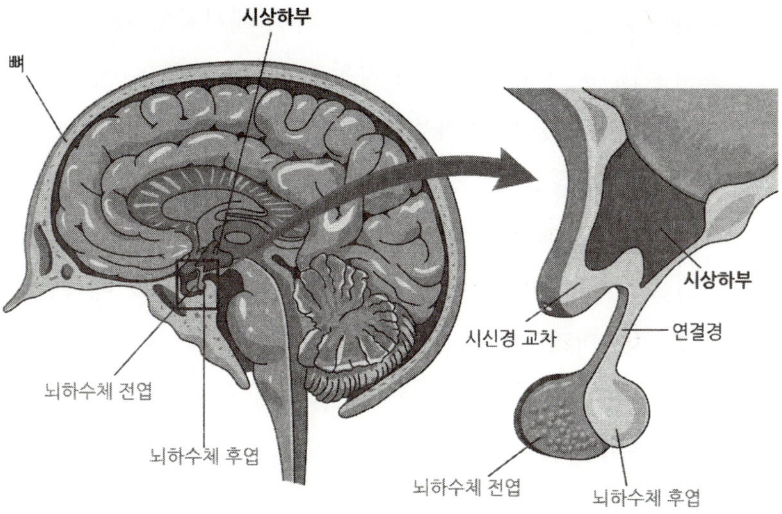

(3) 뇌간(腦幹, Brain stem)

뇌간에는 수많은 회백질이나 백질이 뒤섞인 복잡한 내부구조를 가지고 있으며, 대뇌반구나 소뇌・척수를 이어주는 줄기 역할로 각 부분과 밀접하게 관련이 있으므로 뇌 전체의 기능에서 뇌간이 차지하는 비중은 매우 크다고 할 수 있다. 왜냐하면 뇌에서 나온 말초신경, 즉 뇌신경이 첫째 쌍의 후신경을 제외하고는 모두 뇌간 범위에서 나와 있기 때문이다. 특히 뇌간은 가장 깊숙이 있는 층으로 본능과 생명유지에 필요한 기본적인 자율적 기능과 반응을 하는 것으로 호흡, 심장박동, 체온조절 등을 담당한다.

① 간뇌(Diencephalon)

대뇌와 소뇌 사이에서 내장과 혈관의 활동을 조절하며 대뇌피질의 감각령(시각, 청각, 피부감각 등의 중추)과 연락하기 때문에 감각의 최종적 중계소라고 한다. 또한 간뇌를 시상과 시상하부로 나누어 설명한다.

㉠ 시상(thalamus): 대부분의 감각 정보를 분류하는 정거장이라 할 수 있다. 즉, 운동대뇌피질과 그 밖의 뇌영역들 사이의 연계 중추로 말초자극을 대내피질로 전달한다.

후각정보를 제외한 모든 새로운 감각 정보는 먼저 시상에 모였다가 뇌의 다른 영역으로 간다.

㉡ **시상하부**(hypothalamus): 전기적·화학적 메시지에 의해 신체기능(뇌하수체기능)을 조절하는 뇌의 자동조절장치라 할 수 있다. 즉, 자율신경계 최고 중추부 자율신경, 체온, 수분, 뇌하수체호르몬분비, 감정표현 조절을 한다. 다시 말해 시상하부는 안전성을 유지하기 위해 미리 정해진 방식으로 측정된 변화에 반응하는 조직으로 환경신호로부터 학습하며 동시에 다음에 생길 일을 예측한다.

㉢ **뇌하수체**: 머리의 한가운데이며, 코의 뒤쪽에 위치한다. 기능으로는 시상하부의 지배를 받아서 우리 몸에 중요한 여러 가지 호르몬들을 분비한다.

② **중뇌**(Midbrain or Mesencephalon): 좌우 대뇌반구 사이에 끼어 있는 뇌간(Brain Stem)의 일부로 위쪽은 간뇌(Diencephalon), 아래쪽은 뇌교(Pons)에 이어진다.

③ **뇌교**(Pons): 중뇌(Midbrain)의 바로 밑에 위치하고 있는 교뇌는 신경정보를 전달해 주거나 소뇌(Cerebellum)로부터 정보를 받아들이는 중간 교통로로서 진화된 것이다.

④ **연수**(Medulla Oblongata): 척추동물의 뇌의 최하부, 곧 척수의 바로 윗부분이다. 척수보다 팽대한 원통 모양을 하고 있으므로 뇌구라고도 하며, 생명에 직접 관계되는 폐·심장·혈관 등의 운동을 지배한다.

2) 뇌의 특수부위

(1) 감각피질

피부와 신체의 여타 부위로부터 감각정보를 받아 분류, 분석하여 감각연합영역으로 보내어져 과거의 경험과 비교분석하는 등 여러 감각정보가 종합되고 인간의 성격과 판단 등이 더해져서 운동영역으로 보내지며 결국에는 행동으로 옮겨지게 된다.

(2) 운동피질

대뇌피질에서 수의운동통제에 관여하는 뉴런들이 존재하며 이곳의 특정 부위를 전기로 자극하면 신체 반대쪽 특정 부위에서 움직임이 일어난다. 그렇지만 학습이나 훈련을 통해서 얻은 정보는 이곳에 저장되지 않는다.

(3) 브로카영역

좌반구 전두엽에 존재하는 뇌의 특정 부위로 말을 하는 기능을 담당한다. 즉, 이 부분이 손상되면 언어가 머릿속에 저장이 되어있어도 그것을 올바른 문장으로 정리해서 말로 구사하지 못하고 단편적인 단어만을 사용하게 된다.

(4) 베르니케영역

뇌의 좌반구에 위치하는 특정 부위로 청각피질과 시각피질로부터 전달된 언어정보의 해석을 담당한다. 즉, 일반적인 소음을 들을 때보다는 단어와 같은 의미를 가진 소리를 들으면 이 영역이 활성화를 나타낸다.

3) 뇌 신경전달물질

뇌 신경전달물질은 인간 뇌의 생화학적 전달자이며, 이는 신경활동을 촉진하거나 방해하는 조절자이다. 신경전달물질은 신경세포의 시냅스 소포체 안에 들어있으며, 신경세포에 자극이 전달되면 신경세포 시냅스 전에 칼슘이온 채널이 열려 칼슘이 신경세포 안으로 유입되어 시냅스 소포체를 신경세포의 세포막으로 이동시킨다. 세포막으로 이동한 소포체가 축삭돌기 말단에서 세포외유출에 의해 신경전달물질을 시냅스로 방출시킨다. 방출된 신경전달물질은 시냅스 후 세포막의 수용체와 결합하여 시냅스 후 세포의 투과성을 변화시킨다. 만약 양이온 채널이 열려서 양이온이 신경세포 안으로 들어가면 신경세포가 탈분극되어 흥분성 신경을 전달하고 음이온 채널이 열리면 신경세포가 과분극되어 신경전달이 억제된다.

(1) 아미노산

① **글루타민산, 글라이신**: 주로 불쾌한 기억과 연관되며, 사고현장에서 느낀 극한의 스트레스가 유발하는 '외상후스트레스장애'도 글루타메이트가 중요한 역할을 하는 것으로 본다. 즉, 어떤 사람은 거미처럼 다리가 많은 동물에 기겁하는가 하면 어떤 사람은 높은 건물의 난간 위를 표정 하나 바뀌지 않고 뛰어다니기도 하는 차이를 나타낸다. 이것은 글루타메이트가 공포증을 유발하는데 일조한다는 증거이다.

② **GABA**(gamma-aminobutyric acid): 주로 억제성 신경전달물질로 뇌에서 스위치를 끄는 반응 억제자로서의 기능으로 GABA가 없다면 발작을 일으키게 된다. 즉, 항불안작용, 항우울작용, 항경련작용, 혈압강하효과를 나타내는 이 기능은 모든 학습이 신경활동과 신경억압의 적당한 조화가 필요하다는 것이다.

(2) 모노아민

① **노르에피네프린**: 추위, 공포, 저혈당 등에 대응하기 위해 부신수질의 크로마핀세포에 있는 티로신으로부터 합성된다. 중성지질과 글리코겐의 분해를 촉진할 뿐 아니라 심박출량과 혈압을 증가시킨다.

② **히스타민**: 염증과 알레르기반응의 매개체이고, 위산 생성의 자극제와 뇌의 여러 부분에서 신경전달물질로서의 작용을 한다.

③ **아세틸콜린**(acetylcholine): 아세틸콜린은 혈관확장제로서 작용하여 심장박동 및 수축을 감소시켜서 심혈관계를 포함한 수많은 신체기관에 영향을 미칠 뿐 아니라 위의 연동운동과 소화기의 수축폭을 증가시켜서 위장관계에도 영향을 미친다. 또한 방광의 용량을 감소시키고 수의와 방뇨압을 증가시키는 등의 비뇨계에도 영향을 미친다. 특히 신경근육의 결합을 해제하고, 수면 중에 보다 활성화되며, 기억을 형성하는 기능을 하며, 특히 장기기억 형성에 관여한다.

④ **도파민**(dopamine): 도파민은 뇌의 일부구조에서 발견되는 뉴런에서 생

성되고, 중추신경계 내에서 억제작용을 하며, 단백질을 합성하고, 흑질(substantia nigra) · 중뇌 · 시상하부에 있는 분화된 신경세포가 분비하는 신경전달물질이다. 또한 아드레날린, 노르에피네프린의 전구체로써 의욕, 행복, 기억, 인지, 운동조절 등 뇌의 다양한 기능과 연관되며, 움직임과 작업기억을 도와주는 기능을 하기 때문에 부족해지면 움직임이 둔해지고 불안정해지는 파킨슨병(Parkinson's disease)에 노출된다. 반면에 분비가 많아지면 의욕과 흥미를 느끼기 쉬워지며 어떤 일을 달성했을 때의 성취감 역시 도파민의 작용인 것이다.

⑤ **세로토닌**(serotonin): 세로토닌은 우울한 감정과 관련이 있다. 기분, 체온조절, 고통 인식, 수면 등에 영향을 주며, 신경성 식욕부진, 이상식이와 탄수화물 갈구증 같은 인간의 섭식질환과 관련이 있다. 또한 혈소판에서 혈청 속으로 방출되어 혈관을 수축시킴으로써 지혈작용을 돕는다. 즉, 세로토닌은 학습, 주의, 수면, 각성 및 기억에 영향을 주며, 행동적 · 인지적 유연성을 증가시키는 기능을 하는 반면 부족하면 우울증이나 불안증을 유발시킨다.

※ 만약 세로토닌 분비가 적당하지 않고 너무 많으면 두렵고 자신감이 없으며, 강박-충동적이 되고, 너무 적으면 공격성과 우울증을 가져온다.

4) 신경조절 화학물질

(1) 엔도르핀(Endorphin)

뇌와 뇌하수체에서 생성되는 아편유사제들을 일컫는 것으로 뇌에서 고통을 완화하는 작용을 한다.

(2) 옥시토신(Oxytocin)

뇌하수체 후엽에서 분비되며, 그 기능은 출산과 수유 그리고 사랑과 행복에 관여한다. 즉, 출산 시 진통을 자극하여 분만을 유도하고 출산 후 젖의 분비를 도우며, 부모 자녀 간 그리고 이성 간의 스킨십을 유도하며 그로 인해 행복해지게 하는 역할을 한다.

5) 뇌의 가소성

뇌의 가소성이란 환경의 변화에 따라서 그 구조와 기능이 달라지는 신경계의 능력을 말한다. 즉, 뇌가 스스로 회복하고 구조조정을 할 수 있는 능력으로 뉴런이 해부학적으로뿐만 아니라 기능적으로 재생하고 새로운 시냅스 연결을 형성할 수 있도록 하는 것이다.

즉, 우리가 새로운 학습에 직면했을 때, 뇌는 신경 경로를 설정한다. 여기서 새로운 학습이 유기체와 행동을 통합시켜서 두뇌를 변화시키는 것으로 이때 신경 경로는 신경세포로 만들어진 길이며 학습과 훈련을 통하여 뇌에서 만들어진 물질이다. 이 과정에서 뉴런은 신경경로 안의 한 지점인 시냅스에서 서로 만나 의사소통을 하며, 새로운 지식을 반복·훈련을 통해서 받아들일 때마다 시냅스의 소통은 관련된 신경세포들 사이에서 강화되어 뉴런들 사이의 인지적 의사소통이 더욱 빨라진다. 뇌의 가소성은 두뇌의 가장 유연한 능력이라 할 수 있다.

또 다른 예는 어린 시절에는 새로운 언어나 운동기능의 습득이 왕성하지만, 성인기나 노년기가 되면 그 잠재성은 다소 감소하지만 여전히 새로운 언어나 운동기능을 어느 정도의 수준까지 습득할 수 있다.

두뇌 가소성은 뉴런이 해부학적으로뿐만 아니라 기능적으로 재생하고 새로운 시냅스 연결을 형성할 수 있도록 한다. **두뇌 가소성은 뇌가 스스로 회복하고 구조조정을 할 수 있는 능력이다**. 신경계의 이러한 적응 잠재력은 **장애 또는 상해 후에 뇌를 회복시키고** 다발성 경화증, 파킨슨병, 인지기능 저하, 알츠하이머, 난독증, ADHD, 성인 불면증, 유아 불면증 등과 같은 병리학으로 인한 구조 변화의 영향을 감소시킨다.

(1) 시냅스 가소성

새로운 학습이나 경험에 맞닥뜨렸을 때, 두뇌는 신경 경로를 설정한다. 신경 경로 또는 연결고리 간의 신경세포로 만든 길이며 이것은 학습과 훈련을 통하여 두뇌에서 만들어진 물질이다. 뉴런은 신경 경로 안의 한 지점인 시냅스에서 만나 상호 간의 의사소통을 한다. 새로운 지식(반복 훈련을 통해)을 받아들일 때마다, 시냅스의 소통 혹은 전송은 연관된 신경세포들 사이에서 강화한다. 뉴런 간의 의사소통은 전기적 신호가 새로운 경로를 따라 더욱 효율적으로 전달될 수 있다는 것을 의미한다. 예를 들어 새로운 종류의 새를 파악하려 할 때, 뉴런들 사이에 특정 연결이 생겨난다. 시각 담당 피질 내의 뉴런은 새의 색깔을 저장할 것이며, 청각을 담당하는 피질 내의 뉴런은 그 새가 어떻게 불리는지에 대해 주의를 집중할 것이다. 새를 완벽히 파악하기 위해 이름과 색깔 등의 특징에 대해 주의를 기울이게 된다. 신경회로로 다시 돌아가서 각각 다른 특징들을 저장하고 있는 뉴런들 사이의 의사소통을 통해 새로운 신호가 전달될 때 시냅스적 신호 송출의 효율성이 강화된다. 관련된 뉴런들 사이의 인지적 의사소통은 더욱 빨라진다. 시냅스 가소성은 두뇌의 가장 유연한 능력일 것이다.

(2) 신경 발생

시냅스 가소성은 기존의 신경세포 사이의 시냅스 공간에서 상호 간의 소통을 통해 달성되는 반면, 신경 발생은 뇌에서 새로운 신경세포의 탄생과 확산을 의미한다. 오랜 시간 동안 대부분의 과학자는 새로운 신경세포가 만들어진다는 것은 어불성설이라고 간주해왔다. 과학자들은 또한 뉴런은 죽으면 새로운 것으로 대체될 수 없다고 믿었다. 하지만 1944년 이후, 해마 치상회에 자리잡은 특별한 종류의 줄기세포가 대뇌의 전두엽 피질에서 2개로 나뉜다는 과학적 발견이 이루어졌는데, 줄기세포와 축삭돌기로 가득 찬 뉴런을 가진 세포이다. 이 뉴런들은 두뇌가 필요로 하는 영역으로 이동할 것이며, 두뇌는 부족한 영역의 뉴런들을 보충하게 될 것이다. 동물과 인간의 연구에서 밝혀진 것은 갑작스러운 뉴런의 죽음(예를 들면, 뇌졸중 직후)은 신경 발생을 촉발한다는 것이다.

(3) 기능적 보상 가소성

노화에 따른 신경생물학적 저하는 연구에 잘 드러나 있으며 왜 노인들의 기능이 젊은 사람들보다 떨어지는가에 대한 인지력 테스트 결과를 설명한다. 놀랍게도, 모든 노인이 낮은 능력을 보이지는 않았다. 일부는 젊은 사람들과 비슷한 성취도를 보였다. 예기치 못한 결과에 과학적인 조사를 하였는데, 새로운 정보를 처리할 때 높은 성취도를 보인 노인들은 젊은 사람들과 똑같은 두뇌의 영역을 사용할 뿐만 아니라 일반적 노인들이나 젊은 사람들이 활성화하지 못한 두뇌의 영역 또한 사용하는 것으로 밝혀졌다. 연구자들은 성취도가 높은 노인들이 추가적인 인지 요소를 사용해 보상전략을 세운 것으로 일반적인 결론을 도출하였다. 노화와 관련한 여러 가지 결핍 증상과 시냅스 가소성 결핍의 출현으로, 두뇌는 신경인지 체계를 다시 정비하여 다중 요소 가소성을 만들어냈다. 연구는 두뇌가 두 반구의 영역을 활성화하여(젊은 사람의 경우) 대안적 신경 경로를 설정하였고, 문제를 해결할 방법에 이 기능을 사용한 것으로 결론지었다.

(4) 기능과 행동: 학습, 경험 그리고 환경

우리는 두뇌의 가소성이 생물학적, 화학적, 육체적 특징들을 변화시킬 수 있는 특성이 있음을 발견해냈다. 하지만 두뇌가 변하면서, 기능과 행동들은 병렬적인 과정에서 수정된다. 최근 우리는 방대한 환경과 경험적 요인이 유전적 혹은 시냅스 레벨의 두뇌 변화를 가져온다는 사실을 알고 있다. 새로운 학습은 가소성의 핵심 개념이며 두뇌는 새로운 환경을 적절히 이용하여 새롭게 학습한다는 것이다. 새로운 학습은 어떠한 형태로 언제 어디서나 일어날 수 있다. 예를 들면 아이들은 많은 양의 새로운 지식을 학습하며 두뇌는 어린 시기에 새로운 지식을 받아들이기 위해 특별히 집중적으로 기능하게 된다. 새로운 학습은 신경 손상을 입었을 때 더욱 필요해지는데 예를 들어 병변이나 뇌졸중을 겪은 후, 손상된 부위를 지원하기 위한 기능이 활성화되며 새로운 학습이 필요하게 된다. 새로운 학습은 개인의 요구와 지식에 대한 갈증에 의해 발생한다. 새로운 학습의 기회에 대한 상황의 다양성은 무언가를 학습할 때마다 두뇌가 활성화되어 새로운 질문을 던지게 된다. 연구는 이것이 사례가 아님을 시사한다. 두뇌가 새로운 지식을 습득하고, 이에 학습된 행동이 적절하게 기능한 경우에 가소성에 대한 가능성을 실현한 것으로 보인다. 두뇌를 학습하기에 적합한 모양으로 변화시키기 위해서는, 행동의 변화가 필요하다. 다시 말해서, 새로 학습된 행동과의 연관성이 필요하다. 예를 들어 새로운 학습이 유기체와 행동을 통합시켜 두뇌를 변화시킨다는 것이다. 학습의 경험이 더 큰 보상을 가져다준다는 것이 더욱 중요하다. 또 다른 예로 상호작용 활동 형태의 새로운 학습이 두뇌의 가소성에 효과적이고 전두엽 피질(PFC) 활동을 증가시킨다는 사실을 발견했다. 또한, 이러한 인센티브의 맥락에서, 아이들에게 학습할 때 보상을 해주어야 한다는 사실을 지적한다.

(5) 가소성을 이끌어내는 조건들 이해하기

어떠한 자극에 노출되었을 때 우리의 두뇌가 가장 크게 변화할까? 가소성의 패턴은 나이와 활동에 따라 다른 양상으로 나타나며 아직은 확실한 규칙이 발견되지는 않았다. 그런데도, 건강한 노인들 혹은 정신적인 장애가 있는 노인들에게 적용되었을 때 지적이고 정신적인 활동이 두뇌 가소성을 촉발한다는 것을 알고 있다. 더욱 중요한 사실은, 유기체의 탄생 전에도 긍정적이며 부정적인 변화들에 대해서 우리의 두뇌가 반응한다는 것이다. 동물의 연구는 임신한 상태인 어미가 자극적인 환경에 노출되었을 때, 새끼의 특정 두뇌 영역에서 시냅스의 숫자가 증가하는 것을 발견했다. 반대로 어미가 가벼운 스트레스를 받았을 때, 새끼에게서 뉴런의 전두엽 피질(PFC) 숫자가 감소하는 것을 드러냈다. 또한, PFC는 두뇌의 다른 영역에 비해 주위의 환경에 더 큰 영향을 받는 것으로 보인다. 자연적인 생성과 양육에 의한 생성에 관한 논쟁에서, 양육이 신경세포의 변화에 더욱 중요한 역할을 한다는 사실이다. 어떻게 두뇌 가소성 진화하며 시간에 따른 환경 자극의 효과는 무엇일까? 이것은 치료법에 관한 매우 중요한 질문이며 동물의 유전적 연구가 중요한 까닭이다. 다른 사람들이 변화의 추세를 전혀 겪지 않더라도, 어떠한 유전자가 아주 작은 자극이나 장기적 자극에 어떠한 영향을 받는지를 조사하는 것이다. 가소성이라는 단어 사용의 주요 흐름은 긍정적인 함축을 내포하고 있고, 가소성은 두뇌 변화의 모든 방법을 의미하며, 이러한 변화들은 손상된 기능이나 행동과 함께 발생한다. 인지 훈련 두뇌의 가소성을 유도하는데 가장 이상적이다. 새로운 신경 회로를 구축하는 데 필요한 훈련을 제공하며, 또한 뉴런 회로들 사이의 시냅스 연결을 강화한다. 그러나 우리가 관찰한 대로, 명백한 행동을 통한 이익이 존재하지 않는다면 교육은 효과적이지 않게 될 것이다. 그러므로, 관련 있는 목표를 지향하는 맞춤 교육의 중요성은 대단히 부각될 것이다.

05
CHAPTER

뇌과학기반의 생애주기별 정신건강-1

학습목표

뇌는 눈에 보이는 신체의 변화에 못지않게 뇌발달 또한 놀라울 정도의 변화와 특성을 보인다. 그러므로 이를 생애주기별 변화에 따른 정신건강의 문제와 연관지어서 탐색하는 것은 정신건강의 유지와 증진을 위해 매우 중요하다.

본 장에서는 태아기, 영아기, 유아기의 발달과 뇌발달 특성 그리고 이 시기의 정신건강에 대해서 이해한다.

생애주기란 시간의 흐름에 따라 변화하는 개인의 성장·성숙 과정이다. 영·유아기부터 노년기에 이르기까지 각각의 시기에는 중요한 발달특성과 과업이 있다. 그것에는 눈에 보이는 신체의 변화에 못지않게 뇌발달 또한 놀라울 정도의 변화와 특성을 보인다. 이러한 생애주기에 따라 개인과 가족, 그리고 사회의 요구와 기대·역할이 달라지므로 주기별 변화에 따른 정신건강의 문제를 살펴보는 것은 정신건강의 유지와 증진을 위해 매우 중요하다. 이에 따라 본 장에서는 주기별 발달특성, 뇌발달 특성, 정신건강을 연계하여 살펴보기로 한다.

01 태아기의 발달 및 뇌발달 특성과 정신건강

1) 태아기의 발달

정자, 난자가 만나 수정체가 되고 자궁 속에서 4주 말이 되면 태아의 머리 부분이 생기고 심장이 뛰기 시작하는데, 이때 마음이 결정된다고 표현하기도 한다. 5주경부터 앞부분이 부풀어 오르면서 뇌가 만들어져 중뇌・소뇌・연수의 세 가지 구조로 발달하고(발달심리학, 강경미, 2016), 뇌신경세포는 폭발적으로 불어나기 시작한다.

임신 6주경에는 호르몬이 분비되면서 남성호르몬에 노출되면 남자아이로, 남성호르몬에 노출되지 않으면 여자아이로 태어난다. 뇌과학적으로는 남성의 뇌, 여성의 뇌는 태아를 둘러싸고 있는 호르몬에 의해 성별이 결정되는 것으로 밝혀지고 있다. 보통 XY염색체를 가지고 있는 남자 태아의 경우, 남성호르몬인 테스토스테론을 만드는 특수한 세포들이 발달하여 남성의 뇌를 갖게 되는데, 간혹 XX염색체를 가지고 있는 여자 태아가 테스토스테론을 지녔다면, 외모는 여자여도 남성의 뇌를 가지게 된다고 보는 것이다.

임신 8주가 되면, 계속되는 세포분열을 통해 매 분마다 엄청난 신경세포들이 만들어지기 시작한다. 이 시기부터 신경세포들은 특정 기능을 담당하기 위해 이동과 분화를 시작한다. 우선 특정한 장소를 향해 뻗어가기 시작하고, 이웃 신경세포를 향해 적극적으로 확장한다. 신경세포들은 두뇌의 각 기능별 위치로 이동하며 피질에 도착할 때까지 계속 뻗어간다. 이러한 신경세포의 이동 자체가 신경세포의 정체성을 결정하고, 우리의 두뇌구조가 조직되는 데 영향을 끼치는 것이다. 예를 들어, 시각신경세포는 만들어질 때부터 시각신경세포로 태어난 것이 아니라, 시각 정보가 도달하는 뇌부위로 이동했기 때문에 시각신경세포로 기능하는 것이다. 우리의 간에 있는 세포와 손바닥에 있는 세포가 같은 영향을 만들어진 같은 세포인데, 다르게 발화되어 기능하는 것처럼, 우리의 뇌세포도 마치 특정 위치에 도착하면, 특정 기능이 발화하도록 프로그래밍 되어 있는 것처럼 참으로 신비로운 뇌이다.

2) 태아기의 뇌발달

태아가 60일이 되면, 신경세포의 축삭과 가지돌기가 성장하기 시작한다. 70일에서 100일이 되면, 뇌량이 형성되기 시작하고, 시냅스가 형성되기 시작한다. 임신 3개월이 되면, 드디어 피질의 주요 영역들이 형성되어 이때부터 출생 때까지 계속 팽창하고 주름진 패턴을 발달시킨다. 그리하여 100일 정도 되면 신경계가 기능적으로 분화되면서 하위 뇌인 연수에서부터 가장 상위 뇌인 대뇌까지의 구조가 다 만들어진다. 이후부터 뇌세포들이 급속하게 증식되다가 8개월이 지나면서 최고치에 이른다. 그리고 이 시기에 갑작스러운 뇌세포 소멸이 일어나고 이후 태어날 때쯤엔 약 1000억 개의 뇌세포를 가지게 된다.

태아기의 뇌신경세포는 성인의 성숙한 뇌와 달리 서로 연결되어 있지 않고 자유로이 움직일 수 있는 상태에 있다. 그렇기 때문에 외부 자극에 따라 반응을 일으키게 되고 이 반응은 또 뇌신경세포들 끼리를 연결시킨다. 이 연결을 시냅스작용이라고 한다.

특히 임신 6~7개월이 되면 신경세포의 이동과 분화는 완성이 되고, 본격적으로 뇌의 발달이 시작된다. 머리가 좋은 아이는 특히, 이 시기의 뇌발달이 활발하게 이루어진 아이인 것이다. 이 시기는 시냅스와 가지돌기의 폭발적인 형성 시기이다. 태아기 영양은 신경세포의 올바른 이동으로 정상적인 두뇌기능을 발달시키는 데 중요할 뿐만 아니라, 미엘린(Myelin)이라는 지방물질로 축삭돌기를 감싸 정보전달 속도를 조절해 주게 된다. 또한 적절한 자극 즉, 태교는 축삭의 가지돌기가 확장하는 데 영향을 미치게 된다.

1000억 개의 뇌신경세포는 태아가 직간접적으로 받는 자극에 대한 반응으로 경험하고, 자극이 되는 대로 반응하며 느끼게 되고, 이런 느낌들의 집합은 또 감성이 된다. 태아기 때의 이런 외부 자극에 반응은 그때마다 시냅스를 통해 그 흔적들을 남긴다.

무엇보다 중요한 것은 똑같은 외부자극을 반복적으로 받을 때는 그 반복반응이 쌓여서 어떤 임계량이 되면 그 반복자극의 의미를 알게 되는

'앎'이 시작된다는 것이다. 이런 과정을 겪는 뇌의 발달을 단계적으로 나누어 살펴본다.

뇌는 위치와 진화 순서에 따라서 각각 생명의 뇌, 감정의 뇌, 이성의 뇌로 나눌 수 있다.

가장 먼저 발달되는 뇌는 호흡과 심장박동을 조절하는 '생명의 뇌'이다. 뇌의 가장 깊숙한 곳에 위치하며 '뇌간'이라고 불린다. 뇌간은 5억 년 전 파충류에서 처음 발생한 뇌이기 때문에 '파충류의 뇌'라고도 한다. '파충류의 뇌'는 아무런 느낌 없이 심장이 뛰는 대로 움직이므로 '생명의 뇌'인 것이다. 이 부분은 세 가지의 구성과 기능이 있다. 하나는, 시각신경과 속귀신경이 통과하는 곳이기도 하며 대뇌로 향하는 정보 중에서 불필요한 것을 걸러내는 그 물체가 있는 '중간뇌'이고, 둘은 중간뇌와 연수 그리고 좌우로 나뉘어 있는 소뇌를 다리처럼 이어주는 '교뇌'이며 셋은 자율신경계를 조절하는 중심기관으로 호흡, 혈액순환 등 생명유지에 직접적인 활동을 조절하는 '연수'이다.

임신 6주가 되면 태아의 심장이 뛴다. 태아의 호흡은 태반을 통해서 엄마와 함께하지만 태아의 심장박동은 태아의 머리가 생기면서 뛰기 시작하는데, 이때 마음이 결정된다고 표현하기도 한다.

두 번째 뇌발달은 기억, 감정, 호르몬을 조절하는 중앙부인 '감정의 뇌'이다. 뇌간과 대뇌 사이에 위치하며 '변연계'라고 불린다. 변연계는 포유동물에서 가장 잘 발달하여 있기 때문에 '포유류의 뇌'라고도 부른다. '포유류의 뇌'는 음식섭취, 체온, 수면, 성, 스트레스, 감정표현, 공포를 느끼기 때문에 '감정의 뇌'라고 한다.

이 부분은 단기기억을 담당하는 '해마'와 공포, 분노, 슬픔, 혐오 등의 감정을 담당하는 편도핵이 있어서 학습과 기억의 기능을 발휘한다. 또한 호르몬 조절부인 시상하부와 뇌하수체가 포함되어 있다.

세 번째 뇌발달은 뇌에서 가장 크고 잘 발달된 부위로 다른 동물과 달리 생각하고 말하고 문자를 사용하고 감정과 본능의 뇌를 제어하는 '이성의 뇌'이다. 이 부위는 다른 동물과는 달리 인간만이 갖고 있는 뇌이기 때문에 '인간의 뇌'라고 부르며 이성, 지성, 갈등, 행복 등 고등감정을 조절하는 기능을 가지고 있다. 이 부분은 특히 '생명의 뇌'와 '감정의 뇌'가 만족스러울 때 더욱더 활발하게 기능을 발휘한다.

즉, 태아는 경우 '생명의 뇌'에서 엄마의 심장박동에 따라 태아의 심장이 빨리 뛰거나 느리게 뛰거나 하고, '감정의 뇌'에서는 외부의 소리나 엄마가 섭취하는 음식물의 맛, 그리고 엄마가 호흡하는 산소량의 자극에 민감하게 반응한다.

이때 태아의 뇌신경세포들은 서로 연결되어 있지 않아서 자유롭게 움직이다가 외부 소리의 강하고 약하고, 크고 작은 다양한 자극에 따라서 서로 연결되기 시작함으로써 대뇌부분을 본격적으로 발달시킨다.

게다가 태아 8개월 시기는 뇌 신경세포가 인간이 가질 수 있는 최대치가 되는 때이므로 이때부터 오감을 발달시킬 여러 가지 자극들을 체계적·규칙적으로 주게 되면 뇌가 커지면서 신경세포들 간의 연결이 촘촘해질 뿐 아니라 이러한 자극들이 반복됨에 따라 신경세포 간의 연결이 끊어지고 강해진다. 결과적으로 태아에게 주어지는 반복적이고 체계적·규칙적인 자극은 학습이 되고, 습관이 되어 한 인간에게 있어서 평생을 두고 영향을 미치는 것이다.

태아의 뇌발달이 무엇보다 중요한 것은 태내기가 짧은 기간이지만 인간 발달에 있어서 주춧돌에 해당되는 중요한 시기라는 점이다.

표 5-1 시기별 뇌발달 특성

태내 시기	뇌발달 특성
1개월	• 임신 4주 무렵이면 벌써 기본적인 뇌의 구조가 형성된다.
2개월	• 두뇌의 형체가 완성된 단계 • 아직 뇌의 기능은 하지 못하는 단계
3개월	• 두뇌의 모습을 제대로 갖추고 여러 가지 기능을 수행. 신체구조의 구분도 명확해짐 • 기억력이 생기기 시작한다. 그러므로 임산부가 느끼는 여러 자극들이 태아의 뇌에 전달이 되어 흔적을 남기게 된다.
4개월	• 전생애를 통틀어 뇌가 가장 많이 발달하는 시기 • 이때부터 기쁨, 불안, 불쾌감 등의 감정이 생기며, 뇌에 기억시킴

5개월	• 성인과 다름없는 뇌기능을 가지며, 이 시기 태아의 뇌는 약 80% 이상 발달한 상태가 되며, 소리를 들을 수 있으므로 태교를 시작하는 단계라고도 함. • 청각이 서서히 발달하기 시작하므로 임산부는 되도록 유쾌하지 않은 소리는 피하고, 자연의 소리와 같은 평온한 소리를 듣는 것이 좋다.
6개월	• 뇌세포의 급격한 발달이 이루어질 뿐 아니라 태아의 두개골이 거의 다 성장한 상태와 다름없으므로 대뇌피질을 팽창시켜 발달함. • 이 시기에는 무엇보다 중요한 점은 뇌세포와 뇌세포를 연결시켜 주는 신경회로가 생겨서 뇌가 조직화 되므로 태교에 더욱 신경을 써야 하는 점이다. • 외부에서 들려오는 높고 낮은 소리를 들을 수는 있으나 그 소리의 의미는 이해하지 못하므로 되도록이면 큰소리로 싸우는 일 따위는 삼가는 반면, 산모의 정서상태가 즐겁고 평온하도록 유지하는 것이 바람직하다.
7개월	• 7개월에 접어든 태아가 가장 좋아하는 소리는 엄마의 부드러운 목소리와 더불어 엄마 아빠의 사랑을 속삭이는 소리와 태담이다. • 아름다운 음악이나 자연에서 들려오는 다양한 소리를 감상하기도 한다.
8개월	• 8개월에 접어든 태아는 소리의 강약을 구분할 수 있어서 그에 따라서 엄마의 기분까지도 알아챌 정도이다. 그러므로 외부의 소리가 태아에게 가해지는 좋지 않은 스트레스는 태아의 뇌에 부정적인 영향을 미치게 되므로 특별히 조심하여야 한다.
9개월	• 이 시기의 태아는 기분에 따라서 감정을 얼굴로 표현하는 것이 가능해진다. • 배냇짓이라고 하는 이 표정은 바로 감정이 생기는 것을 말한다.
10개월	• 10개월이 되면 태아는 태어날 시기를 본능적으로 느낀다. 머리를 엄마의 골반에 두고 세상에 나올 준비를 하게 된다.

3) 태아기의 정신건강

태아기의 정신건강은 태아를 품고 있는 임산부의 정신건강으로 접근해야 옳을 것이다. 왜냐하면 아기를 태내에 갖는 것은 가장 좋은 때이지만, 가장 힘든 때이기도 하기 때문이다. 몸과 마음에 많은 변화가 일어나고, 환경적 상태가 바뀌므로 드러나지 않았던 또 다른 모습이 나타나기도 한다. 즉, 임신과 출산 후의 기간은 인생에 있어서 다른 어떤 시기보다도 정신과적 문제가 발생될 확률이 높고, 치료방법에 있어서도 제한점이 많을 뿐 아니라 아기를 양육해야 하는 부담감이 적지 않은 등 여러 가지 요인들이 스트레스로 연루되기도 한다. 그리고 이전부터 가지고 있던 문제들이 지속되는 경우도 있고, 임신 때문에 더 심해지거나 새로운 병이 생겨서 더 악화되기도 하고, 임신 자체가 갈등을 유발시키기도 한다. 대표적으로 생각해

볼 수 있는 문제들은 심한 입덧, 불안증, 우울증, 불면증, 정신증, 성격장애, 스트레스로 인한 적응장애 등이다. 특히 산후우울증은 산모 중 10%나 되는 높은 비율로 발생하고 있다. 이와 같은 임산부의 육체적, 정신적 건강상태는 그대로 태아에게 전달되어 튼튼한 정신기둥을 가진 아이가 태어나기도 하고, 약한 아이가 태어나기도 하는 것이다. 그러므로 임신과 산후 동안 정신과적 문제가 발생했을 때 그것이 수일 이상 지속되고 일반적인 방법들로 극복되지 않은 경우에는 전문의에게 상과 진료를 받아보는 것이 안정하다. 치료가 필요하다면 임신 월령별로 태아에게 해가 되지 않은 안전한 치료를 받아야 한다. 면담치료나 인지행동치료, 환경조정, 부부치료, 가족치료 등의 방법을 일반적으로 먼저 시도하게 되며, 약물치료는 가능한한 임신 초기 3개월이 지난 후에 산부인과 의사의 진료와 처방을 따르는 것이 바람직하다.

02 영아기 발달 및 뇌발달 특성과 정신건강

1) 영아기 발달

영아기는 출생 이후부터 만 2세(24개월)까지의 짧은 시기이지만 이 시기의 발달은 여러 측면에서 급속한 변화가 일어난다. 발달의 신체발달측면에서 영아기는 성장급 등이 일어나는 시기로, 인간의 일생 중에서 이 시기에 뇌와 신체의 성장이 가장 빠르게 진행되며, 정서발달측면에서 영아는 주양육자인 어머니와 강하고 지속적인 정서적 유대관계를 맺으면서 애착을 형성한다. 이 과정에서 영아는 타인과의 관계를 발전시키게 되고, 인간관계의 폭을 넓히는 기초를 만들게 된다. 그러므로 부모는 영아의 욕구에 민감하고도 일관성 있게 반응해줌으로써 영아가 세상에 대한 긍정적인 믿음을 가지는 건강한 인격체로 성장하도록 도와야 한다.

부모나 주 양육자와의 원활한 상호작용은 영아로 하여금 자신의 신체와 사물을 스스로 조절할 수 있는 능력을 기르게 할 뿐 아니라 어떤 놀이를 완수하면서 자신에게 성취감을 느끼게 되어 더욱더 능동적으로 주변 환경을 탐색하면서 자신의 능력을 개발하게 된다. 그러므로 부모는 영아가 전인적으로 발달할 수 있도록 각 영아의 발달속도에 따라 그대로를 받아들이고, 기다려주며 다양한 학습경험을 할 수 있도록 제공하는 것이 무엇보다도 중요하다.

2) 영아기의 뇌발달 특성

뇌 과학자들에 따르면 신생아의 뇌의 무게는 성인 뇌의 25%인 350g에 불과하다가 생후 1년 정도가 되면 1,000g에 이를 정도로 영아기의 뇌는 빠르게 성장한다고 한다. 이 시기는 전뇌가 고루 발달하며, 지능의 좋고 나쁨은 뇌 신경세포의 얽히는 정도, 즉 시냅스가 얼마나 정교하게 많이 발달하느냐에 따라 결정된다고 해도 과언이 아니다. 시냅스의 발달은 출생 후부터 만 3세까지의 기간 동안 가장 활발하게 이루어지므로 고도의 정신활동을 담당하는 대뇌피질 영역인 전두엽, 측두엽, 두정엽, 후두엽이 고루 발달한다. 그러므로 영아기에는 폭넓은 경험과 다양한 영역의 정보를 왕성하게 전달받을 수 있도록 하는 것이 두뇌 발달의 토대를 만드는 것이다. 특히 이 시기는 정서유발과 정서기억을 비롯한 다양한 기능을 하는 감정의 뇌인 변연계가 가장 빠르게 발달하므로 영아에게 운동과 감각영역의 뇌발달은 그 어느 때보다도 집중되는 시기이다. 이 시기에는 영아가 다양한 감각을 느낄 수 있는 놀잇감이나 주변 환경을 조성하는 것이 무엇보다 중요하다. 그것은 부모가 아이에게 특정한 기능이나 지식을 가르치기보다는 영아가 스스로 신체를 움직이며 자유롭게 주변을 탐색할 수 있는 환경을 마련해주는 것이다. 그리고 영아기가 인간발달의 그 어느 때보다도 중요한 또 다른 이유가 있다. 영아기는 감각신경세포들이 몸의 모든 감각정보들을 처리하는 신경네트워크를 발달시키기 시작하고, 운동신경세포들은 몸의 모든 운동을 조절하기 위한 신경네트워크를 구성하는 시기일 뿐 아니라, 이 과정이 생후 약 1년 이내에 거의 끝난다는 것이다. 그리고 영아기에 정상적인 네트워크가 만들어지지 않으면 한평생 살아가는 동안 그 기능의 원활함을 기대하기가 어렵다.

이러한 내용은 뇌의 중요한 특성을 설명하는 것으로써 기능별로 발달시기가 정해져 있다는 '결정적 시기'에 대한 것이다. 한 연구에서 갓 태어난 고양이의 눈을 2주 동안 가렸더니 후두엽 영역에 위치하는 시신경이 사라졌다는 결과도 어렵지 않게 접할 정도이다. 눈은 정상이나 뇌의 네트워크가 만들어지지 않았기 때문이다. 따라서 사람의 경우 생후 1년이라는 기간 동안 모든 감각운동기관이 정상적으로 발달되면서 지각·인지능력이 급속히 발달한다. 이때 부모가 베이비 마사지와 같은 피부접촉(skinship)을 자주 해주고, 쉴 새 없이 옹알이에 응대해주고, 꾸준하게 동화책을 읽어주면 언어능력이 탁월하게 발달하게 되는 것이다. 이것은 생후 1년 동안에 발달되는 뇌 신경네트워크가 전체 뇌 신경네트워크의 약 60%가량이 완성되며, 생후 2~3년 동안에는 전체 뇌신경네트워크의 약 80%가 완성된다고 뇌과학자들의 연구결과들이 말하고 있다. 영아기는 다양한 정보의 저장이 이루어지는 시기여서 중요한 시기라고 하지만 이에 앞서 이 시기에 가장 중요한 것은 부모의 따뜻한 사랑이다. 영아기에 안정된 애착이 형성되지 못하였거나, 애정결핍으로 자란 아이들이 청소년기가 되었을 때 범죄에 빠지거나 사회부적응자가 되는 확률이 높으며, 뇌도 또래 평균의 약 10~15% 가량 축소를 보이게 된다(김예림, 2020). 그러므로 따뜻한 사랑과 애정 어린 보살핌, 풍부하고 새로운 환경과 충분한 영양공급은 아이들의 폭발적인 뇌발달과 건강한 정신 즉, 뇌신경망의 형성에 너무나 중요한 요소가 된다.

태아기 뇌발달에서 강조한 것처럼 아이는 엄마 뱃속에서 뇌간과 편도가 정상 발달되어 태어난다. 뇌간은 호흡, 혈압, 심장박동 등을 완벽하게 조절하며, 편도는 정서센터로서 감정을 조절하고, 희로애락과 같은 정서를 느끼게 한다. 즉, 갓 태어난 신생아도 부모의 웃고, 우는 모든 표정, 목소리 톤에 담겨 있는 감정을 알 수 있다. 이런 능력은 갓 태어난 신생아부터 만2세까지는 '정서발달'의 결정적 시기(민감기)이기 때문이다.

우리의 정서센터인 변연계는 태내에서 어느 정도 완성이 되어 태어나고, 생후 8주 정도부터 활발하게 발달한다. 변연계의 감정을 담당하는 편도는 출생 때 이미 완성되어 있으며, 정서기억을 담당하는 해마는 8개월~3세, 11세까지 좀 더 늦게 발달한다. 언어나 인지를 담당하는 대뇌피질은 더 늦게 25세까지 천천히 발달하는 반면, 정서를 담당하는 변연계는 생애 초기에 결정적 시기를 맞는 것이다. 그러므로 이때, 좋은 경험, 자극, 정보가 필요하고, 부모가 긍정적인 정서를 가지고 아기와 상호작용할 때, 아기의 변연계는 밝고 건강한 튼튼한 기초가 세워지게 되는 것이다(김영훈, 2018).

변연계 중에서도 편도체는 양육자로부터 따뜻한 보살핌과 애정을 받게 되면 편도체에서 긍정적인 정서가 발생한다. 그러나 엄마가 보이지 않거나, 엄마 냄새가 나지 않으면, 아기의 편도체는 두려움, 불안, 슬픔과 같은 부정적 정서를 발생한다. 영아기 아기들의 경우 긍정적인 정서를 발생시킬 수 있는 기회가 충분하지 않을 때, 부정적 정서를 경험하게 되고, 이는 변연계뿐만 아니라, 전두엽의 기능도 약화시켜 전두엽의 정서관리, 조절능력이 부족하게 되는 것이다. 뇌세포는 한번 손상되면 회복되거나 재생될 수 없다. 긍정적 정서경험은 아이의 정서지능을 높일 뿐만 아니라, 앞으로 인생을 살아가는데 중요한 열쇠가 된다. 또한, 이 시기에 만들어진 정서적 바탕은 우리의 성격을 형성하는 토대가 된다. 그리고 우리의 성격은 유전과 환경에 의해 만들어지는데 예전에는 유전적인 비중을 더 높이 봤다면, 요즘은 환경적인 영향을 더 높게 보는 추세이다. 그런데 환경적인 영향의 대부분이 바로 생애 초기 3년, 즉 영아기에 형성이 된다는 것이다. 이 시기 정서적 경험은 뇌에서 다양한 신경전달물질을 발생한다. 이러한 자극과 반응 패턴이 생애초기에 어느 정도 자동적 프로그래밍이 된다고 생각하면 된다. 어떤 중립적인 상황에 대하여 어떤 사람은 부정적으로, 어떤 사람은 긍정적으로, 어떤 사람은 중립적으로 해석하는데 이러한 해석의 틀이 바로 영아기에 심상에 각인된 패턴인 것이다. 그러나 우리의 뇌는 25세까지 계속 발달하고 변화한다. 그래서 여러 가지 성격에 대한 이론이나 도구에서도 25세 전후를 기점으로 완성되는 것으로 보고 있다(김영훈, 2013).

신경전달물질과 성격을 조금 더 살펴보자면, 에너지원인 도파민이 부족하면 주의력결핍이 일어나고, 창조선의 아세틸콜린이 부족하면 학습장애아의 기억력감퇴와 무기력이 일어나며, 안정감을 주는 GABA(뇌에서 신경전달물질로 작용하는 아미노산)가 부족하면 충동적이고, 폭력적인 성향을 지니게 된다. 즐거움을 주는 세로토닌이 부족하면 우울성향을 갖게 되고 변덕이 심한 경향을 보이게 된다. 대부분의 정신건강의 문제는 불안에서 비롯된다고 해도 과언이 아니다. 영아기의 정신건강 문제도 불안에서 비롯된다. 특히 전두엽이 발달하지 못한 아기들에게 엄마와의 분리는 분리불안장애, 영아기 우울증, 반응성애착장애 등의 발병을 야기하기도 하므로, 이 시기 가장 중요한 안정적 애착형성과 신뢰감 형성을 기억해야 한다(김영훈, 2013).

3) 영아기의 정신건강

영아기는 출생 이후부터 만 2세까지의 시기이다. 생후 1년이 인생에서 가장 중요한 시기로 신체적인 성장이 급격히 이루어지고, 운동과 감각기능이 빠르게 발달한다. 이 시기에는 기본적인 운동능력을 습득하고, 언어 및 개념형성이 가능해지기 시작하며, 타인과의 정서적 유대관계를 형성할 수 있는 기초가 된다.

이 시기의 정신건강에서 가장 중요한 것은 신뢰를 바탕으로 한 어머니와의 애착관계 형성이다. 애착이란 부모 또는 자신을 돌보는 양육자에게 느끼는 강한 감정적 유대관계로서 수유과정과 편안한 보살핌을 통해 아이와 어머니의 기본적인 신뢰감이 형성된다. 현대사회에서 맞벌이 가족이 증가하면서 어머니와 떨어져 있는 시간이 많아지고 직장생활과 육아스트레스로 인하여 어머니의 양육이 방임되어 애착이 원만하게 형성되지 못하면 정서적인 문제나 신체 발육의 지연이 나타날 수 있으며 경우에 따라서 분리불안이 표출되거나 부모와 접촉을 회피하는 경우도 있다. 또한 생후 1년이 지나면서 사회성이 발달하기 시작하여 자아의식이 발달하며 어머니로부터 독립하고자 하는 시기로 반항적 성격이 나타나며 자기주장이 강해져 자신의 욕구를 충족시키기 위해 사간과 장소를 가리지 않고 떼를 쓰기도 하는데 영아기 초기에는 의사소통이 불가능하여 안아주고 달래주도록 하여야 한다. 그러나 어느 정도 의사소통이 가능할 경우에는 욕구불만을 말로 표현하도록 하여 적당한 적응양식을 기르도록 훈육하여야 한다. 따라서 영아기의 정신건강을 위하여 충분한 애착 형성을 할 수 있도록 지역사회 중심의 부모교육과 엄마와의 애착증진 프로그램과 아동양육 프로그램의 실시가 선행되어야 하며, 영아에 대한 조기 진단과 치료, 부모에 대한 상담 및 심리치료를 실시하도록 하여 영아기에 발생할 수 있는 정신질환을 예방하도록 하여야 한다.

그리고 특별히 놓치지 않아야 할 점은 아이들은 반응하면서 자라며, 칭찬을 받으면 강화되고, 체험을 통한 직접적인 체험을 통해 뇌가 발달한다는 점을 다시 한번 강조한다. TV와 같은 일방향 영상물을 많이 보는 아이들은 사회적 관계성형에 심각한 문제를 일으킬 수 있다. 그뿐만 아니라 짜증을 부리거나 정서적 변화가 심각한 경우도 많이 본다. 언어능력에서도 표현력이나 이해력이 부족해서 발달이 늦어진다. 자폐경향이 있는 유아들이 보이는 가장 큰 공통점은 영상물을 과도하게 시청했다는 사실이다. 어떤 아이는 생후 8개월부터 비디오로 영어학습을 시켜서 결국 후두엽 신경세포망은 과잉 발달하는 반면, 다른 신경세포망을 흐트러지게 만드는 유아비디오 증후군이 발병한 사례도 있다. TV 시청을 1일 1시간 시청하면, ADHD 발병확률이 10%임, 1일 2시간 시청하면 20%가 된다는 연구결과도 있다. 그러므로 영아기 때 스마트폰이나, TV 시청은 뇌가 필요 없는 활동임을 꼭 인지해야 한다.

03 유아기 발달 및 뇌발달 특성과 정신건강

1) 유아기 발달

유아기(만 2~5세)의 대표적인 특성은 표상능력의 발달이다. 이 시기의 표상능력은 피아제의 인지발달 2단계에 해당하는 전조작기 사고의 특성인 상징적 사고를 타나내며 언어, 그림, 가상놀이를 통해서 언어능력이 급속히 발달하면서 표상능력 또한 급격한 발달을 나타낸다. 그러나 전조작기 유아의 사고는 아직 제한적이어서 한 번에 한 가지에만 관심을 가지고 사물의 두드러진 속성에 편중할 뿐 아니라 이 시기의 유아는 자신의 관점에만 집중하므로 자신과 타인의 관점을 잘 구별하지 못한다. 이 또한 유아기의 가장 두드러진 인지적 제한으로 전조작기의 또 하나의 특성인 자기중심적 사고를 나타내는 것이다.

또 하나의 특성은 유아기에 정서조절능력이 급속히 향상되는 것이다. 언어능력이 급속히 발달하면서 타인과의 소통이 늘어나는 등 사회적 상호작용이 활발해지고, 이에 따라 유아는 갈등상황에 자주 직면하게 된다. 이때 무조건 떼를 쓰거나 고집을 부리던 영아기 때와는 달리 정서를 적절히 조절해야 함을 깨달으면서 정서조절능력이 급속히 향상된다.

유아기 후반에 접어들면서 영아기와 두드러진 차이로 나타나는 또 다른 특성은 이 시기에는 성에 대한 호기심이 차츰 증대하여 자신이나 부모, 형제자매, 친구의 성별에 관심을 보이게 된다. 언어능력과 인지능력이 발달함에 따라 유아는 자신과 타인의 정서를 파악하고, 타인의 기대에 부응하는 행동을 하며 자신의 행동에 대해 옳고 그름의 판단을 내리면서 양심이 발달한다. 또한 부모의 사랑과 관심을 독차지하려는 경향이 나타나 형제자매나 동성의 부모가 경쟁의 대상이 되기도 하는 과정에서 부모의 태도나 가치관을 자신의 것으로 받아들이는 동일시가 강하게 형성된다.

2) 유아기의 뇌발달 특성

유아기의 뇌발달 특성은 전두엽의 집중적인 발달과 수초화 형성의 안정기라고 뇌과학자들은 주장하고, 교육심리학자들은 이 시기를 창의성 발달, 정서적 안정성 발달, 사회 도덕적 성향의 발달의 '결정적 시기'로 본다. 이 두 분야의 주장은 다른 것 같지만 하나의 공통분모라 할 수 있는 전두엽의 기능을 강조하는 것이다. 전두엽은 생각하고 분석하고 추리하고 종합하며 창조하는 인간의 종합적인 고등사고기능과 인간성, 도덕성, 종교성 등 최고의 기능을 담당한다. 따라서 이 시기에는 인간다움의 기본요소인 남을 배려하고 양보하는 것, 자기 생각만 주장하지 않고 남의 이야기에 귀를 기울일 수 있는 사회・정서교육, 다양한 상상력을 발휘할 수 있도록 자극해 주는 창의성 교육 등이 다양하게 이루어져야 성장한 후에도 예의 바르고 품성 좋은 성인으로 자랄 수 있다. 이처럼 유아기는 전두엽 기능의 집중적인 발달 시기이므로 이 시기에 지식교육은 오히려 뇌가 한쪽으로만 굳어져 창의력과 표현력이 약해지기 쉬우므로 유아들에게 최대한 많은 경험을 쌓도록 도와주는 것이 중요하다.

참으로 안타까운 현실은 뇌가 제대로 발달하기도 전에 무리하게 주입식으로 조기교육(지식교육)을 시키는 것이다. 제대로 된 교육효과를 기대할 수 없는 것도 문제지만 더 큰 문제는 아이들에게 '공부 스트레스'를 주어서 뇌발달을 저해시킬 뿐 아니라 이런 스트레스가 쌓여서 차후 폭력성을 키운다는 것이다. 다시 한번 강조하지만 유아기는 다양한 체험을 할 수 있도록 도와주고, 풍부한 감정을 갖도록 경험의 기회를 최대한으로 제공해 주어야 한다. 조기교육의 진정한 의미는 선행학습이 아니고, 잠재되어 있는 가능성을 충분히 키워 주기 위한 자극교육이자 체험학습이다. 지식교육을 시키는 것보다는 몸을 많이 움직이면서 다른 사람들과 충분히 교류하고, 마음껏 상상하게 해주는 것이 더 중요하다(김예림, 2020).

유아기의 뇌발달을 시기별로 나누어 살펴본다. 먼저, 만2세를 지나, 3~4세경이 되면 특히, 전두엽의 시냅스 형성이 활발하게 이루어진다. 전두엽은 판단, 기억, 의사결정을 담당하고, 인간성, 도덕성을 좌우하는 대뇌피질 영역이다. 전두엽 중 이마 바로 뒤를 전전두피질이라고 하는데 이곳은 다른 대뇌피질을 이끄는 사령탑이고, 인성의 발생장소라고 한다. 혹시 다른 뇌 부위가 조금 기능이 부족할지라도 전두엽이 발달되어 진두지휘하고 컨트롤한다면, 사람다운 생각과 행동을 하는 데 큰 문제를 보이지 않는다. 그러나 쇠막대기 관통상을 입은 피니어스 게이지를 통해 다른 뇌 부위는 제 기능을 하여도 전두엽이 손상되면 성격이 괴팍하게 변하는 것을 보았다.

3세 이상의 유아기 때는 전두엽의 시냅스가 활발하게 형성되기 시작한다. 이 시기 전두엽이 조금씩 발달하면서 아이들은 언어를 이해하고, 기억력이 증가하고, 상황에 맞는 언어표현을 하게 되고, 사람들의 눈치를 살피기도 하며, 중요한 의사결정을 제대로 하는 능력이 조금씩 발달하는 것이다. 그러므로 태어나서 3세까지 영아기 때는 부모가 안정한 울타리 역할을 하면서 자유롭고 즐거운 탐색을 할 수 있도록 양육을 했다면 3세 이상부터는 조금씩 유아에게 생활습관이나 규칙을 가르치면 전두엽발달에 더욱 좋다.

또한 전두엽은 정서를 조절하는 기능을 한다. 그러므로 부모는 유아 스스로 정서를 조절할 수 있도록 격려하고 도와줘야 한다. '안녕, 마음아', '피골로 마인드 픽쳐북'과 같은 정서동화책을 함께 읽으며 다양한 상황과 감정, 기분, 나의 마음, 너의 마음에 대해 가르치는 결정적 시기이다.

둘째, 4~5세경이 되면 언어발달의 결정적 시기를 맞이한다. 결정적 시기는 최적의 시기를 의미한다. 이 시기에 전두엽의 언어 모방을 통해 언어를 발달시키는 '거울 신경 세포'의 활동이 증가하기 때문이다. 5세 정도가 되면 영어유치원을 다니는 경우가 많은데 한 연구에 따르면 4~7세에 외국어를 배우면 그 발음이 완벽하게 되고, 11~15세에 외국어를 배우면 50%, 17세 이상이 되어 외국어를 배우면 1/3 수준에 이르게 된다는 것이다. 즉, 만 7세 이상이 되면 외국어 습득기능이 현저히 저하되는 것이다. 유아기에 외국어를 습득할 수 있다면, 세계화의 역량을 갖추는 좋은 기회가 된다.

언어를 담당하는 대뇌피질은 좌측측두엽이다. 우측측두엽은 음악과 관련된 소리나 말 속에 포함된 감정의 뉘앙스를 파악하는 기능을 하며, 좌측

측두엽은 자음과 모음, 단어의 의미, 언어라는 기초를 다룬다. 특히, 좌측 측두엽에는 말하기 기능을 하는 브로카 영역과 언어를 이해하는 베르니케 영역이 있다.

4~5세 유아기의 중요한 뇌발달은 수초화가 활발하게 이루어지기 시작한다는 점이다. 수초(Myelin)란, 축삭을 둘러싸고 있는 피막이며 백색 지방으로 되어있다. 이는 DHA로 구성되어 있는데 이것이 바로 오메가3 지방산이다. 수초는 뇌세포를 보호하는 역할을 하는데, 더불어 하나의 뇌세포에서 다른 뇌세포로 정보가 전달될 때, 시냅스 전단까지의 전기신호를 잘 보호하는 역할도 한다. 수초가 드문드문 끊어져 있다면, 전기신호의 누락이 있다고 보면 된다. 수초는 뇌세포 간의 정보전달 속도를 매우 빠르게 만들어 주는 일을 한다. 수초가 적으면, 뇌세포 간 정보전달 속도가 느리고, 반응이 느리게 된다. 4세 이전의 아이들은 반응도 느리고, 배우는 속도도 느리지만, 수초화가 시작되면 빠른 속도로 언어를 배우고, 자신도 모르게 어느새 많은 단어를 말하기도 한다.

또한 유아기 아이들은 근육 운동조절능력이 발달하여 자유자재로 뛰고, 춤도 추고, 두발자전거도 타려고 하고, 수영과 스키도 배울 수 있다. 소근육도 발달하여 조립하는 장난감도 척척 가지고 놀고 종이접기, 가위질, 젓가락질, 색칠도 한다. 전두엽의 동작 피질 발달이 활발히 이루어지면서 리듬동작에 민감해지기 때문에 음악에 맞추어 율동을 하거나 다른 사람의 행동을 흉내 내기를 좋아한다.

셋째, 3세~7세경에 해당하는 유아기(학령전기)의 뇌발달은 유아교육 최적의 시기이다. 즉, 무엇이든지 다 할 수 있는 시기로 인생의 자양분을 얻고, 사회의 첫 경험을 하는 때이다. 특히 3~4세가 되면 시냅스가 폭발적으로 성장하여 언어발달과 정서발달의 중요한 시기가 되며, 5세 이상이면, 오히려 불필요한 시냅스를 제거하여 뇌가 효율적으로 작동하도록 만들어진다.

유아기의 뇌발달의 큰 특징은 두 가지가 있다. 한 가지는 종합적인 사고력과 정서조절을 담당하는 전두엽이 활발하게 발달을 시작하는 시기라는 점이다. 다른 한 가지는 언어 모방을 통해, 언어발달의 결정적 시기라는 점이다. 그리고, 특히 신경을 쓸 부분이 있다면, 이 시기에 동생을 맞이하는 아이의 마음을 각별히 헤아려야 한다는 것이다. 어른이라도 눈길을 받지 못하면 힘든데, 한몸에 관심을 받던 아이가 그 관심을 동생과 나눠 가져야 하는 문제는 어른들의 상상을 초월한 심각한 갈등이 된다. 어쩌면, 생애 처음으로 냉혹한 세상을 당면하는 시기이며, 상처가 생기는 시기이기도 한다. 또한 집 밖을 나가서 친구를 사귀고, 선생님을 만나는 과정에서 눈치도 생겨나기 시작한다. 그 과정에서 어른들의 진심 어린 배려와 가르침으로 유아기 아이들은 긍정적인 정서조절능력을 갖게 되고, 학령기로 이어지는 자신의 세상을 건강하게 살아갈 자양분을 얻게 된다.

특히 유아기 뇌발달은 전두엽의 시냅스가 폭발적으로 형성되는 시기이므로 각별히 관심을 기울여야 한다. 가장 중요한 정서조절능력이 발달하는 시기이므로 유아 스스로 자기조절, 정서조절능력을 키워나갈 수 있도록 부모님의 도움과 지혜가 필요하다. 그밖에 언어모방을 통한 발달, 근육 운동 조절능력의 발달을 염두 해서 적기교육을 신경 쓴다면, 가장 큰 효과가 있는 시기이다. 끝으로 종합 비타민과 미네랄 그리고 수초(미엘린)를 튼튼하게 하기 위한 오메가3 필수지방산을 섭취하도록 한다.

3) 유아기의 정신건강

유아기는 에릭슨의 이론에 의하면 주도성이 획득되어야 하는 시기이다. 이 시기에는 대개 호기심이 넘치고 활동 수준이 높으며 에너지가 넘친다. 유아는 놀이 활동을 통해 보다 자유롭고 공격적으로 움직이며 활동반경을 점점 더 넓혀 간다. 호기심으로 장난감을 조작하고 해체하기도 하는데, 장난감을 부서뜨린다고 생각되어 벌을 받게 되면 부정적인 결과가 나타나기 쉽다. 또한 생활의 중심이 놀이집단으로 옮겨 감에 따라 형제나 또래들의 관계에서 갈등이 일어나기도 한다. 성인이 유아의 행동을 간섭하거나 중단시키려고 하면 공격적인 태도로 저항한다. 독립성의 추구가 약하면 자아가 약한 성격의 소유자가 될 가능성이 많고 너무 강하면 고집이 센 사람이 될 우려가 있다. 따라서 이 시기의 유아를 양육하는 사람들은 유아가 건강한 성격을 형성하도록, 자신감을 가지고 외부 세계를 탐색하고 주도성을 발휘할 수 있도록 수용하고 격려해야 한다.

유아기에는 대부분 유아교육기관에 다니게 된다. 유아교육기관에 입학하게 되면 생소한 환경, 일과, 규칙에 대한 두려움과 긴장을 느끼고 교사와 또래들과의 인간관계를 새롭게 맺어야 한다는 압박감과 불안으로 부적응 증상이 나타날 수 있다. 특히 수줍음을 많이 타는 유아에게는 활동에 참여하는 것이 어렵게 느껴질 수도 있다. 만약 유아교육기관의 경험이 새로운 것이라면 더욱더 그렇다. 이와 같은 초기의 주저함은 일상적인 유아교육기관의 생활에 친숙해지고 교사와의 관계가 잘 성립되면 사라지고는 한다.

이와 같이 또래관계와 교사와의 관계가 유아의 정신건강에 매우 중요하다. 그러므로 유아교사는 유아의 두려움을 완화시키고 유아들이 정서적으로 안정된 생활을 하도록 해 주어야 한다. 정서적 불안정은 유아를 예민하고 불안하게 하여 수면과 음식의 섭취를 방해한다. 수면부족과 음식물 소화가 되지 않거나 식욕이 저하되어 영양분의 섭취가 제대로 이루어지지 않으면 성장발육을 제대로 할 수 없다. 그리고 사회적 기술이 부족하거나 행동상의 문제로 인하여 또래들에게 거부당하는 유아들이 있다. 거부 유아들은 교실에서 참여 빈도가 줄어들어 외로움이나 우울 감정이 높아지고 유아교육기관에 가는 것을 싫어하게 된다. 따라서 유아교사들은 학급에서 거부 유아들의 심리적 적응과 또래관계를 개선하기 위해 긍정적인 사회적 기술을 강화시킬 수 있도록 또래들과 어떻게 상호작용을 시작하는지, 놀이 과정에서 어떻게 협력해야 하는지, 다른 아이들에게 호의적인 감정이나 의사를 어떻게 표현해야 하는지 보여주고 알려주어야 한다.

한편 유아교육기관에서 단체 생활을 하면서 매우 산만하고 부주의하고 충동적인 행동을 하며 자신의 행동을 통제하지 못하는 주의력결핍 과잉활동장애(ADHD)를 가진 유아들이 드러난다. ADHD의 징후는 일반적으로 유아기에 나타나는데, ADHD로 진단되는 것은 대체로 초등학교 시기이다. 이는 공식적인 학교교육이 시작되어 학업적·사회적 요구가 증가하고 행동통제에 대해 엄격한 기준을 적용하게 되기 때문이다(정옥분, 2013). ADHD의 원인에 대해서는 유전적 요인 및 미세한 뇌손상 등의 생물학적 요인과 부모의 성격이나 양육방식 등 심리사회적 요인이 함께 작용하는 것으로 알려져 있다. ADHD의 치료에는 부모의 역할이 매우 중요하기 때문에 양육 방식에 대한 부모교육과 함께, 부모에 대한 지지적인 상담도 필요하다(조흥식, 김혜래, 신은주, 우국희, 오승환, 성정현 외, 2010).

최근에는 유아기 정신건강에 가장 문제가 되는 것이 바로 인터넷 게임이라고 강조되고 있다. 우리나라 3~5세 아동의 약 절반이 인터넷 게임을 하고 있는데 어린 나이에 게임을 하게 되면 중독이 되기 쉽고, 일단 중독이 되면 뇌활동이 위축되고 특히 대뇌접두엽부위의 균형적인 발달에 나쁜 영향을 준다. 암기장애 및 상상력 장애를 호소하며, 또래 아이들보다 어휘력도 70~80수준으로 연구되고 있다. 결과적으로 인터넷게임을 장시간 하는 유아는 학령기에 들어가 학습저하를 보이며, 어린이 뇌파를 실시한 결과 중증치매활자의 뇌파와 흡사했고, 게임중독자의 뇌 단층촬영 사진은 알코올 중독자의 뇌와 유사한 특징을 보였다고 한다.

뇌는 반복적이며, 쾌감을 얻는 보상을 계속 주면, 그것을 습관적으로 반복하게 되어 있다. 그래서 게임, 마약, 알코올 중독에 빠지게 되는 것이다. 특히, 게임은 적절한 보상을 주는 체계가 철저하여, 중독이 될 수밖에 없도록 설계되어 있다고 보면 된다. 그런데 유아기 아이들은 상황판단, 절제 등을 수행하는 전두엽이 아직 충분히 발달하지 않았기 때문에 더욱 쉽게 중독이 되고 마는 것이다(전두엽 발달은 대략 25세까지 계속된다). 그리고, 이제 활동도 자유로우며, 말도 잘하는 유아기 아이들을 다 컸다고 생각하고 자칫 무관심하거나 방치하는 실수를 범하기도 한다. 특히 동생이 태어났을 경우, 아직 4~5세의 아이임에도 다 큰 아이처럼 대하기도 한다. 이러한 부모의 실수가 반응성 애착장애나 불안에서 기인한 공포장애 그리고 ADHD나 반항성도전장애들을 발생시킬 수 있다.

06 CHAPTER

뇌과학기반의 생애주기별 정신건강-2

학습목표

뇌는 눈에 보이는 신체의 변화에 못지않게 뇌발달 또한 놀라울 정도의 변화와 특성을 보인다. 그러므로 이를 생애주기별 변화에 따른 정신건강의 문제와 연관 지어서 탐색하는 것은 정신건강의 유지와 증진을 위해 매우 중요하다. 특히 아동기는 외적인 성장과 더불어서 정서를 내면화시키며, 신체의 급속한 성장과 더불어 심리적 환경의 변화와 함께 현저한 정신적 발달이 이루어지는 시기이며, 이와 더불어 청소년기는 다양한 정신건강 문제가 시작되는 중요한 시기이다. 아무리 자존감이 높고 정신적으로 건강하더라도 예기치 못한 사고나 폭력으로 인해서 언제든지 정신건강의 위기가 발생할 수도 있다.

본 장에서는 아동기, 청소년기 발달과 뇌발달 특성 그리고 이 시기의 정신건강에 대해서 이해한다.

01 아동기 발달 및 뇌발달 특성과 정신건강

1) 아동기 발달

아동기(만 6~12세)는 초등학교에 입학하면서 새로운 사회집단에 속하게 되고, 수많은 학습과 성취가 필요한 과업들을 경험하게 된다. 이렇듯 공식적인 학습이 시작되는 아동기는 사회적 행동이 현저하게 증가하면서 또래와 적극적으로 어울리기 시작하고, 구체적인 사회기술을 습득하게 되는 시기이다. 아동기는 신체적 · 심리적 의존상태에서 차츰 벗어나면서 성장속도는 영 · 유아기에 비해 다소 느려지고 청소년기의 격동에 비해서도 상대적으로 조용한 시기에 해당한다. 그러나 이것은 표면적으로만 조용하게 보일 뿐이지 아동기의 에너지는 정서적으로는 더욱더 분화되어 정서표현이 훨씬 다양해지고, 또래집단에 대한 애착이 형성되어 사회적 관계가 확대된다.

또한, 내부적으로는 조작능력을 획득하고 지적・인지적 발달을 한다. 이 시기에 사고(思考)의 전환도 현저하게 이루어지므로 만 7・8세까지는 아직도 자기중심적 사고의 특성이 남아 있다가 차츰 8・9세로 접어들면서 자기중심적 사고의 경향이 엷어지면서 주위의 세계를 객관적으로 이해하게 된다. 9・10세경부터는 사물들의 공통되는 특징을 뽑아내는 추상작용(抽象作用, abstraction)이 발달하여 12세경이 되면 추상개념이 확립된다. 이들 추상・추리작용을 바탕으로 하여 비판사고나 창조적 사고 등이 현저하게 발달한다.

동시에 언어능력과 운동능력이 증가함에 따라 자신의 욕구도 쉽게 표현하고, 자신의 욕구를 스스로 해결해 나갈 수 있게도 되며, 자신의 능력을 자발적으로 시험해 보려 하며 재미있었던 일들을 반복 시도하려는 경향이 강해지기도 한다. 따라서 운동과 놀이를 통해 신체발달과 상상력, 판단력, 추리력, 사고력을 발달시키며 자신만의 세계관을 만들어간다. 비록 아직은 주관적인이라서 하나의 독립된 인격체로서는 미숙하지만 아동기는 자긍심(自矜心, self-esteem)이 완성되고, 장차 가치관과 기본적인 사회적 기술을 만들어가 중요한 시기이므로 이런 형성과정을 통해서 자신감과 독립심이 발달하며 점차 지능까지도 발달한다.

2) 아동기의 뇌발달 특성

아동기의 뇌발달 특성은 뇌의 회로망이 완성되는 뇌의 전체적인 통합 발달시기이다.

즉, 전전두엽의 발달이 이루어진 것을 발판으로 좌뇌와 우뇌의 기능들이 본격적으로 통합 발달된다. 이를 뇌의 영역측면과 기능측면으로 나누어 설명하자면 첫째, 영역측면은 측두엽과 두정엽이 급격히 성장하면서 완성을 이루게 된다. 측두엽은 기억, 언어와 관련이 있으며 이곳에 있는 브로카영역(언어구사)이나 베르니케 영역(언어이해)은 언어와 직결되어 있다. 따라서 아동기에 다양한 책을 읽게 한 후, 토론하고, 감상문을 쓰고, 일기를 쓰고, 책 속의 주인공에서 편지를 쓰고, 스토리 전개의 부분을 본인의 생각으로 바꾸어도 보는 다양한 활동을 하게 하는 것은 언어발달과 사고력 증진 및 정서함양에 지대한 영향을 미친다.

두정엽은 주로 체감각, 공간지각력, 수학적 사고력, 과학적 사고력, 주의전환 등과 관련이 있다. 특히 아동기에 체감각이 발달한다는 것은 이 시기의 학습이 오감을 통하여 환경을 인지하는 능력이 발달한다는 의미이다. 그러므로 아동기의 교육활동은 가능하면 구체물을 활용한 조작활동을 하도록 해야 하며, 체험(경험)중심교육이 발달에 더욱 효과적이다. 이처럼 측두엽, 두정엽의 발달이 이루어지면서 인간다운 사고능력이 급속히 발달하게 되고 시냅스의 형성과 제거가 서서히 균형을 이루어간다.

둘째, 좌뇌와 우뇌의 교량(橋梁) 역할을 하는 뇌량(뇌들보)의 가운데 부분이 현저하게 발달한다. 즉, 좌뇌와 우뇌의 상호교류가 활발해지면서 뇌량이 발달하는 것이다. 뇌량이 발달한 아이들은 좌뇌의 논리적 사고력과 우뇌의 풍부한 상상력이 연합되면서 고차적 사고로 발달한다. 그러므로 아동기에 공간지각력, 수학적 사고력, 과학적 사고력이 발달한다는 것은 이 시기가 수학·과학 학습을 시작할 수 있는 적기라는 의미로 먼저 수학·과학 관련 도서를 읽게 하여 수학·과학분야의 위인들과 업적, 그리고 수학·과학의 역사, 범주, 원리 등을 깨닫도록 지도하면 흥미는 저절로 자아낼 수 있다.

셋째, 기능측면의 아동기 뇌는 시냅스의 제거가 활발하게 이루어지는 시기이다. '시냅스의 형성과 제거의 균형'은 뇌가 서서히 안정상태에 접어든다는 의미로서 이 시기에는 시냅스의 형성보다는 제거가 더 활발하게 이루어져서 그 균형을 이루게 되는 것이다. 따라서 이 시기부터 각별히 주의해야 할 것은 아이들의 뇌가 손상에 노출되지 않도록 주의해야 하며 안전하고 행복을 느끼도록 하는 것이 무엇보다 중요하다.

뇌의 손상이란 뇌가 스트레스를 받으면 '코르티솔'이라는 화학물질이 분비되는데 이 화학물질이 긴 시간 동안 과잉 분비되면 기억의 중추인 해마를 손상시켜서 기억력이 나빠질 뿐 아니라 뇌가 무기력해진다는 의미이다. 즉, 아동기에 주입식 선행학습과 같은 학습 중압감이나 반복되는 실패에 따른 스트레스가 뇌를 위험에 노출시키고, 무기력하게 만들어서 아이들로 하여금 학습에 대한 흥미를 잃게 만들어서 급기야 학습에 대한 거부 반응을 일으키게 한다. 중요한 것은 흥미를 유발하여 스스로 학습할 수 있는 습관을 길들이는 것이다(김예림, 2020).

3) 아동기의 정신건강

아동기에는 많은 문제들이 나타날 수 있으나, 대부분 원인을 분석하면 쉽게 해결될 수 있는 문제들이 많다. 특히 부모 또는 양육자와의 문제에서 기인된 여러 가지 스트레스 요인, 환경적인 요인에 의한 스트레스 등으로 우울감을 가지고 있다던가, ADHD와 같은 문제로 인한 충동조절의 문제와 연관된 경우가 많고, 그에 따른 적절한 개입을 해준다면, 건강하게 성장하도록 도울 수 있다.

특히, 유념할 것은 유아기의 정신건강을 원만하게 발달·성취한 아동들이라면, 이후 나타나는 여러 가지 정신건강 문제도 주변의 조력으로 잘 극복할 수 있게 된다. 그러므로 아동기 정신건강의 위험요인을 현명하게 파악하여 시기적절하게 개입이 이루어지도록 하는 것이 중요하다. 그래야 이후 청소년기, 성인기로 성장하면서 발생하는 다양한 문제들을 예방 및 감소시킬 수 있게 된다.

아동기 정신건강 문제에 대한 이해가 아무리 강조해도 지나치지 않다는 것이 이런 이유에서이다.

현대사회는 워낙 조기교육이 붐을 이루는 추세라서 3~4세만 되어도 한글을 가르치기도 한다. 개중에는 유아기에 2년이 소요되어도 제대로 익히지 못하던 한글을 7세 무렵에 2~3개월 정도로 깨우치는 아이를 보게 된다.

이것이 바로 시기별 뇌발달 특성을 고려한 '적기교육'이라는 것으로 우리의 뇌가 어떤 순서로 어떻게 발달하는지 알게 되면, 아이들의 교육도 한결 수월해진다는 것을 보여주는 것이다.

학습이 뇌발달 적기에 이루어지게 되면, 아이들은 스스로 배우게 된다. 반면에 적기가 아닌 학습을 그것도 과도하게 밀어붙이게 되면, 아이들의 스트레스는 점점 쌓일 뿐만 아니라, 그 시기에 당연히 누려야 하는 것들은 박탈되고, 좌절감마저 경험하게 되어 결과적으로 반항심이 쌓이기도 한다.

아동기는 언어학습과 수・과학 학습의 최적기이다. 이것은 측두엽과 두정엽이 급격히 발달하여 완성이 되는 시기와 맞물린다. 이때 측두엽이 담당하는 언어학습(한글 익히기, 책 읽기, 글자 쓰기, 외국어 학습)에 집중하고, 두정엽이 담당하는 수학・과학학습(퍼즐게임, 도형 맞추기) 등 입체적이고 논리적인 사고를 연마하도록 한다. 특히 측두엽은 글을 읽고, 그것을 기억해서 새로운 정보를 통합하는 기능을 하므로 아동기 때에 많은 책을 읽고, 새로운 경험을 많이 하는 것이 그 무엇보다도 중요하다. 그리고 이 시기에 학교 선생님으로부터 받은 사랑과 관심이 영원히 기억되는 때이다. 하다못해 이 시기에 바른 교훈이 있는 드라마나 영화를 감명 깊게 보더라도 그 기억은 영원하게 되어 아이들이 세상을 살아가는 동안의 삶과 가치관에 영향을 미치게 된다. 그러므로 어른들의 한마디, 한 번의 눈길과 손길이 한 아이의 미래를 좌우할 수도 있다는 것은 곧 아이의 정신건강을 좌우한다는 말과도 같은 것이다.

(1) 아동기의 정신건강 문제

① ADHD

ADHD는 인지적 결함과 충동성 및 감각 추구 행동이 특징인데, 단순한 품행장애로 보이기도 한다. 적절한 도움이 이루어지지 않으면, 학습 곤란으로 이어지며 청소년기에 비행 또는 반사회적 행동으로 발달될 가능성이 높다.

주된 증상으로는 주의산만, 과잉행동, 충동조절이 힘들다는 것이다.

특히 남자아이들의 경우 더욱 그러한데 이런 아이들에게는 공통적으로 넘치는 에너지를 소모할 수 있는 운동이 필요하다. ADHD는 또래관계, 학습능력, 가정생활 등에서 지속적인 문제를 일으키는 경우 진단할 수 있으며, 초등학교 1학년이 되어야 판단이 가능하다. 왜냐하면 학교생활과 같은 집단생활에서 많은 문제를 일으키기 때문이다. 이때 지속적인 치료와 개입이 이루어지지 않는 경우, 성장과정에서 다양한 공존질환(우울, 비행, 인터넷중독)의 위험성을 야기시킬 수도 있다.

② 아동기 우울증

아동기 우울증은 우울증이 아닌 것처럼 가면을 쓰고 나타나서, '가면우울증'이라고 하는데, 성인의 우울증과 다르게 아동 특유의 산만함과 조증 증상이 뒤섞여 나타나며, 슬픔, 무관심, 활동 감소 혹은 과잉, 식욕감퇴, 신체적 고통 호소, 잦은 울음, 공격적인 행동, 심지어 자살 등의 형태로 나타나기도 하며, 폭발적인 분노를 표출하는 것이 특징이다. 그러나 아동기에 나타나는 우울증은 진단이 확실하지 않다. 왜냐하면 아동에게서 일상적으로 관찰할 수 있는 정상적인 심리적 반응인 슬픈 감정과 큰 차이가 없을 뿐 아니라 보기에 약간 이상할 정도이기 때문이다. 아동기에 나타나는 정상적인 우울한 기분은 욕구불만에 기인한 것으로 경제사정이 어려운 가정이나 부모가 항상 야단만 치는 가정에서 주로 나타나는 낙망과 슬픔이며, 지속기간도 짧고 정도가 가벼운 편이다.

반면에 아동기의 우울증은 억울한 기분이 지속되는 시간이 길뿐 아니라 슬픔이 계속되어 울기도 하며, 동기가 없고, 억압되어 있으면서 자살생각을 하는 증상으로 나타난다. 이러한 증상의 촉발요인은 또래로부터의 따돌림과 같은 부정적 외부경험에 따른 바람직하지 못한 귀인양식이나 비합리적 신념 등의 인지적 왜곡에 의해 나타나기도 하고, 우울증에 걸린 엄마와의 상호작용으로 우울한 기분이 전염되어 나타나기도 하고, 유전적인 소인이 원인이 되어 촉발되기도 한다. 그런데 아동기 우울증은 특히 유전적 요인이 강하게 작용하는 것으로 보고 있다. 그런데 더 큰 문제는 전혀 우울하게 보이지 않는 행동으로 우울이 표출되는 '가면 우울증(masked depression)'이다. '가면 우울증'을 가진 아동들의 증상은 공격적, 파괴충동적, 그리고 절도나 가출 형태로 나타나기 때문에 심리검사나 상담을 통해서 우울증이 확인되기도 하는 것이다.

아동기의 우울증은 비교적 흔할 뿐만 아니라, 재발하는 확률도 높은 편이기도 하지만 조그만 관심만으로도 쉽게 회복되기도 한다. 따라서 우울증이 의심되는 아동은 각별한 사랑과 관심이 필요하다는 신호로 받아들여서 부모와의 소통에 문제는 없는지, 친구들과의 인간관계가 원만한지, 욕구불만에 처해 있는 것은 아닌지 등에 대해 살펴보는 것이 바람직하다고 본다.

③ 틱장애

아동기에서 나타나는 정신건강의 문제 중 빼놓을 수 없는 것 중에 하나가 틱장애이다. 이 장애는 특히 학교공부, 과외공부 등을 강압적 환경이나 부모의 불화에서 오는 만성적 긴장을 가진 아이들에게 많으며 다른 정서장애와 복합적으로 나타나는 수가 있다. 틱이란 특별한 이유 없이 자신도 모르게 신체 일부분의 근육들을 갑자기 빠르고 연속적으로 움직(근육 틱)이거나 이상한 소리(음성 틱)를 내는 것을 말한다. 흔히 눈 깜박임으로 시작해서 안면근육의 실룩거림, 머리를 갑자기 움직이다가 어깨, 팔, 다리 순으로 번지는 경향이 있다. 보통 7~9세에 가장 흔하며 대부분 일시적이지만 이것이 만성화되는 수가 있다. 일시적인 틱은 아이들의 10~20%에서 관찰될 수 있지만 이 중 소수만이 만성 틱장애로 지속되고 남아가 여아보다 3~4배 더 많다. 그런데 이러한 틱 증상이 한곳에 국한되어 있지 않고 여러 근육군을 포함시키며 소리 틱까지 복합적으로 나타나고 1년 이상 지속이 되었을 때는 뚜렛증후군(Tourette's Disorder)라고 한다. 뚜렛증후군의 경우는 대부분 심한 정신과적 문제도 갖는다. 이렇게 다른 정신과적 문제를 갖는 경우가 많으므로 치료에 있어서도 틱이 수반된 정신과적 문제를 함께 다루어야 하며, 틱 자체에 대해서는 행동수정과 놀이요법 그리고 약물에 의한 치료를 사용한다.

④ 또래관계의 문제

아동기의 친구는 부모와는 또 다른 즐거움의 대상이다. 같은 관심을 공유하고, 마음을 나누기보다는 같이 놀 수 있는지가 더 중요한 요소이다. 친구가 달리면 이유 불문하고 나도 같이 달리고, 웃으면 같이 웃는다. 이처럼 또래관계는 아동에게 독립적인 관계의 첫 시작으로 아동이 태어나서 지금까지 주로 함께해 온 가족이라는 양육적이고 의존적인 환경과는 또 다른 환경에 해당된다.

또래관계의 문제는 또래관계가 현저히 적음에도 불구하고 외로움을 이야기하지 않거나, 또래를 의도적으로 회피하거나, 부적절하게 행동하는 경우도 심리적인 문제와 연관되어 있을 수 있다고 본다. 따라서 이것 또한 원인을 파악하지 못하고 문제상황이 지속될 경우 이후 대인관계 및 사회생활에 많은 문제점으로 나타나게 된다.

⑤ 인터넷 중독

인터넷 중독은 인터넷 사용을 지나치게 많이 하거나 몰두하여 일상생활 및 대인관계에 문제를 야기하고, 사회·직업적으로 기능 저하를 유발하는 등 심각한 장애가 발생하는 경우를 말한다.

인간의 본능은 자극을 추구하고, 그 자극이 새로운 것이거나 가변적이어서 예측 가능성이 낮을 때는 더욱 집착하는 경향성도 있다. 그리고 인터넷에는 다양한 새로운 자극이 지속적으로 공급된다. 이런 이유로 현대사회에서는 생존과 관계없는 다양한 자극에 노출되어 주목·집착하게 되는 것이 바로 인터넷이다. 물론 이 중 대부분은 필요없는 자극들이지만, 새로운 것이기 때문에 본능적으로 주목하고 집중하게 되는 이유가 중독성을 띠게 하는 것이다.

특히 현대사회 속에서의 우울감, 강박적 성향, 산만함과 집중력 저하, 충동성, 낮은 자존감, 사회적 불안감 등 다양한 종류의 정신과적 문제들이 인터넷 중독과 관계된다. 이런 사람들에게 인터넷은 적은 노력으로도 집중, 흥미를 유발할 수 있는 대상이 되어서 일시적으로 우울과 무기력에서 벗어날 수 있게도 해 준다. 그러므로 인터넷 사용에 대한 시간 통제로 건강하게 PC와 스마트폰을 사용할 수 있도록 돕는 일은 매우 중요하다.

02 청소년기 발달 및 뇌발달 특성과 정신건강

1) 청소년기 발달

청소년기는 14~18세(중 · 고등학생 시기)의 청소년기 전기, 19세~25세의 후기청소년기로 나누기도 하며, 우리나라 청소년기본법에서는 9~24세 이하로 명시하고 있다. 일반적으로 청소년기는 아동기와 성인기의 사이를 말하며 대개 중 · 고등학생, 대학생이 해당한다. 이 시기는 아동에서 성인으로 바뀌는 과도기(過渡期)로서 신체적, 정서적, 인지적, 도덕적 변화가 활발하지만 불균형을 이루는 시기여서 '말도 많고 탈도 많은 시기', '질풍노도의 시기'라고들 한다.

청소년기에는 부모와 가정으로부터 정신적 독립을 비롯해서 이 시기 이후에 따라오는 사회적 독립을 기대하므로 자기 자신의 정체성을 찾는 시기이다. 또한 대인관계와 사회에서의 입장, 인간적 역할, 그리고 자신의 인생과 사회에 대한 의무 등에 대한 철학적 사고와 가치관을 확립하여야 하는 때이다.

청소년기는 성인기를 준비하는 학습이 요구되므로 일반적으로 청소년기의 표면적 과제는 '학업'과 관계(친구, 가족)이고, 내면적으로 가장 큰 특징은 '감정 기복'이 심하다는 것이다. 그리고 후기청소년기의 표면적 과제는 '진로'와 '관계(이성, 가족)'이고 내면적으로 가장 큰 특징은 '전두엽의 수초화가 완성'되고 '성격이 완성'된다는 것이다. 이런 점에서 인생의 과제와 내면적 변화의 특징을 차례차례 살펴본다.

첫째, 청소년기의 격렬한 감정 기복

청소년기는 영아기 다음으로 가장 큰 신체적 변화와 성숙을 경험한다. 신장과 체중이 증가하고 체형이 변화하며 제2차 성징이 나타나서 어른이 되어 간다. 이런 신체변화는 청소년의 심리작용에도 영향을 미쳐 감정기복이 심해지기도 하면서 제2의 반항기 및 정서적 혼란을 경험한다. 초기 청소년기에는 감정의 기복이 커지고 대체로 우울 상태가 많지만 발달적 측면에서 정상이라 할 수 있고 유능한 성인이 되기 위해 극복해야 하는 발달 과제라 할 수 있다. 이 시기는 자신을 다른 사람에게 알리고자 하는 욕구가 강하기 때문에 자신의 감정을 표현하는 데 있어서 점차적으로 능숙해질 뿐 아니라 대인관계를 향상시키기 위해서도 자신의 정서에 관한 의사소통의 중요성을 이해하게 된다.

둘째, 전두엽의 수초화 완성과 성격의 완성

대뇌전두엽의 신경세포는 20세 전후에 거의 완성되나 지적 내용은 학습이나 경험에 의해서 계속 발전하게 된다. 따라서 청소년기의 특징으로 기본적인 지적 능력(추리·사고(思考)·판단·기억 등)과 추상적 능력이 발달해서 논리적인 사고 태도가 두드러진다. 이런 점은 논리를 존중하고 구체적인 실천을 경시하는 경향이 나타나기도 하며, 감정에 사로잡혀 주관적 논리의 형태를 취하기도 한다.

또한 상상력도 현저하게 발달하므로 가치의 추구나 이상을 찾고 문학 및 철학과 사상을 애호하며, 인생관과 세계관을 확립하게도 된다. 그러나 주관적 논리나 관념적 가치를 추구하는 나머지 회의(懷疑)나 불안·번민에 빠져서 종교에 귀의하고 싶은 마음이 생기기도 한다. 게다가 지적인 발달이 내면화하여 자아의식(自我意識)이 높아지게 되어 정신적 독립을 찾고 밖으로부터의 간섭이나 구속을 싫어하게 될 뿐 아니라, 자기의 의사를 관철하기 위해 반항적으로 변하기도 한다. 그런가 하면 폐쇄적으로 되어 고독이나 자기도취에 빠지기도 한다.

성격이란 시간과 상황에 걸쳐 안정적으로 지속되며 잘 변하지 않는 개인의 정서·사고 그리고 행동양식을 말한다. 대개는 어린 시절부터 성격이 서서히 발전하기 시작해서 청소년기나 초기 성인기에 굳어진다. 이러한 성격 특성이 대인관계, 직업 장면 및 기타 개인의 중요한 생활 영역에 지대한 영향을 미치게 된다.

2) 청소년기의 뇌발달 특성

청소년기에 이르면 33%의 시냅스가 잘려나가는 가지치기 작업이 대량으로 이루어진다. 이는 자연스러운 발달과정의 일환이며, 가지치기가 이루어지면서 동시에 새로운 경험과 학습을 하는 신경세포 가지돌기는 계속해서 뻗어 나가며 전문성을 강화해 나간다. 그러므로 청소년기의 뇌발달 특성은 그 어느 시기보다도 변화무쌍하다. 이 시기의 뇌발달은 왕성하게 분비되는 성호르몬의 영향으로 '정서센터' 변연계의 '편도체'가 과잉활성화되면서 청소년기 특유의 정서적인 기복이 생기게 된다. 정서센터인 변연계는 크게 편도와 해마로 구성되어 있다. 편도는 태어날 때부터 거의 완성되어 태어나는 반면, 해마는 3세부터 시작해서 11세~12세경에 성숙단계에 이르면서 변연계가 11세~12세경 거의 완성되는 것이다. 이때 다양한 격렬한 감정들이 생겨나고 민감해져서 충동적이고 모험적인 청소년기 특유의 행동특성이 나타나는 반면, '이성센터'인 대뇌의 전두엽은 앞으로 무려 8년은 더 지나야 제대로 작동을 할 만큼 성숙하게 된다. 이러한 변연계와 전두엽의 성숙 속도의 차이가 '이성과 감정의 불균형을 초래하게 되어 청소년 자신도 괴로움을 느끼며 자라는 질풍노도의 시기를 경험하게 되는 것이다. 따라서 청소년 시기에 가장 힘든 사람은 바로 청소년 본인이라는 점을 이해하고, 격려하고 지지해주어야 하는 때이기도 하다.

(1) 시기별 뇌발달 특성

청소년기가 진행되는 동안 뇌는 2번의 급성장기를 맞이하게 된다. 10~12세, 14~16세, 18~20세가 바로 그때이다. 이 시기에 뇌발달은 최고조에 이르게 되고, 도덕적 판단도 성숙되고, 심리적, 사회적 기술 역시 이 무렵 성숙해진다.

① 10~12세

이 시기는 측두엽이 완성되는 시기이다. 좌측 측두엽의 문제는 타인을 공격하거나 자신을 공격하여 자살까지도 생각하게 된다. 청소년 사망 1위가 자살이며 동전의 양면인 우울증, 조울증, 수면장애나 약물남용 등에도 관심을 가진다. 청소년기의 우울장애가 중년기의 우울장애를 능가하고 있기 때문에 세심한 사랑과 배려가 필요하다.

그리고 앞에서 말한 정서의 뇌라고 불리는 변연계가 측두엽에 속하므로 10~12세 무렵에 거의 성숙된다. 이는 충동적이고 모험적인 사춘기 행동의 원인이 된다(Kim, Y. M. 2009: 190).

② 14~16세

이 시기는 후두엽의 발달로 시각기능이 활발하게 진행되며 자신의 주의를 돌아보면서 자신과 타인의 차이점을 발견하게 되면서 외모에 대한 관심이 부쩍 늘어나는 시기이다. 특히, 시각적 자극에 정교하고 민감해지는 만큼, 그 시각적 정보를 해석, 분류, 분석, 종합, 판단하는 전두엽의 기능도 고도화되기 시작한다. 이런 점은 향후, 성인이 되어 이러한 비교분석능력은 종합통찰능력으로 발전하는 첫 단계가 될 것이다. 그리고 만15세까지의 10대들은 자신들이 만10세였을 때보다 감정조절이 훨씬 어렵다고 느낀다. 10대의 부정적인 정서 중의 가장 큰 원인은 학업성적이고 그다음으로는 친구 및 가족들과의 관계에서 오는 어려움이다. 그래서 인생에 대한 자연스럽고도 격렬한 감정들이 친구들이 이해하고 지지해주어야 하는 때인 것이다.

일반적으로 15세 무렵이면 그동안 아무런 의심 없이 철석같이 믿었던 사실들이 다르게 보이기 시작한다. 특히, 부모님을 포함한 어른들의 생각과 행동에 의구심을 품게 된다. 관심과 사랑을 의심하고, 사회현상의 부조리에 대해 정의감을 품게 되는 때이다. 그래서 반항적인 행동이 시작되며, 이런 특성들이 어떤 추상적인 정보를 다른 정보와 연관시킬 수 있는 능력으로 나타난다. 즉, 사랑, 가치, 행복, 연민 등의 다양한 추상적인 정보들을 행동, 물질, 결과, 패턴 등등 감각되는 다른 정보들과 연관시켜 비교하고, 생각하면서 자신만의 관점을 만들어 가게 된다.

③ 18세~20세

이 시기는 미엘린의 수초형성이 완료됨에 따라서 앞쪽 전전두피질의 성숙이 끝을 맺는다. 뇌에서 좌측 전전두피질은 지혜의 창고이고 뇌 전체의 기능과 인간행위의 전체를 총괄하는 사령관에 해당된다(Son, M. N. 2011). 따라서 18세가 되면 서로 결합된 두 가지 추상적 사고를 여러 개의 추상적 개념과 연관 지어서 생각할 수 있게 된다. 즉, 사람의 모든 지혜가 여기서 우러나오며 성격과 도덕센터 역할을 하게 되는 것이다. 전두엽의 시냅스는 우리 생활에서 얻어지는 경험의 자극을 받아 형성된다. 그래서 사람이 태어나서 성장한 경험과 자극에 따라 생각과 표현이 현저히 달라질 수 있다.

그러므로 청소년기 아이들의 뇌에서는 점점 더 깊은 내면적인 의미를 이해할 수 있게 되고, 이를 바탕으로 자신의 세계가 견고해진다.

(2) 뇌 영역별 발달특성

현대의 뇌과학자들은 청소년의 뇌를 '브레이크가 없이 시동이 걸려 있는 자동차'에 비유할 만큼 청소년들의 사고와 정서는 역동적이고 그들의 행동은 예측하기 어렵다.

① 시냅스의 제거

청소년기 뇌발달의 특성은 시냅스의 제거가 활발히 일어난다는 점이다. 시냅스의 제거는 불필요하게 많은 시냅스가 생성되어서 주 기능을 하지 못하고 소실되거나 퇴화하는 현상을 나타내는 말이다. 아동기에는 시냅스의 형성과 제거가 균형을 이루지만 청소년기에 접어들면 시냅스의 형성보다는 제거가 더 활발하게 이루어진다. 이런 현상은 뇌가 점점 편재화되고 전문화되어 간다는 의미이다. 또 다른 의미로는 뇌의 가소성과 회복력이 낮아진다는 것을 의미하므로 이 시기

역시 뇌가 손상을 입지 않도록 각별히 신경을 써야 한다. 뇌손상의 주범이 주로 스트레스지만 청소년기에는 특히 약물과 그 외의 뇌손상에 신경을 써야 하는 시기이므로 항생제 환각제, 고카페인제 등과 같은 약물이나 술, 담배 등에 의한 뇌 손상을 경계해야 한다.

② 전두엽의 발달

청소년기 뇌발달의 두드러진 특성은 전전두엽의 발달이다. 전전두엽(前前頭葉, prefrontal lobe)은 전두엽 중에서도 머리의 이마 앞부분에 해당하며, 단기기억을 저장하는 작업기억과 학습에도 중요한 역할을 하며, 특히 감정과 행동, 기억의 통합에서 특별한 리더십을 발휘하고 있는 두뇌의 CEO이다.

전두엽은 판단력, 집중력, 의사결정력, 사고력, 충동통제력의 기능을 담당하는 곳으로 지금까지 그 발달은 18세~20세까지로 알려졌지만 전두엽의 앞부분인 전전두엽은 20세 이후에도 여전히 발달한다는 뇌과학자들의 주장이 있다. 이 내용은 청소년기가 전두엽의 시냅스 제거가 주를 이루는 시기인 반면 전전두엽에서는 여전히 시냅스가 활발하게 형성된다는 최근의 연구결과들과도 일맥상통한다고 볼 수 있다. 이러한 주장은 뇌의 가소성과 회복력을 설명하는 것으로 생각을 바꾸고 노력을 하면 뇌는 얼마든지 발달 가능성이 있다는 것이다. 예를 들어, 지난 2012년 4월(4월 27일)에 70세 고령이 '워드프로세서 1급' 자격증을 따고, 2013년 10월(10월 29일) 57세의 나이로 40대1이라는 경쟁력을 뚫고 공무원 시험에 합격한 사례는 새로운 시냅스의 형성과 뇌의 가소성을 반증해주는 사례에 해당한다.

인간의 뇌는 뒤에서 앞 방향으로, 아래에서 위 방향으로 발달을 하므로 시각과 본능이 가장 먼저 발달을 하고, 머리 앞쪽에 있는 전두엽이 가장 늦게 발달을 한다. 여기서 유추해볼 수 있는 것은 뇌의 발달과정에서 일찍 발달하는 뇌 영역은 유전적 영향을 많이 받지만 늦게 발달하는 뇌 영역은 환경적 영향을 더 많이 받는다고 볼 수 있다. 따라서 뇌발달의 미완성의 측면에서 보면 청소년기를 어떻게 보내느냐가 향후 뇌발달 및 삶을 펼치는 능력을 좌우한다고도 볼 수 있다. 그러므로 청소년기의 적절한 뇌발달을 위해서는 운동을 통한 해마의 발달과 부모와의 안정적인 애착이 중요하며, 자녀의 자율성을 존중하는 적절한 훈육이 강조된다.

③ 편도의 활성화

청소년기에는 성호르몬의 영향을 받아 편도가 과잉 활성화된다. 편도는 뇌의 변연계(limbic system)에 속하는 구조의 일부로서 동기, 학습, 감정과 관련된 정보를 처리하는 중요한 역할을 하는'원초 정서의 중추'이다. 편도가 과잉활성화 되면 정서 처리가 즉각적(1차적 정서 처리)으로 일어나는 이유는 청소년기가 아직 전전두엽이 발달단계에 있기 때문에 성인들처럼 2차적 정서 처리가 미숙하기 때문이다. 2차적 정서 처리란 자극이 오면 인지적으로 평가하고, 생각을 하고, 그다음으로 반응이 나오는 것을 말한다.

청소년들이 이유 없는 반항을 하고 짜증, 걱정, 불안, 공포, 두려움에 휩싸이는 것은 바로 그들의 정서처리가 1차 처리과정에 있기 때문이다. 그리고 그들의 사고와 행동이 단순하고, 감각적이며, 자유분방한 이유도 여기에 있다. 이런 이유에서 청소년기의 뇌발달 과정을 올바로 이해하지 못하면 성인으로서 청소년들을 제재와 억압의 대상으로 보는 실수를 범하게 된다. 청소년들은 보호의 대상, 공감의 대상, 지지의 대상, 타협의 대상이라는 것을 잊지 말아야 한다.

청소년기 뇌발달의 생화학적 특성

1. 멜라토닌 분비가 늦어짐

'멜라토닌'은 뇌에서 분비되는 생체 호르몬으로 수면유도 신경전달물질이다. 일반적으로 멜라토닌은 밤 9~10시경에 분비되는 것으로 알려져 있다. 그런데 청소년기는 성호르몬의 분비와 편도의 과잉활성화로 멜라토닌 분비가 약 1~2시간 정도 늦어진다는 것이다. 이것이 아침마다 부모와 실랑이를 벌이는 주범인 것이다. 늦게 잠자리에 드는 만큼 아침에 일찍 일어나지 못하는 이유이다.

2. 렘(REM) 수면의 잘림(끊어짐)

수면에는 '비렘(REM) 수면'과 '렘(REM)수면'이 있다. '비 렘수면'은 숙면을 취하는 수면이고, '렘수면'은 꿈을 꾸는 수면이다. '비 렘수면'은 지친 뇌를 회복시켜주고, 몸의 면역체계를 강화해 주는 반면 '렘수면'(꿈꾸는 수면)은 기억을 공고화하는 수면으로 낮에 있었던 일들을 정비한다. 물론 몸은 잠을 자고 있지만 뇌는 일을 하고 있다.

청소년의 경우 잠을 자는 동안 '비 렘수면'과 '렘수면'이 4~5회 정도 반복되는데 이때 '비 렘수면'이 먼저 일어나고, '렘수면'이 뒤에 일어나는 과정을. 보통 90분~100분 주기로 반복한다. 그런데 문제는 청소년의 경우 늦게 잠자리에 들고 일찍 일어나야 하기 때문에 뒤의 '렘수면'이 잘린다는 것이다. '렘수면'이 잘리면 뇌가 정리되지 않은 상태에서 일어나야 하므로 몽롱함을 느끼는 것이다.

그러므로 청소년기에 충분한 수면은 신체적 건강뿐만 아니라 뇌 건강을 위해서도 반드시 필요하다.

3. 도파민

도파민은 카테콜아민(catecholamine)과의 화학물질로서 뇌를 비롯한 우리 몸의 여러 곳에서 중요한 기능을 수행하며 특히 쾌감과 즐거움을 느끼게 하는 신경전달물질이다.

이 물질의 분비가 청소년기에는 증가하므로 청소년기인 학생들의 아이디어가 독창적이고 창의적이라는 말을 듣게 되는 것이다. 반면에 도파민은 강한 자극을 추구하기도 하므로 청소년들의 일부가 폭주족과 같은 위험을 감수하는 행동을 하기도 한다. 특별히 주의해야 할 점도 있다. 도파민이 지속적으로 과잉 분비되면 조현병의 원인이 되기도 하는데, 조현병환자들의 공통적인 특징은 상대방의 정서를 전혀 고려하지 않는 극단적인 자기중심적 사고를 하며, 자신의 행동에 대해 전혀 죄의식을 느끼지 못하는 경우도 있다는 정도는 우리가 상식으로 알아둘 필요가 있다.

이 외에 도파민의 장점들을 알아본다. 도파민은 특히 도전에 성공했을 때 왕성하게 분비된다. 어떤 일을 계획하고 시행착오를 겪으면서 마침내 성공했을 때 도파민이 분비된다.

그런데 흥분과 쾌락을 추구하던 도파민은 무언가에 익숙해지거나 지루함을 느끼는 순간부터 분비가 감소된다. 이런 경우 주로 나타나는 증상들은 의욕과 집중력이 떨어지거나, 머리가 멍한 느낌이 들거나, 사고나 의사결정이 느려지거나, 전처럼 말하기 힘들고, 더 많은 시간과 노력을 들여야 과제를 끝낼 수 있게 되고, 잠을 자도 자도 부족한 것 같고, 어떤 일에 집중이 안 되고 마음이 산란하여 끈기가 없는 것처럼 보이고, 공부를 미루고 싶어 핑계를 만들기도 한다. 한 마디로 청소년기의 과업인 공부를 못하게 하는 방해물과 같은 것이다.

그렇다면 도파민을 높이려면 어떻게 해야 할까?

첫째, 자기 주도적이도록 하자

도파민은 뇌를 기분 좋게 한다. 뇌가 기분이 좋으려면 '누가 시켜서 하는 것'이 아니고 '내 스스로 하는 것'이 절대적으로 중요하다.

둘째, 도전하도록 하자

도파민은 도전을 해야 분비된다. 잘 모르는 분야이지만 실패해도 포기하지 않고 열심히 노력하여 마침내 성취했을 때 도파민은 대량으로 분비된다. 힘들면 힘들수록 그 뒤에 오는 기쁨은 그만큼 더 크고 학습력은 더욱 강화된다. 뇌는 부담과 고통을 견디고 그것이 극복됐을 때 기쁨과 더 큰 의욕을 느낀다.

셋째, 호기심과 흥미를 자극하자

도파민은 탐색시스템을 활성화한다. 청소년들은 이 탐색시스템이 활성화되어야 호기심과 흥미를 갖고 무엇인가 할 의욕과 열정이 발생된다. 그리고 이 탐색시스템은 전두엽과 서로 조화를 이루면서 꿈을 실현시키기 위해 노력한다. 뇌는 대뇌피질인 상위 뇌, 변연계, 중뇌, 소뇌를 포함하는 하위 뇌로 나눌 수 있으며, 하위 뇌에는 선천적인 탐색 시스템이 있다. 중요한 것은 하위 뇌와 대뇌피질의 원활한 상호작용이 공부의욕을 불러일으키는 것인데, 진정한 의욕은 내부에서 생겨나므로 부모역할은 자녀의 내적 동기를 유발하는 것이다.

넷째, 식생활 관리를 하자

도파민의 원료가 되는 것은 아미노산으로 단백질이 풍부한 음식에 들어있으며, 이것에는 페닐알라닌과 티로신이 있다. 페닐알라닌은 필수 아미노산이며 체내에서 티로신으로 바뀐 후 다시 도파민으로 합성되는데 주로 돼지고기, 닭고기, 오리고기, 달걀, 생선, 치즈(요구르트), 갑각류, 조개류, 대두(두부), 호두, 아몬드와 같은 고단백 식품과 죽순, 참깨 등에 들어 있다. 따라서 이런 식품류를 지속적으로 매일 조금씩 먹는 것이 바람직하다.

다섯째, 바람(기대감)을 갖게 하자

'Boys, be ambitious'란 표현을 누군가는 '청소년들이 야망을 가져라'라고 해석하고, 또 누군가는 '청소년들이여 큰 뜻을 가져라'라고 해석한다. 우리말의 의미는 차이가 있지만 뇌발달로 보면 '바람' 또는 '기대감'이 아닐까? 바람(기대감)은 아이들을 이끄는 힘이다.

그래서 바람(기대감)은 달콤한 케익에 적용되기도 한다. 뇌는 처음부터 달콤한 케익을 보면 자동적으로 단 것을 원하게끔 프로그램된 것은 아니지만 뇌가 달콤한 케익에 맛있는 당분과 탄수화물이 들어 있다는 걸 알게 되면, 그때부터 단맛을 간절하게 바라기 시작한다. 그럴 때 달콤한 케익을 먹지 못하면 낙담하게 되는 것이다. 그렇지만 바람(기대감)이 있고, 꿈이 있으면 낙담(슬럼프)을 벗어날 수 있다. 바람은 장기전으로 가는 것이기 때문에 장애물을 만났을 때나 슬럼프에 빠졌을 때 도움이 된다. 중요한 것은 바람을 가지려면 가치관이 있어야 하므로 부모는 아이와 가치관을 나눠야 하는 것이다.

여섯째, 자기효능감을 자극하자.

자기효능감이란 특정한 상황에서 자신이 적절한 행동을 함으로써 문제를 해결할 수 있다고 믿는 신념이다. 처음 하는 일이라도 잘할 수 있다고 생각하는 것이다. 청소년들은 자기효능감에 대한 욕구가 채워지면 '잘 할 수 있어'라는 마음으로 의욕을 갖고 다양한 일에 도전하게 된다. 그만큼 자기 효능감이 쌓일수록 마음속 자신감도 자라게 되는 것이다. 청소년들은 누구나 잘하는 것이 한두 가지 정도는 있다. 따라서 부모는 아이가 잘하는 것부터 시작해서 그것을 칭찬하고 격려를 해야 한다. 이 과정에서 숙련은 매우 중요하며, 집중과 신중 그리고 포기하지 않는 의지와 노력만이 성과를 낼 수 있다. 따라서 부모는 아이에게 꾸준하고 비판적인 피드백을 통해 어떤 일을 반복하고 또 반복할 수 있도록 해야 한다.

3) 청소년기의 정신건강

청소년기는 아동기에서 성인기로 옮겨 가는 과도기이다. 이 시기는 정체감과 역할 혼란을 겪는 인생에서의 아주 특별한 때로서 정체감을 얼마나 잘 습득하고 확립하는가가 중요한 과제이다. 또한 급격한 신체 변화와 성적 성숙을 경험하게 되므로 이성관계에 대한 올바른 가치관과 태도를 갖는 것이 중요하다. 게다가 인지적·정서적으로도 큰 변화가 겪는 시기이므로 이러한 변화에 적절하게 대처하지 못하면 심리적 부적응양상과 문제행동으로 나타날 수 있다. 이것은 청소년기가 정서적인 면으로 유발될 만한 내·외부적 사건이 많은 시기일 뿐 아니라, 더 강하고 동요되는 정서를 느끼게 되면서 다른 어느 발달단계보다 정신건강에 위협적인 시기가 될 수 있는 것이다. 그러므로 청소년기 자녀를 둔 부모들은 자녀에게 나타나는 변화를 잘 이해해야 한다.

즉, 이 시기의 자녀가 부모로부터 독립 욕구를 강하게 느끼며, 자아정체성을 확립하는 시기임을 이해하고, 애정을 가지고 자녀의 독립성과 자율성을 확립할 수 있도록 격려와 지지를 해 주어야 한다. 이러한 부모의 태도는 부모와 자녀 간의 인식의 차이를 줄여서 건강한 부모-자녀관계를 유지하게 되고, 자녀는 청소년기를 건강하게 보낼 수 있게 되는 것이다.

반면에 청소년기 발달과제의 미숙은 정신건강에 여러 가지 문제를 야기할 수 있다. 즉, 불안과 우울, 약물남용, 반항성 장애, 품행장애, 불안장애 등의 정신건강 문제가 야기될 수 있으며, 이러한 현상이 사회성 발달에도 영향을 미쳐서 사회적 고립을 경험하게도 된다. 사회적 고립은 청소년 비행에서부터 음주 문제 등에 이르기까지 더 많은 문제행동과 부적응을 강화시키는 요인이 될 뿐 아니라 또래에 의한 무시와 거부가 청소년으로 하여금 외로움과 적개심을 불러일으키게 하여 더더욱 정신건강을 해치는 악순환을 초래하게 되어 사회적인 문제로 확산될 우려성이 커지게 된다.

이뿐 아니라 급변하는 정보화도 청소년들의 정신건강을 헤치는 데 한몫을 하고 있다. 현대사회는 전 연령대의 컴퓨터, 스마트 미디어 등의 이용률이 증가함에 따라 일상생활에서 인터넷을 빼면 삶이 마비된다고까지 말할 정도이다.

특히, 청소년들은 불안정한 가족생활, 학교생활에서 교우관계문제, 학업 스트레스 등으로부터 탈출하기 위하여 인터넷을 사용한 게임에 빠져든다. 이것이 중독으로 연결되어 가정, 학교, 일상생활에까지 지장을 초래하는 심각한 문제로 제기되고 있다.

최근에는 스마트폰까지 대중화가 가속화되면서 인터넷 중독보다 스마트폰중독에 더 쉽게 빠지게 되는 실정이다. 이는 청소년기가 성인들에 비해 충동억제와 통제력이 약하기 때문이기도 하고, 스마트폰이 컴퓨터에 비해 훨씬 용이한 접근성과 휴대성이 편리한 특성 때문인 것으로 본다. 게다가 청소년기는 뇌 구조적으로 충동을 잘 조절하지 못하기 때문에 스마트폰으로 인한 주변과의 갈등은 더욱 심화(www. news.donga.com) 된다는 점이다.

2011년 한국정보화진흥원이 스마트폰 중독 여부를 진단하기 위해 유아, 아동, 청소년별로 'S-척도'라는 스마트폰 중독 자가진단 척도를 개발하였다(<표 6-1>). 이 척도를 통해 스스로 진단해 볼 수 있으며, 자가진단 결과는 고위험, 잠재적 위험, 일반 사용군으로 분류되고 일반 사용자군이 아니라 잠재적 위험 사용자군 혹은 고위험 사용자군으로 진단되면 일단 중독을 의심해 봐야 한다. 따라서 새로운 질환으로 대두되고 있는 인터넷과 스마트폰의 중독으로부터 청소년들을 보호하기 위한 예방교육이 필요하다.

표 6-1 청소년(만 10~18세) 스마트폰 중독 자가진단

	문 항	전혀 그렇지 않다	그렇지 않다	그렇다	매우 그렇다
1	스마트폰의 지나친 사용으로 학교성적이 떨어졌다.				
2	가족이나 친구들과 함께 있는 것보다 스마트폰을 사용하고 있는 것이 더 즐겁다.				
3	스마트폰을 사용할 수 없게 된다면 견디기 힘들 것이다.				
4	스마트폰 사용시간을 줄이려고 해 보았지만 실패하였다.				
5	스마트폰 사용으로 계획한 일일공부, 숙제, 또는 학원수강 등)을 하기 어렵다.				
6	스마트폰을 사용하지 못하면 온 세상을 잃은 것 같은 생각이 든다.				
7	스마트폰이 없으면 안절부절못하고 초조해진다.				
8	스마트폰 사용시간을 스스로 조절할 수 있다.				
9	수시로 스마트폰을 사용하다가 지적을 받은 적이 있다.				
10	스마트폰이 없어도 불안하지 않다.				
11	스마트폰을 사용할 때 '그만해야지'라고 생각은 하면서도 계속한다.				
12	스마트폰을 너무 자주 또는 오래 한다고 가족이나 친구들로부터 불평을 들은 적이 있다.				
13	스마트폰 사용이 지금 하고 있는 공부에 방해가 되지 않는다.				
14	스마트폰을 사용할 수 없을 때 패닉 상태에 빠진다.				
15	스마트폰 사용에 많은 시간을 보내는 것이 습관화되었다.				

(1) 청소년기의 정신건강문제

청소년기는 정신건강 문제에 있어서 가장 취약한 시기에 해당한다. 특히 현대사회에서는 수많은 스트레스와 위협요인들이 증가하여 정신건강을 헤치고 있다. 본 장에서는 청소년기에 경험할 수 있는 정신질환에 대해서 살펴본다.

① 우울증

청소년기 우울증은 기분이 가라앉고 흥미와 즐거움이 없어지는 것이 특징이지만, 가장 특징적인 증상은 과도한 짜증과 함께 산만함과 반항이 많아진다는 것이다. 그리고 식사를 잘하지 않고 잠도 제대로 못 자거나, 자기 비관적 사고를 주로 하고, 죽음에 대한 언급을 많이 하기도 하고, 간접적으로도 표현하며, 충동적 행동을 보이기도 한다. 이러한 증상이 지속되면, 증상 자체로도 힘든 일이지만, 품행장애, 게임 중독, 학업포기 등의 2차적 문제로 확대될 수 있기에 초기에 개입이 중요하다. 청소년기 우울증은 특히 ADHD, 품행장애, 적대적 반항장애 등의 문제와 감별이 어려울 수 있으므로 주의해야 한다.

② 약물남용

청소년기에는 호기심, 또래집단의 권유, 환경적 노출 등의 다양한 원인으로 인하여 술과 담배를 쉽게 접할 수 있으며, 심지어 마약류와 같은 기타 약물을 접하는 경우도 있다. 이러한 청소년기의 약물남용은 사회적 문제가 되고 있다. 그뿐 아니라 청소년 본인의 육체적, 정신적 건강을 위협이 되고 있다. 즉, 약물의 접촉은 학교생활, 가정생활 및 일상생활의 부정적 분제(성적 하락, 또래관계의 변화, 부모와의 마찰 등)로 나타날 수 있으며, 반복적 사용은 남용과 중독으로 이어질 수 있다. 문제가 되는 약물은 뇌기능을 억제하는 진정제(바르비탈류와 유기나르코틱: 아편, 모르핀, 헤로인, 코데인 등), 뇌기능을 흥분시키는 흥분제(암페타민류, 카페인, 코카인), 억제와 흥분 모두를 초래하는 환각제(마리화나, LSD) 등이 있다(강영희, 2008).

③ 반항성장애

권위 인물에 대해 반복되는 적대적, 거부적 행동이 적어도 6개월 이상 지속이 되고, 이런 행동이 사회적·학업적 성취에 큰 지장을 주며, 같은 또래에 비해 문제행동의 빈도가 높게 나타나면 반항성 장애를 생각해 볼 수 있다. 반항성 장애는 청소년기 동안에 자존감이 낮고 기분의 변동이 심하고 좌절을 견디는 힘이 약한 경우 위험할 수 있고, 술, 담배, 불법약물을 사용하게 될 확률도 높다. 이러한 어려움을 가진 청소년들은 부모, 교사, 친구관계에서 갈등이 빈번하며, 악순환하는 모습을 보인다. 반항성 장애를 유발하는 원인은 다음과 같다.

㉠ **가족관계에서 오는 스트레스**: 부모 자녀 간의 기질 및 성격상의 차이로 문제가 빚어진다. 즉, 기질이 까다로운 자녀는 부모를 좌절하게 만들고, 부모는 자녀를 꾸짖게 되면서 자녀로 하여금 무력감, 분노 등으로 인해 적대적인 행동의 빈도와 강도가 늘어나게 된다.

㉡ **부적응적인 학교 생활**: 가족관계의 부정적인 감정이 학교생활에서도 수동적, 공격적, 반항적인 행동으로 이어지게 되므로 교사와 다른 아이들의 감정을 상하게 하기 일쑤이다. 이러한 아이는 학업실패와 사회적 고립을 경험하게 되고 이는 또 만성적인 비난과 함께 아이로 하여금 낮은 자존감을 갖도록 한다.

이 외에도 반항성장애는 우울증, 강박증 또는 조증의 일부로 나타날 수가 있다는 것을 간과하지 않아야 한다. 이들에 대한 치료법으로는 부모로 하여금 아동을 관찰하고 분명하게 의사소통하는 방법, 협상기술, 긍정적 강화기법 등을 습득하도록 하는 부모훈련 프로그램이 있고, 반항성장애를 가진 아이가 더 효과적인 분노조절을 하도록 도움을 주는 개인정신치료가 있고, 가족의 구조와 문제해결을 위한 전략과 부모가 반항행동을 조장하지 않았는지를 살피고 수정하는 가족치료가 있으며, 아이로 하여금 자기통제, 인내심 기르기, 효율적인 문제해결을 위한 전략사용을 하도록 도움을 주는 인지행동치료, 강화전략과 보상을 이용해서 사회적인 행동을 일반화하여 다른 상황에 적용하도록 돕는 사회기술훈련프로그램이 있다. 그리고 약물치료는 주의력결핍 과잉행동장애나 강박장애, 불안장애등과 같은 다른 질환이 함께 있을 때 적용한다(김춘경, 2016).

④ 품행장애

품행장애는 다른 삶의 기본적인 권리를 침해하고 나이에 맞는 사회규범 및 규칙을 위반하는 지속적이고 반복적인 행동양상을 보이는 경우를 말한다. 대표적인 증상으로는 사람과 동물에 대한 공격적 행동, 재산의 파괴, 거짓말, 도둑질, 가출이나 무단결석과 같은 심각한 규칙 위반을 반복하는 것이다. 품행장애의 개입을 위해서는 그 원인을 먼저 파악한다. 품행장애의 원인에 대해서는 다양한 연구들이 있어왔지만 본 장에서는 일반적으로 생물학적, 심리적, 환경적 요인이 서로 다양하게 상호작용하여 품행장애를 야기한다. 생물학적으로는 테스토스테론이라는 호르몬의 농도가 높은 사람에게서 품행장애의 확률이 더 높고, 공격적인 행동을 보이는 아동에서 뇌척수액 내의 세로토닌이라는 신경전달물질의 대사물의 농도가 낮고, 말초혈액 내에서는 세로토닌의 농도가 높다는 보고가 있다. 심리적인 원인은, 지능이 낮은 경우에도 반사회적 행동을 보일 가능성이 높고, 사회인지 능력이나 갈등을 다루는 능력이 부족한 경우에도 품행 장애의 위험성이 높아진다고 한다. 환경적인 요인은 부모의 거부나 무관심, 신체적 정서적 학대, 일관적이지 않은 양육, 부모의 범죄, 잦은 양육자의 교체 등이 관련성이 있다는 보고이다. 품행장애 아동 청소년에서 대개 학습, 사회성, 감정조절 등의 문제가 다방면으로 나타나기 때문에 다양한 문제에 초점을 맞추어 치료적 접근을 해야 한다. 대표적으로는 정신사회적 치료로 부모훈련 프로그램과 문제해결 기술훈련, 가족치료, 행동치료, 사회기술훈련 등이 있으며, 약물치료로는 최적화된 약물은 없지만 공격성과 짜증, 신경질을 조절해 주기 위한 약물치료와 우울증, 조울증, 불안장애, 주의력결핍 과잉행동장애 등과 같이 동반질환에 대한 약물치료를 고려할 수 있다(신경정신의학, 2017).

⑤ 불안장애

두려움, 긴장감 등의 특징적 증상들을 보이며, 특정 대상에 대한 공포감을 갖기도 하고, 일상생활 속에서 항상 불안감을 느끼는 범불안장애도 이에 속하게 된다. 특히, 청소년의 경우 시험과 같은 특정 상황에 대한 공포증을 심각하게 호소하는 경우도 있고, 외상후스트레스장애와 같이 충격적인 상황을 경험한 후 지속적으로 고통받는 경우도 있다. 유발하는 원인으로는 불안장애와 관련된 뇌의 구조로는 편도체, 해마, 전두엽, 기저핵 등이 있으며, 이러한 뇌의 특정 부분이 기능적으로 잘 연결되어 있지 않거나 신경전달물질이 불균형적으로 분비될 때 불안을 일으킬 수 있는 것으로 알려져 있다. 환경적인 요인으로는 주변 환경에 대한 인지적 왜곡, 스트레스 환경에 대한 대처능력 부족 등으로 현실을 지나치고 부정적으로 인식하기 때문이다. 치료적 접근은 불안에 대응하는 인지적 왜곡들을 재구성하는 기법을 통해 긍정적인 생각 패턴으로 교정하는 인지치료가 있고, 체계적 탈감작법인 행동치료가 있으며, 불안을 줄이기 위해 긴장을 완화하는 자기조절법이 있다. 그리고 약물치료로는 세로토닌재흡수차단제 계열의 항우울제와 벤조다이아제핀계 항불안제 약물이 주로 사용되고 있다(국가정신건강서비스포털 의학정보, 2021).

인터넷 중독

인터넷 중독은 급속한 인터넷 확산에 따른 폐해로 현대사회에서 청소년문제의 주범으로 지목될 정도이다. 이러한 현상은 청소년의 오프라인 비행이 심각한 사회문제로 대두되고 있는 상황을 더욱 악화시키는 또 다른 문제로 떠오른 온라인 비행의 파급효과이다.

이제 청소년의 온・오프라인 비행을 제각기 다른 문제로 접근하기보다는 청소년의 문제행동이라는 큰 틀로 보고 청소년의 온・오프라인 비행에 대한 해결책을 찾아야 할 때이다. 왜냐하면 이런 문제들이 청소년들로 하여금 사회적・정신적・육체적으로 건강한 일상생활을 영위하는 데에 심각한 지장을 야기하기 때문이다.

인터넷중독을 의존성, 내성, 금단증상의 정도를 구분하여 조사 연구한 결과로 '인터넷 중독이 심각할수록 정신건강지수가 낮다'는 결과를 도출한 한국사회조사연구소의 2018년도 '청소년매체이용 및 유해환경 실태조사'를 살펴본다.

① 인터넷 중독이 온・오프라인 비행에 큰 영향을 미침. 그러므로 청소년들의 실생활에 효율적인 프로그램 필요. 치유의 목적으로 진행되는 일회성 프로그램보다는 청소년들의 생활권 속에서 지속적으로 활용 가능한 프로그램의 확대 필요.

② 현실지각(가상세계와 현실을 구분하는 능력, 사실 여부를 떠나 자기가 인지하고 있는 것이 옳다고 믿는 것)이 높을수록 온・오프라인 비행이 낮아진다는 것이 밝혀짐.

③ 인터넷 중독을 경험한 청소년이 결국은 오프라인 비행으로 이어지고 있는 것, 따라서 인터넷 중독현상이 있는 청소년들에게 일회성단기프로그램이 아닌 장기적으로 연계된 활동프로그램이 매우 필요.
④ 인터넷 중독이 심한 학생들을 대상으로 온라인 비행과 오프라인 비행의 경험 실태를 좀 더 정확하게 파악하여 그것에 적합한 정책 실행이 필요.
⑤ 기존의 오프라인 비행에 대한 접근은 처벌 위주의 후속조치로 진행 됨. 청소년의 오프라인 비행 발생 후 진행되는 사후 조치가 아니라 예방교육의 필요성과 정책지원이 필요.

이 연구에서는 과도한 인터넷 사용과 집착은 사용자가 인식하는 '현실과 온라인상의 가상공간과의 경계를 모호하게 만든다'는 것을 알 수 있다. 즉, 인터넷 중독 정도에 따라 현실지각이 달라진다고도 볼 수 있는 것이다. 따라서 현실지각이 온·오프라인 비행과 밀접한 관계가 있음을 알 수 있다.

(2) 청소년들이 겪는 변화

청소년들은 신체적, 심리적으로 급격한 변화를 겪는다. 그들이 겪는 이 격변의 시기를 어떻게 보내느냐 하는 것은 인생 전반에 걸쳐 중대한 영향을 끼친다. 청소년들이 어떤 변화를 겪는지 구체적으로 살펴보자.

① 엄청난 신체변화

이 시기는 엄청난 신체의 변화에 대해 스트레스를 받는다. 성호르몬의 작용으로 남자다움, 여자다움이 발현되면서 뿌듯하기도 하지만 창피하기도 하고, 당황스럽기도 한 혼란을 경험하게 된다. 더불어 이들은 자신의 신체 이미지에 관심이 급속도로 높아지면서 머리 스타일, 몸매, 옷, 화장 등에 관심을 증폭시키기도 한다.

② 감정적, 충동적 반응

청소년기는 실행기능과 참을성을 관장하는 뇌의 일부분(전전두엽)이 아직은 미성숙한 상태이다. 이런 이유로 청소년들은 이성적인 판단으로 행동하기보다는 감정적으로 반응하게 되는 것이다. 게다가 테스토스테론과 에스트로겐 같은 성호르몬들의 영향으로 감정을 종잡을 수 없을 때가 많다. 일반적으로는 성적, 공격적 충동의 경우 운동, 게임, 취미 등을 통해 자연스럽게 승화되게 되기도 하지만 이런 충동성이 적절하게 조절되지 못하면 문제가 되기도 한다.

③ 독립

부모와 청소년기의 자녀들은 소소한 신경전이 자주 벌어지게 된다. 자녀들은 자신이 어른이 되었다고 생각하고 독립이나 자유를 부르짖는 반면 부모들은 아직 청소년 자녀들을 독립된 존재로 인정하기보다는 소아로 취급하는 것이 문제가 되는 것이다.

급기야 청소년들은 부모에게 반항하거나 비뚤어진 행동으로 문제를 야기시키기도 한다. 하지만 청소년들 자신도 아직 완전한 인격성장이 이루어지지 않아 부모로부터의 완전한 독립이 무리라는 것을 알기에 유명한 연예인, 스포츠 선수들에게 관심을 집중시키기 시작한다. 그리고 부모로부터 멀어지는 대신 친구관계에서 안정감을 찾기를 바라지만 친구관계 역시 자신의 부모처럼 나만을 좋아해주고, 인정해주기를 바라는 청소년기 이전의 발달특성이 남아 있는 이유로 부모와의 관계에 있었던 문제가 또다시 나타나기도 한다.

④ 주체성 확립

발달심리학자 에릭슨(Erikson)은 청소년기의 과도기적 상태를 '주체성의 위기'라고 명명했다. 이런 이유에서인지 청소년들은 남들과 비교해서 약간이라도 다른 차이점이나 약점이라고 느껴지면 과민하게 반응하기도 한다. 특히 이 시기의 급격한 신체적 변화에 예민해지므로 신체적 약점, 얼굴형, 다리 길이, 체형 등에서 남들 눈에 평범하지 않고 약간이라도 벗어나는 것 같으면 쉽게 상처를 주기도 한다. 이 때문에 의도치 않게 피해자가 된 청소년들은 쉽게 기가 죽기도 하고, 집단따돌림까지 당하는 경우도 발생하는 것이다. 문제는 이런 것들이 자존감 형성에 중요한 영향을 미친다는 것이다.

CHAPTER 07

뇌과학기반의 생애주기별 정신건강-3

학습목표

뇌는 눈에 보이는 신체의 변화에 못지않게 뇌발달 또한 놀라울 정도의 변화와 특성을 보인다. 그러므로 이를 생애주기별 변화에 따른 정신건강의 문제와 연관지어서 탐색하는 것은 정신건강의 유지와 증진을 위해 매우 중요하다. 특히 성인기는 자녀관계의 질적인 변화, 직장에서의 변화, 대인관계의 변화 등 정서적 변화에 적응해야 하는 가볍지 않은 시기이다. 특히 대인관계에는 바람직한 현상도 있지만 갈등과 좌절, 증오, 분노, 실패와 절망도 있다. 이런 관계적 갈등에는 그 중심에 자존감이 있고, 자존감의 상실은 우리의 정신건강에 문제를 야기한다. 노년기는 성인기에 나타날 수 있는 거의 모든 심리적 장애가 나타날 수 있고, 심리·사회적 환경변화에 대한 적응력 또한 약해지기 마련이다. 이런 여러 가지 상황들이 노년기를 힘들게 하므로 정신건강에도 적신호가 켜지게도 된다.

본 장에서는 성인기, 노년기 발달과 뇌발달 특성 그리고 이 시기의 정신건강에 대해서 이해한다.

01 성인기 발달 및 뇌발달 특성과 정신건강

1) 성인기 발달

성인기를 정의하는 연령에는 다소 차이가 있으나 보편적으로는 청소년기 이후 20세부터 중년기가 시작되는 40세 이전까지의 시기를 성인기 초기, 40~60세까지를 성인기 중기 또는 중년기, 60세 이후를 성인기 후기로 말하고 있다.

성인기(성인기 초기, 20~40세)의 가장 중요한 발달특성은 일과 사랑이라고 할 수 있다. 즉 학업, 진로, 결혼 등 인생에 있어서 중요한 선택을 해야 하므로 그 무게가 적지 않은 시기이다. 또한 신경생리학적 발달, 자아정체감 탐색, 사회관계망의 확장 등에 대한 부담감으로 스트레스가 증폭하여 대부분의 주요 정신장애에 노출되기도 하는 시기이다.

에릭슨의 주장은 이 시기의 가장 중요한 심리사회적 발달과업이 친밀감의 획득이다. 친밀감은 사랑, 우정, 직업 등 다양한 관계에서 형성가능하고, 청소년기 동안 형성된 일관성 있는 자아정체감이 친밀감 획득과 밀접한 연관성을 갖는다(곽금주, 2013; 박성연 외, 2011).

중년기(성인기 중기, 40~60세)는 인생의 황금기 또는 전성기라고 하며, 여성으로서는 폐경기(완경기) 또는 갱년기를 경험하는 시기이다. 이 시기는 개인적·사회적으로 많은 책임을 맡게 되는 동시에 인생의 목표와 성취에 한계가 있음을 인식하고 지나온 삶에 대한 재평가를 하는 시기이기도 하다(한경혜, 이정화, 2012).

매슬로는 이 시기를 자기실현의 기반 확립 시기, 주체성이나 주체의식이 확고해지고 대인관계, 가치추구, 봉사활동 등이 증가하는 시기로 본 반면에, 에릭슨은 이 시기의 주요 발달과업을 생산성에 두었다. 생산성은 이 시기에 가정적으로는 자녀를 양육하게 되며, 사회적으로는 다음 세대를 양성하는 데에 관심과 노력을 기울임에 따라 느낄 수 있다고 하였다(Berk, 2009). 따라서 중년기의 생산성은 자기 자신을 넘어서 가족, 사회, 그리고 다음 세대에 대한 책임감을 갖고 보살핌을 제공하는 것이다.

2) 성인기의 뇌발달 특성

현대의 뇌과학의 발전은 날로 눈부실 정도이다. 예전에는 나이가 들어감에 따라 뇌세포가 죽어갈 뿐 아니라 새로운 뇌세포도 생겨나지 않는다고 하였다. 하지만 현대의 뇌과학의 발전은 '한번 손상된 뇌세포가 회복되지는 않지만, 그 주변 신경들을 훈련할 때, 손상된 신경의 80%수준까지 정상기능을 회복할 수 있다'고 밝히고 있다(손매남, 2020). 놀라운 것은 '70세가 넘은 사람도 해마의 신경세포는 새롭게 만들어지는데, 단지, 새로운 자극이 없이 판에 박힌 삶(routine)을 살아간다면 40세 이후에는 10년에 5%씩의 해마 신경세포(단기기억)가 줄어든다'는 것이다. 그러나 운동을 비롯해서 새로운 학습과 경험을 한다면 이를 막을 수 있을 뿐 아니라, 기억과 관계 깊은 해마에서 신생뉴런까지도 생성시킬 수 있다는 결과이다. 따라서 성인기에 겪는 기능별 뇌발달 특성에 대해서 살펴본다.

(1) 백질의 시냅스 증가로 뇌성장 계속

대뇌를 둘러싸고 있는 주름진 뇌 표면의 맨 위층 피질을 대뇌피질이라고 한다. 피질은 정보를 처리하며, 정신활동의 저장소 역할을 한다. 대뇌피질의 각 영역인 전두엽, 측두엽, 두정엽, 후두엽의 피질은 전생애 발달에 따라 변화가 일어난다.

태아 50일이 되면 피질, 중뇌, 연수, 시상하부, 소뇌 등이 형성되고, 영아기에는 뇌의 전영역이 폭발적으로 발달하면서 대뇌피질의 발달에 기초공사가 이루어지며, 유아기는 종합적 사고를 담당하는 전두엽이 활발하게 발달하는 동시에 수초화가 활발하게 이루어진다. 아동기가 되면 측두엽과 두정엽이 급격하게 성장하여 완성단계에 이르게 되고, 시냅스의 가지치기를 통해서 뇌의 각 부분의 기능이 전문화가 이루어진다. 청소년기는 시각기능을 담당하는 후두엽의 발달이 활발하게 일어나며, 전두엽의 미엘린이 완성되고, 시냅스의 가지치기 작업이 대량으로 일어나면서 대뇌피질의 시냅스 접속이 꾸준하게 제거되어 시냅스의 밀도가 성인의 뇌 수준에 도달하게 된다. 그런데 회백질과 백질의 양은 아동기(7~12세)에서는 증가하지만 청소년기가 되면 시냅스의 가지치기 작업에 의해 회백질의 부피가 감소하고, 백질의 부피는 계속 증가한다. 그렇다면 '회백질'과 '백질'의 표현차이는 무엇일까? 회백질은 많은 신경세포체가 모여 있는 부위로 검은 핵으로 인해서 회색빛을 띠므로 붙여진 명칭이고, 신경세포를 연결하는 길고 가느다란 축색돌기로 이루어진 부분의 축색을 미엘린이라는 백색지방이 둘러싸고 있기 때문에 하얗게 보인다고 해서 백질이라고 부른다(Park, C. W, 2010).

미엘린(myelin)은 뇌 속의 신경섬유를 감싼 것으로서 전선에 비유하면 피복과 비슷하다고 볼 수 있다. 즉, 그 역할은 뇌신경의 신경 신호 누수를 방지하고 신호 전달 속도를 수십배 증폭하는 역할을 한다. 그리고 피질을 '사고의 뇌'라고 부르기도 하는데 이것은 우리의 사고를 담당하고 기억을 저장하기 때문이고, 백질을 전화교환장치라고 하는 것은 축삭돌기가 언어피질과 청각피질을 연결하고 있기 때문이다(Newquist, 2004).

이러한 백질이 성인기에 접어든 20세부터 50세 무렵까지 심지어는 60세까지 청소년기 대비 평균 20% 증가한다(Blackmore & Frith, 2004).

일반적으로 뇌의 신경세포가 1000억 개라고 하고, 시냅스는 각 사람에 따라 100조~1000조 개 정도라고 한다. 이것은 나이가 들면, 기억력은 감소해도, 삶의 지혜가 생긴다는 의미와 같다고 볼 수 있다. 즉, 대뇌피질의 회백질이 감소해서 기억력은 예전 같지 않지만, 백질의 시냅스가 증가하면서 뇌의 정보 교류가 좋아지게 되어 종합적 통찰력이 생기고 더불어 지혜가 늘어나는 것이다.

(2) 안정적인 기억상태

기억의 중요한 담당을 하는 해마는 30세부터 서서히 줄어들기 시작한다고 알려져 있다. 그러나 운동 등 신체를 움직이는 것은 해마의 신경생성을 촉진한다는 것이 밝혀졌다. 그런데 우리의 기억은 뇌의 한부분에 저장되는 것이 아니라, 여러 곳의 시냅스의 네트워크로 존재한다. 신경세포를 나무줄기에 비유한다면, 줄기에서 뻗어있는 나뭇가지는 가지돌기에 해당한다. 가지돌기는 새로운 것을 배우면, 왕성하게 뻗어나가 인접한 신경세포의 축삭돌기와 연결된다. 새로운 것을 많이 배울수록 시냅스 형성도 많아지는 것이다.

이러한 기억에는 '절차기억'이 있고, '신념기억'이 있으며 끊임없이 잘못된 것을 수정하면서 새로운 것을 추구하는 '학습기억'이 있다.

학습기억은 끊임없이 잘못된 것을 수정하는데 자전거 타기처럼 한번 배우면 평생 잊지 않는 절차기억이나 한번 형성되면 바꾸지 않는 신념기억과는 대조적인 기억 시스템이다. 학습기억은 해마를 중심으로 일어나며 신념기억은 편도체와 자율신경호르몬의 반응 등이 관여되며 절차기억은 주로 대뇌 기저핵의 선조체를 중심으로 일어난다. 그런데 학습기억이 10세 전후로 급격히 증가하고 25세 정도 되면 절정에 이르다가 35세쯤 되면 안정적이다가 60세 이후면 급격히 떨어지게 된다.

성인기에서의 기억을 보면 20대 대학생의 경우 절차기억이 10%, 신념기억이 20%, 학습기억이 70% 정도를 차지하는데 집중적인 학습 이후에는 학습기억이 점차적으로 30% 정도로 줄어들면서 신념기억이 60% 정도로 올라간다. 즉, 나이가 들면서 새로운 학습이 줄거나 없어지고, 신념만 강하게 남게 되면 점점 완고한 사람이 되는 것이다. 즉, 신념기억이 지배적이게 되면, 자신이 알고 있는 몇 가지 고정된 신념체계가 생각의 유연성을 가로막게 된다. 따라서 신념기억은 어려운 환경을 극복하는데 강력한 동기가 되기도 하지만, 방향을 잘못 정하면서 대인관계에서 충돌을 야기하거나, 소통이 어려워지기도 한다. 서로 다른 신념체계끼리 충돌하는 것은 우리 사회에서 흔히 보는 일이다.

대학을 졸업 후 적극적으로 학습하는 사람들은 대체로 10~20%에 불과하며 이들은 융통성과 판단력이 탁월하고 균형잡힌 지식의 힘으로 살아가게 된다(손매남, 2020). 그래서 성인기에는 다양한 학습 프로그램, 자기 계발 프로그램 등의 참여나 독서 등을 통한 적극적인 언어활동을 지속하게 된다면 우리의 뇌는 학습기억에 우세한 상태를 유지하게 되면서 유연하고, 창의적인 삶을 살 수 있게 되는 것이다.

(3) 망상체의 의식기능 활성화

망상체는 뇌간의 하부에서 시상으로 확장되어 몇 개의 다른 중심핵 구조를 횡단하는 신뢰회로망으로서 우리의 의식이 활성화되는 시스템이다. 즉, 잠에서 깨어나 각성되면 뇌간의 망상체가 활성화되는 의식 상태를 결정하므로 망상체는 흥분이나 각성상태를 조절하는 데 중요한 역할을 한다.

이러한 망상체의 주요기능은 각성을 통제하고, 주의·집중력과 관련된 정보를 선택해서 대뇌피질로 보내는 것이다. 즉, 모든 감각기관으로부터 들어오는 각성, 집중력, 흥분, 의식등과 관련된 정보를 조절해서 이 가운데 제한된 정보만 대뇌피질로 보내는 역할이다. 예를 들면, 망상체에 전기자극을 하면 잠을 자게 하거나 깨우기도 하고, 또 망상체를 절상하면 영원히 수면상태에 빠지게도 되는 것이다.

그리고 척수의 감각통로를 통해 망상체에 전달된 감각자극은 다시 감각기능을 통해 대뇌피질을 자극하게 되는데, 이것은 감각자극의 단서기능을 유지할 수 있게 하는 것으로서 신체의 각성과 흥분, 통증 등의 감각을 조절하는 역할을 하기 때문에 인체에는 없으면 안 될 필수적인 신경망에 해당된다.

망상체에서는 초 단위로 의식의 상태가 결정되며, 그 내용은 대뇌신피질에서 천 분의 1초 단위로 글루탐산이나 억제신호인 GABA를 통해 만들어진다(손매남, 2020).

즉, 망상체에서 의식기능이 활성화되는 것은 전뇌 기저핵(basal ganglia)에서 아세틸콜린이 분비되고, 중뇌피개부에서 도파민이 분비되고 솔기핵(raphe nucleus)에서는 세로토닌, 청반핵(locus ceruleus)에서는 노르아드레날린이 1초 단위로 분출되는 것이다.

이중에서 특히, 낮 동안에는 도파민이나 노르아드레날린이 주로 분비되는데 그 결과로 의식이 각성되어서 하루일과를 활발하게 활동할 수 있는 것이다. 반면에 저녁이 되면 부교감신경과 멜라토닌이 활성화되어서 우리는 수면상태로 들어갈 수 있게 되는 것이다.

(4) 대뇌피질 성장 및 전문화

대뇌피질에는 네 개의 엽(전두엽, 측두엽, 두정엽, 후두엽)이 있으며, 이것의 성장은 6세가 되면 거의 완성되지만 네 개의 대뇌엽은 각기 성장 속도가 다르다.

전두엽의 성장은 18세~20세까지로 알려졌지만 전두엽의 앞부분인 전전두엽은 20세 이후에도 여전히 성장한다는 뇌과학자들의 주장(강봉균, 2006)이 있다.

측두엽과 두정엽은 아동기에 그 성장이 현저하게 나타난다. 측두엽의 성장은 아동기에 기억, 언어와 관련이 있는 브로카영역(언어구사)이나 베르니케 영역(언어이해)의 기능발달로 언어와 직결되는 독서와 토론, 감상문 쓰기, 일기 쓰기, 책 속의 주인공에서 편지를 쓰기, 스토리 전개의 부분을 본인의 생각으로 바꾸어도 보는 등의 다양한 활동과 더불어서 아동기의 언어발달과 사고력 증진 및 정서함양에 지대한 영향을 미치게 된다. 그리고 두정엽의 성장은 아동기에 체감각이 발달한다는 것으로 이 시기의 학습이 오감을 통하여 환경을 인지하는 능력이 발달한다는 의미이다. 이처럼 측두엽, 두정엽의 성장은 인간다운 사고능력을 발달시키고 시냅스의 형성과 제거가 서서히 균형을 이루어 가도록 한다.

후두엽의 성장은 12세 이후에 두드러지는데 이때의 특징은 시각기능의 발달로 자신의 주위를 돌아보게 되고, 자신과 타인의 차이점을 비교하게 된다. 이 시기에 유행에 민감하거나, 외모에 부쩍 관심을 갖는 것이 후두엽이 성장하고 있다는 증거이다.

특히, 전두엽과 측두엽의 백질부분은 신경세포로부터 자란 축색과 가지돌기가 서로 얽혀 있는 곳으로 이곳의 양이 늘었다는 것은 단순히 신경세포 수의 증가를 의미하는 것이 아니고 나이가 들어도 대뇌피질이 성장한다는 의미이다(Hideomi, 2003).

최근에 미국의 한 연구팀의 연구보고에 의하면 원숭이의 대뇌피질에서 신경세포가 성장한다는 것을 확인하여, 대뇌피질의 신경세포가 50세에도 성장한다는 것을 발표한 바 있다. 대뇌피질 아래에 있는 변연계의 일부인 해마 신경세포의 수도 늘어나는데 이곳의 신경세포는 70세가 넘는 사람에게도 증식한다고 밝혔다. 이처럼 신경세포는 어른이 되면 감소하는 것이 아니라 어른이 되어도 증가한다는 것이다. 그리고 피질 아래에 있는 백질은 서로 연결되어 있는 수십억 개의 작은 뇌세포들로 구성되어 있으며, 이 세포들은 작은 전화선처럼 작동하여 뇌의 정보 교류를 담당한다(Newquist,

2004).

대뇌피질의 전문화는 성인기에 대뇌피질의 각 부위마다 그 기능이 활발히 움직이면서 이루어지게 된다. 청소년 후기 또는 성인기 초기까지 뇌발달이 완료되어 대뇌피질의 특수한 기능을 하게 된다.

특정한 영역들은 후두엽의 시각센터, 측두엽의 청각, 미각, 후각센터 두정엽의 촉각과 감각처리 센터, 전두엽의 추리, 기업 및 언어센터들이다. 전두엽은 인간을 인간답게 할 뿐만 아니라 사고하고 추리하여 판단한다. 그리고 언어센터가 있어서 글을 읽고 쓰고 말하는 능력을 담당하는데, 언어센터는 90% 이상이 좌측 전두엽에 있는 브로커센터와 좌측 측두엽의 베르니케센터가 그 역할을 한다. 측두엽은 청각, 미각, 후각을 담당하고 소리뿐만 아니라 맛에 대한 기억을 저장할 뿐 아니라 주로 시각정보를 담당하며 시각기억도 이곳에서 저장한다(강봉균, 2006). 그리고, 사고를 담당하는 전두엽은 후두엽으로부터 시각 이미지를 받고, 두정엽은 그 사물의 무게, 모양, 재질 등에 대해 판단한다. 그리고 체감각, 시각, 청각을 통해 입수된 정보를 통합하여 공간적 소재나 신체부위의 위치 등을 인식하고 운동을 기획하는 통합적인 역할을 한다.

(5) 좌 · 우 대뇌 반구의 기능

사람의 뇌는 중앙의 긴 홈을 기준으로 좌, 우 반구로 나눈다. 신체의 모든 신경 다발이 뇌교(pons, 중간뇌, 숨골, 뇌의 다른 부위들을 연결하는 신경로)를 지나 서로 반대 방향의 반구를 향해 가기 때문에 신체의 운동 기능은 서로 반대편 뇌에 의해 조절된다.

뇌에는 두 개의 운동 중추, 두 개의 감각중추, 두 개의 시각중추, 두 개의 청각 중추가 있다. 그러므로 좌우의 신체 부분이 대칭적으로 뇌에 일치시켜 위치하게 된다. 이런 대칭성은 처음부터 끝까지 변함없이 일어나는 것이 아니고 성인기에 돌입해서야 좌우의 대뇌반구도 그 기능이 뚜렷해지게 된다. 그것은 인간의 90~95%에서 말하는 언어중추가 좌반구에 있고, 듣는 언어중추는 우반구에 있다는 것이다. 그리고 우측의 청각중추는 좌측의 중추보다 음악이나 물건 소리를 더 잘 감지하는 반면에 언어발음 중추는 우측보다 좌측이 더 잘 발달되어서 그 기능이 뚜렷해진다(Park, C. W., 2010). 후두엽의 좌·우반구에는 시각피질이 있는데, 눈에서 오는 정보의 특별한 신경전달피질의 기능을 한다. 그런데 이 시각중추는 구조적으로 대칭적이지만 기능적으로는 비대칭이다. 즉, 좌측피질은 활자나 단어를 담당하고, 우측 피질은 도형을 담당한다(강봉균, 2006).

이와 같은 좌·우 대뇌 반구의 기능을 큰 의미로 다시 한번 정리하면 좌뇌에는 수치 인식력, 언어나 문자 이해력, 습관화된 행동을 기억하는 중추가 있는 반면에 우뇌에는 시공간 인지력, 그림이나 소리 인식 중추가 있다. 예를 들면, 디지털 시계는 좌뇌에서, 아날로그 시계는 우뇌에서 인식한다는 것이다.

3) 성인기의 정신건강

성인기의 가장 핵심적인 이슈는 사랑과 일이다. 따라서 이 시기에는 청소년기까지 발달해 온 정신건강의 밑천을 토대로 해서 사랑과 일을 추구하면서 건강하고 성공적으로 과업을 수행한다면 보다 성숙한 인격과 건강한 정신을 유지할 수 있게 된다.

성인 초기는 일반적으로 신체적 능력과 지적능력이 최고조에 이르지만 학업, 진로, 결혼 등 인생에 있어서 중요한 선택을 해야 하고, 신경생리학적 발달, 자아정체감 탐색, 사회관계망의 확장 등으로 인해 스트레스가 과중한 시기이다. 그러므로 대부분의 주요정신장애 또한 이 시기에 발생한다. 이처럼 성인 초기는 정신건강에 있어 매우 중요한 시기임에도 불구하고 지금까지 많은 주목을 받지 못하였다(Grant & Petenze, 2011).

에릭슨(Erickson)에 따르면, 성인 초기의 가장 중요한 심리사회적 발달과업은 친밀감 획득이다. 친밀감은 사랑, 우정, 직업 등 다양한 관계에서 형성되며, 청소년기 동안 형성한 일관성 있는 자아정체감은 성인 초기의 친밀감 획득과 밀접한 관계를 갖는다(곽금주, 2013; 박성연 외, 2011).

성인기중기에는 결혼과 가족관계, 자녀양육, 직업, 신체적・정신적 건강 유지 등 전 생애 중에서 그 어느 때보다도 중요한 책임과 과업이 따르는 시기이다. 그러므로 이 시기에 사랑과 일을 추구하면서 정신건강을 유지하기 위해서는 심리적으로 건강한 자아가 기능하여 자존감을 가질 수 있어야 하고, 가족이나 직장동료 그리고 이웃들과 건강하고 원만한 대인관계를 형성할 수 있어야 한다. 만약 그렇지 못할 경우에는 스트레스가 과중되어 정신적・사회적으로 위기를 경험하게 되어서 우울증을 겪게 되거나 가족 간의 갈등, 이혼, 직장 내 부적응 등의 문제를 야기시키게 된다.

그렇지만 모든 사람들이 성인기의 발달과업을 성공적으로 성취하지는 못한다. 신체적 능력 감퇴에 대한 부적응, 가정에서 노부모와 자녀 사이에 위치하는 낀 세대로서의 어려움, 자녀의 성장에 따른 부모역할 축소, 직장생활에서의 젊은 층과의 경쟁, 노후 준비의 어려움 등 성인기는 힘겨움의 소용돌이 속에 있는 듯하다. 이렇듯 성인기에 해결하고 대처해야 하는 문제들을 제대로 못 하면 부정적인 감정을 경험할 수 있다. 그러나 이 같은 성인기의 문제가 반드시 부정적인 것만은 아니라고 본다. 왜냐하면 문제들마다 어떻게 대처하느냐에 따라 개인적인 성장을 이룰 수도 있기 때문이다. 게다가 성인기에는 이전의 스트레스 극복 경험들을 바탕으로 한 효과적인 대처전략들이 획득됨에 따라 스트레스 상황에 대한 보다 유연한 대처가 가능하다(Berk, 2009).

이처럼 성인기 정신건강을 위협하는 다양한 문제와 요소들이 있다. 그중 본 장에서는 다른 장에서 다루는 내용과 중복되는 것을 피하기 위해 중독(알코올중독, 도박중독)과 갱년기 위주로 살펴보기로 한다.

(1) 성인기 정신건강 문제: 중독

성인기의 정신적 건강문제는 이 시기에 경험하는 다양한 심리적・사회적 스트레스가 개인을 압도하는 상황에서 그 고통으로부터 도피하기 위해 물질중독이나 행위중독에 빠지게 되는 것으로 본다. 물질중독은 약물이나 알코올이 있으며, 행위중독은 인터넷중독, 도박중독으로 들 수 있다.

주요 증상은 조절력이 상실이 대표적이다. 즉, 중독물질이나 행위에 과도한 집착을 하면서 그것을 강박적으로 반복사용하게 될 뿐 아니라 중단하는 것에 극심한 어려움을 겪기도 하고, 또 치유를 하였어도 그 증상이 빈번하게 재발을 한다. 이러한 중독의 종류는 다양하나 본 장에서는 물질중독에서 알코올중독을, 행위중독에서 도박중독을 위주로 설명하기로 한다.

① 알코올중독

우리가 흔히 알고 있는 알코올 중독이란 술을 매일, 그것도 많이 마신다는 것이다. 그러나 임상적인 진단은 술을 많이 마시거나, 술의 종류를 기준으로 진단하지는 않는다. 알코올 중독의 진단 기준은 '술에 대한 자제력이 얼마나 있는가?', '음주로 인한 신체적인 문제는 없는가?,''술로 인해 사회적 · 가족적 · 직업적인 활동에는 문제가 없는가?' 등이다. 예를 들면, 계속적인 음주로 영양결핍, 간 기능 저하, 기억력 문제 등의 신체적인 건강문제가 발생한다거나, 가정 내 폭력, 직업상실, 음주운전, 술주정으로 인한 갈등을 빚는 등의 사회적 문제, 그리고 우울, 불안, 환청 등의 정신적 문제를 겪는다면 알코올 중독을 의심해야 하는 것이다. 이런 이유로 알코올 중독은 '개인의 병'이 아닌 '가족의 병'으로 보고 있다. 왜냐하면 본인을 비롯해서 주위 사람들, 특히 가족들에게 쉽게 치유되지 않는 상처와 고통을 주기 때문이다. 그래서 알코올 중독자의 가정 분위기를 살펴보면 중독을 겪고 있는 당사자의 기분에 따라 좌지우지된다. 즉, 당사자가 술을 마시지 않고 기분이 좋으면, 가족들은 그의 기분을 망치지 않기 위해 조심스럽게, 아무런 문제도 없는 듯 행동한다. 반면에 당사자가 술을 마시고 공격적인 언행으로 난동을 부리면 가족들은 숨을 죽이고 감정표현을 억제한다. 이런 일이 반복되면서 가족들의 정신건강은 황폐해질 수밖에 없을 뿐 아니라, 알코올 중독자가 있는 가정은 대부분 외부 세계를 단절하는 경우가 허다하다. 즉, 상황이 더 악화되는 것에 대한 두려움도 있고, 이웃이나 그 주위의 모든 사람들에게 민망함과 죄송스러운 맘으로 고개를 들지 못하게 되고, 염려의 심정으로 바라보는 그 시선들이 부담스럽기도 해서 스스로 자신들의 마음 문을 꽁꽁 닫아버리는 것이다. 이런 경향은 신체적 · 정신적 및 사회적 기능을 헤치는 만성적인 행동장애로 이어지며, 중독자 본인은 내성과 금단증상이 특징적으로 나타난다(이영실 외, 2007).

알코올중독의 원인은 아직 명확하게 밝혀진 바가 없다. 그러나 다른 정신장애와 마찬가지로 단일요인에 의한 것이라기보다는 생물학적, 심리적 · 사회적 요인이 복합적으로 상호작용하여 발생하는 것으로 추정하고 있다. 이러한 요인들의 상호작용은 임상적 경과에 다양한 영향을 미치며, 알코올중독의 치료과정에서 특정한 치료적 개입보다는 환자의 개인적인 생물 · 사회 · 정신역동적 배경 및 입원 당시의 상황 등 치료 이전의 특성들이 치료결과에 지대한 영향을 끼친다고 보고되고 있다. 이를 고려한 알코올 중독의 원인들을 살펴본다(민성길, 2015).

첫째, 생물학적 원인으로는 유전이 가장 강력한 소인으로 알려져 있다. 즉, 알코올중독자의 아들일 경우 알코올중독자 부모에게 양육되었는지, 정상적인 양부모에게 양육되었는지에 상관없이 알코올중독자가 되는 비율이 일반인보다 네 배가 높다는 보고가 있다. 그 반면에 딸일 경우 알코올중독자가 되는 비율이 일반인에 비해 그다지 차이가 나타나지 않았다고 한다. 알코올중독에 대한 여러 가지 쌍생아 연구에서는 일란성 쌍생아가 이란성 쌍생아보다 두 명 모두 알코올중독을 나타내는 비율이 유의미하게 높으며, 알코올중독의 증상이 심각할수록 이 비율의 차이가 더 커지는 것으로 보고되었다. 또한 유전학적 기전에 대한 연구의 하나로, 음주에 의해 얼굴이 붉어지고 심계항진과 기타 반응이 나타나는 현상은 알코올분해 효소의 부족으로 아세트알데히드(acetaldahyde)가 증가했기 때문이며, 이러한 사항은 유전적이라는 연구가 있어 주목을 받고 있다. 그러나 최근의 연구에서는 유전인자는 알코올 중독의 여러 가지 생물학적 원인의 일부에 지나지 않으며, 게다가 유전인자는 개인이 알코올중독자로 발전할 수 있는 가능성을 높여주는 잠재적 인자에 불과하다는 것이다. 특히, 알코올 중독은 뇌의 보상체계와 관련되며, 이는 도파민, 노르에피네프린, 세로토닌과 같은 신경전달물질과도 관련이 있다고 밝혀지고 있다.

둘째, 심리적 원인으로는 정신역동적 입장에서 프로이트(Sigmund Freud)의 이론인 심리성적 발달단계상 구강기 고착을 알코올중독의 유발요인으로 보았다. 구강기는 아이가 출생 시부터 약 1년 반까지의 시기로 입, 입술, 혀, 잇몸과 같은 구강 주위의 자극으로부터 쾌감을 느끼는 시기를 말한다. 즉, 빨고, 씹고, 깨무는 행동이 쾌감을 가져다 주는 주요 원천이 된다. 이것은 구강 주위가 자극을 받으면 어떤 종류의 본능적인 에너지가 방출되고 긴장이 해소되기 때문이다. 그런데 이 단계를 적절하게 보내지 못했을 경우 어머니와의 상호작용에서 어머니가 아이의 의존욕구를 좌절시키거나, 지나치게 충족시키는 것이 구강기 고착을 일으키고 이런 성향을 가진 사람들이 알코올 문제를 일으킨다고 본 것이다. 나이트(Knight, 1971)는 남자 알코올중독자의 경우 어린 시절 어머니의 과잉보호 속에 자란 경우가 많은데, 어머니에게서의 이런 경험이 계속해서 누군가에게 의존적인 욕구를 만족시키지 못하고 좌절될 때 분노를 느끼고, 이런 분노에 대해 죄의식을 줄이기 위해 술을 마시게 된다고 본다. 또한 페니켈(Fenichel, 1945)은 어린 시절 어머니로부터 무시당하거나, 외면당한 경험이 남자아이로 하여금 아버지에 대해 무의식적인 동성애 충동을 일으키게 되고, 이것은 스스로에게 용납되지 않는 충동이기 때문에 억압을 하게 되고, 또 억압된 충동을 해결하기 위해 술을 마시는 것을 통해 정서적 만족을 대신 얻고자 하는 것으로 보았다. 이외에도 알코올중독과 관련된 성격특성은 반사회적 성향으로 충동적이며 자아존중감이 저하될 뿐 아니라, 정서적으로 미성숙하며, 사소한 자극에도 고민스럽게 반응하며, 좌절을 인내하지 못하는 경향이 있다.

셋째, 사회문화적 원인으로는 알코올 중독은 술에 대한 생각과 태도가 중독의 원인으로 작용한다고 보고 있다. 즉, 술에 대해 지나치게 관대하고 허용적인 우리나라의 경우는, 유대인이나 중국인처럼 전통적인 윤리를 강조하는 문화에서 알코올 중독의 비율이 매우 높게 나타나 있다. 또한 지적 수준이 높고, 사회·경제적 수준이 높으면서 도시에 거주하는 사람일 경우, 그리고 미혼이거나 이혼과 별거 등의 어려움이 있는 경우에도 알코올 문제의 빈도가 높은 것으로 알려져 있다.

알코올 중독의 치료는 다른 정신과적 치료와 마찬가지로 치료적 동맹을 형성하는 것이 무엇보다 중요하다. 알코올중독자는 스스로 자신의 문제에 대해 솔직하지 않으면서 금주의 필요성까지 잘 느끼지 않는다. 게다가 성격적 특성상으로는 매우 의존적이고 적대감이 많을 뿐 아니라, 자기중심적이며 우울이나 불안 등의 심리적 문제가 동반되어 있어서 치료에 상당한 어려움을 보인다. 그래서 가능하면 입원치료를 권유하는 편이다. 즉, 알코올성 금단 섬망의 징후가 있거나, 심한 우울증, 자살의 우려가 있을 경우, 자해 및 타해의 우려가 있는 경우, 치료에 대해 비협조적인 경우, 정신 증상이 보이는 경우 등이다. 입원치료 시에는 신체적인 상태를 호전시키는 해독치료와 더불어 약물치료, 정신치료, 가족치료, 심리극, 사회적 지지체계 및 자원 활용 등 다각적인 치료적 접근이 필요하다.

② 도박중독

도박의 사전적 의미는 '금품을 걸고 승부를 다투는 일을 말하며, 내기, 노름'이라고 한다. 이런 의미에서 보면 승부를 걸고 하는 모든 내기가 비록 가볍다 하더라도 모두 도박에 해당된다고 보인다.

최근에는 인터넷을 매개로 한 온라인 도박이 성행하면서 성인기 도박중독이 크게 늘고 있는 실정이다. 도박 초기에는 분노나 불안과 같은 부정적인 정서가 적고, 기쁨과 자존감이 커지는 쾌감을 더 많이 느끼기도 한다. 하지만 금품을 잃는 시기에는 점차 빚이 늘고 사회적·직업적·대인관계적 기능 등이 무너지면서 결국 자살을 시도하거나, 불안증, 우울증, 조울증, 공황장애 등의 정신적 문제를 야기할 수 있다(권준수 외, 2013).

다른 중독도 마찬가지지만 도박중독의 치료는 참으로 난해하다. 무엇보다도 예방과 조기 치료가 급선무인데 이를 위해서는 도박중독에 영향을 미치는 요인들을 분석하고, 가족과 사회의 인식과 태도의 변화가 중요하다. 따라서 도박중독에 영향을 미치는 요인들에 대해서 살펴본다.

첫째, 성격적 요인으로 접근을 하면 도박이란 누구나 빠져들 수 있는 것이지만 특별히 더 심하게 빠져드는 유형들이 있다. 임상적 측면으로 보면 도박중독자를 크게 자극추구형과 현실도피형으로 나눌 수 있다. 자극추구형들은 유전적인 성향이 강하기 때문에 어린 시절에 도박에 빠지는 경향이 높은 편이다. 그래서 '타고난 도박꾼'이라고도 한다. 성장과정을 살펴보면 어린 시절부터 내기를 좋아하고, 호기심이 많으며, 경쟁적인 성격의 특성을 가진 경우가 많다. 이들은 어떤 놀이나 운동 등에서도 지면 잠을 못 잤다고들 공공연하게 말하곤 한다. 그리고 다양한 종류의 도박을 하는 것도 특징일 뿐 아니라 호기심과 모험심이 강하기 때문에 다양한 형태의 중독에 빠질 가능성이 높은 사람들이다. 또 다른 특징으로는 자극추구형들은 대부분 무료함을 견디지 못하고 끊임없이 새로운 자극을 찾아 나설 뿐 아니라 위험을 무릅쓰고 도전하는 경향이 다분하다. 이런 경향성이 도박을 접하면 쉽게 중독에 빠질 위험성이 높은 것이다.

현실도피형은 정서적 측면으로 보면 불안과 우울 그리고 스트레스와 관계가 많은 유형이다. 특히, 이혼, 가정적 문제(불화), 불안과 우울 같은 환경적·정서적 문제를 가지고 있는 여성 도박중독자들이 흔히 이 유형에 속하는 편이다. 이것은 도박을 하는 동안은 다른 일을 잊을 수 있기 때문에 쉽게 현실로 돌아오지 못할 뿐 아니라 현실로 돌아오더라도 엄청난 스트레스를 감당하지 못하고 또다시 도박장으로 향하는 이들이 많은 이유에 해당된다. 이들의 성격을 들여다보면 내성적이며 대인관계가 적을 뿐 아니라 삶을 무미건조하게 살아온 경우가 많다. 게다가 이 유형은 자극추구형과 달리 여러 가지 문제와 스트레스를 회피하는 도구로 도박을 활용하는 것이 문제이다(천덕희, 2007).

둘째, 유전적·생물학적 요인으로는 신경전달물질을 들 수 있다. 이것에는 세로토닌, 도파민, 노르에피네프린 등이 있지만 이 중에서 쾌감과 연관성이 큰 도파민이다. 도박은 승리 시에 오는 쾌감도가 높아지는 것에서 비롯된다고 보기 때문이다.

그런데 많은 사람들이 도박을 하지만 어떤 사람은 그냥 재미로 즐기고, 어떤 사람은 중독에 빠지게 된다. 이런 차이가 일부 연구에서는 다소의 유전적인 요인으로 보고 있지만, 유전적 요인을 가진다고 해서 모두 중독에 빠지는 것은 아니기 때문에 환경적 요인을 간과해서는 안 된다.

셋째, 도박 자체의 요인은 여러 가지 복합적인 요인이 작용한다. 일반적으로 도박은 그 자체가 재미있고, 승부에서 이길 경우에는 쾌감도 따른다. 따라서 많은 사람들은 재미와 호기심으로 시작했다가 이들 중 일부가 중독에 빠지게 되는 것이다. 대부분의 중독자들은 초기에 돈을 따는 경험을 하는 데 특히 크게 딴 경험이 있는 사람일수록 도박중독에 빠질 가능성이 높아진다. 왜냐하면 돈을 크게 딴 경험이 머리에 기억으로 남아있어서 비록 지금은 잃고 있지만 언젠가는 모두 만회할 수 있다는 환상을 갖기 때문이다.

넷째, 사회 환경적 요인은 나라와 지역에 따라 차이가 있지만 사회가 도박에 대해 허용적이냐 아니냐에 따라 중독자의 비율이 달라진다. 즉, 허용적이며, 쉽게 접근할 수 있는 환경에서는 중독자가 늘어나게 된다. 이러한 예로는 미국의 인디언 보호구역의 카지노를 중심으로 가까운 지역에 사는 사람들의 도박중독자 비율이 높아진 경우를 들 수 있고, 우리나라는 정선카지노(하이원)가 있는 태백지역을 들 수 있다. 이 지역들에서 도박중독자 비율이 월등히 높게 나타나고 있는 현상은 그만큼 접근 가능성이 중요한 요소 중의 하나가 된다는 의미이자, 환경적 요인이 한몫하는 것으로 볼 수 있다.

이런 다양한 요인의 영향으로 심각한 중독 증상을 경험하는 대부분의 중독자들은 본인 스스로를 중독자가 아니라고 하는 것이 문제이다. 또한 이들이 스스로 중독자임을 인정하고 치료받기를 결심하는 것은 대단히 힘든 일이다. 아직까지 특정 치료법으로 알려진 것은 없지만, 중독에 대한 충동이 강하거나 심한 금단증상으로 고통을 받을 경우 입원 및 약물치료를 하여야 한다.

약물치료는 도박에 대한 충동이 강하거나 금단증상이 심할 때 항갈망제를 사용하는데, 항갈망제는 엔도르핀 수용체인 뮤 오피오이드 수용체의 차단효과를 통해 간접적으로 도파민에 관여하여 충동(갈망)을 조절하기 때문에 도박중독의 충동에 도움이 된다. 또한 병적 도박인 경우 플루복사민(fluvoxamine)이 효과가 있다는 보고가 있으며 도박이 우울장애, 조증, 불안장애, 기타 정신질환과 연관되어 있는 경우 항우울제, 항불안제 등의 약물치료가 효과적일 수도 있다(천덕희, 2007).

이 외에 도박 관련 사고와 행동의 변화를 도모하기 위하여 인지행동치료, 정신역동적 정신치료, 행동치료로 혐오치료, 노출·소거전략 등이 있으며, 도박을 대체할 수 있는 적합한 대안활동을 탐색하고 바람직한 대처방식을 학습하도록 대안치료가 많이 시도되고 있다. 최근에는 약물중독과 행위중독의 비자발적인 클라이언트에게 변화동기를 유발시키고 변화저항을 다루고 변화에 대한 양가감정을 충분히 탐색해서 내담자가 변화결심단계로 나가도록 하는 동기강화 접근법이 시도되고 있다. 또한 도박문제를 영적 프로그램인 서로의 경험과 공동체의 힘으로 도박문제를 해결하고자 하는 단도박모임(GA: Gambling Anonymous)이 있다. 따라서 도박중독자를 중독에서 효과적으로 벗어나게 하기 위해서는 약물치료, 인지행동치료, 단도박 모임활동, 가족교육 등을 병행하는 것이 바람직하다.

(2) 성인기 정신건강 문제: 갱년기

갱년기의 사전적 의미는 '인체가 성숙기에서 노년기로 접어드는 시기로서 여성은 생식기능이 없어지고, 남성은 성기능이 감퇴되는 현상이 나타나는 시기'로 정리되고 있다. 즉, 성인기 중기쯤의 대부분의 중년들이 노화와 함께 경험하는 변화이다. 여성들의 경우는 폐경(완경)으로 인해 여성 호르몬인 에스트로겐의 분비가 급감함에 따라 호르몬 불균형이 초래한 주요 증상인 안면홍조, 발열감, 어지럼증, 손발 저림, 관절통, 두통, 골다공증, 가려움증, 성욕감퇴, 피로, 탈모, 알레르기 증상, 근육긴장, 소화장애 등의 신체적 증상이 나타나고, 감정의 변화, 우울증, 불안·초조 등의 정신건강의 문제를 동반한다.

남성의 경우는 테스토스테론이라는 남성호르몬 분비의 급감으로 인해 우울, 짜증, 만성피로가 나타나면서 성욕감퇴, 전립선 이상 등의 신체적인 문제가 나타난다. 그러나 남성들은 증상이 뚜렷하게 나타나기보다는 나이가 들면서 자연스러운 노화의 진행처럼 서서히 나타나기 때문에 알아차리기가 쉽지 않은 편이다. 게다가 성인기 중기를 살아가는 이들에게 보편적으로 나타나는 우울증상은 갱년기의 대표적인 정신건강 문제로 꼽히고 있는데도 간과하는 경향이 많다. 이런 점들은 갱년기에 대한 지식이 부족하거나 가사, 직업 등 가정과 사회에서 부여받은 역할을 우선시하기 때문에 증상을 잘 관리하지 못하는 것에 해당되며, 그뿐 아니라 건강관리에도 소홀해지면서 문제를 더욱 심각하게 만들 수 있다는 것이다. 따라서 갱년기 증상을 경험하는 중년기의 대상자가 스스로 자신의 신체적·정서적 변화에 민감하여 관리를 할 필요가 있으며, 가족이나 배우자의 관심과 지지가 매우 중요하다고 할 수 있다. 그러나 증상이 심할 때는 전문가로부터 갱년기의 증상별 건강관리를 받는 것이 더 현명한 대처가 될 수 있다.

02 노년기 발달 및 뇌발달 특성과 정신건강

1) 노년기 발달(발달과업)

노년기는 보통 65세 이상의 시기를 말하며, 죽음에 이르기까지 인생의 마지막 단계로서 신체적 능력의 쇠퇴와 사회적 관계의 축소, 사회경제적 지위의 하락과 같은 쇠퇴가 일어나는 시기이다. 에릭슨은 자아통합 대 절망감에 해당된다. 노년기의 시점에 관한 견해는 다양하여 시작연령을 일률적으로 규정하기는 어려우나, 노년기는 일반적으로 은퇴연령과 같은 사회적 기준으로 구분하며, 현재 대다수의 나라에서 65세를 기준으로 하고 있다.

노년기에는 노인에게 주어진 발달과제 즉, 신체적 변화 적응, 부부간의 애정 재확립, 중년기 위기극복, 직장(직업) 활동에의 몰두와 여가선용 등을 제대로 수행해 내지 못했을 때 개인적, 정서적 환경적 문제를 야기할 수 있다(김춘경, 2016). 이처럼 노년기에 이르면 본인이 그동안 이어온 심리사회적인 요소들이 바뀌게 되는데 그 때문에 욕구불만에 빠지거나 부적응 및 사회적 신분 상실, 경제능력 저하 등으로 인해 열등감을 느끼는 경우도 많다. 특히, 심신의 기능이 쇠퇴하고 건강을 잃기 쉬우며 활동력이 저하되기 때문에 자주성을 잃고, 의존성이 증대한다. 이처럼 노년기는 개인적인 적응이나 사회적인 적응에 있어서 많은 문제가 있기 때문에 가정과 사회에서의 충분한 배려가 있어야 한다(한국교육심리학회, 2000).

2) 노년기의 뇌발달 특성

나이가 들어감에 따라 피할 수 없는 노화의 과정 중 하나가 인지의 감퇴다. 특히 인간의 뇌는 나이가 들어감에 따라 전체 부피가 감소하며, 70세 이후에는 더 빠르게 진행되는데 그 부위가 바로 측두엽과 해마로서 부피가 두드러지게 감소된다. 따라서 노화에 의해 가장 흔하게 보이는 노화성 인지 감퇴가 기억력과 주의집중력 저하이다. 즉, 물건 둔 곳을 깜박하게 되고 약을 먹었는지 헷갈려하는 일이 늘어나고, 모임에서 새로 만난 사람의 이름과 얼굴도 흐릿하며, 예전에는 한 번만 불러주면 받아 적을 수 있던 전화번호도 여러 차례 되묻게 된다. 이처럼 노년기는 학습기억이 급격히 떨어지고 신념기억은 상승하는 시기이다. 이것은 나이가 들면서 학습부재형의 완고한 인간이 된다는 말과도 같다. 그러나 해마의 신경세포는 70세가 넘어도 증식한다. 즉, 기업은 뇌의 대뇌피질 바로 안쪽에 있는 대뇌변연계에 속한 해마의 기능이다. 해마는 30세 이후부터는 서서히 줄어들기 시작하지만 운동, 독서 등 여러 가지 요소들이 해마의 신경생성을 촉진하며 해마, 전두엽, 측두엽의 신경세포가 새롭게 탄생하여 크게 확대된다. 그렇지만 해마에 있는 아세틸콜린이라는 신경전달물질이 부족하면 기억력이 저하된다는 보고가 있다(강봉균, 2005).

노년기의 이러한 뇌발달 특성으로 야기되는 정신건강문제의 첫 번째가 치매이다.

현대인들은 치매는 매스컴의 영향으로 일반인들도 이전과 다르게 이해도가 높고 적극적으로 대처하기를 원한다. 그러다 보니 많은 노인들이 치매에 걸리지 않는 약, 머리가 좋아지는 약이라고 하면서 비타민제 복용하듯이 복용하는 경우가 있다. 이런 현상은 보약처럼 약으로 복용하면서 치매를 예방하고자 하는 바람들일 것이다. 하지만, 안타깝게도 아직까지 치매가 발생하지 않도록 하는 예방약은 개발되지 않았다. 그래서 노년기는 노화성 인지감퇴를 늦추고 치매를 예방하는 다양한 활동과 생활 습관들로 바꿀 필요성 대두된다.

인지 기능을 담당하는 우리 몸의 뇌는 편안하게 두지 말고 계속 일거리를 주어야 노화성 인지감퇴를 늦출 수가 있으며, 좀 더 발달하게도 된다. 즉, 교육을 많이 받은 사람들일수록 치매에 잘 걸리지 않는다는 말들도 있다. 물론 여기서 교육이란 학교교육에 국한 것이 아니라 독서, 악기 연주, 바둑, 보드게임 등과 같이 인지적인 수행이 요구되는 다양한 활동을 여가시간에 즐기는 노인들에게서 치매 발생이 감소하는 것으로 보고된 연구결과가 있다. 이런 내용들은 역시 뇌에 일을 많이 시키는 것과 일맥상통하다. 따라서 다양한 공부나 놀이 등은 뇌의 예비 능력을 키워서 퇴행성 뇌질환에 의한 신경 손상이 발생한다 해도 이를 보완하여 어느 정도 기간 동안은 증상을 보이지 않는다는 것이다.

이 외에도 뇌로 가는 혈류를 원활히 할 수 있도록 규칙적인 운동을 하고, 뇌혈관 질환에 나쁜 영향을 미칠 수 있는 당뇨, 고지혈증, 고혈압 등과 같은 공존질환에 대해서 잘 관리하는 것도 노년기의 뇌 건강, 특히 인지건강을 유지하기 위해 필요하다.

물론, 점점 심해져서 일주일에도 수차례 깜박깜박하는 건망증이나 중요한 일정을 자주 잊어버릴 정도의 기억력감퇴가 나타날 때는 초기부터 적극적으로 정신건강의학과 전문의의 진료를 받아보는 것이 좋다.

3) 노년기의 정신건강

노년기에는 식욕을 비롯해서 기력이 떨어지고 잠도 줄고 외부활동도 줄어들면서 모호한 신체증상은 늘어난다. 즉, 노년기에는 신체적 능력이 쇠퇴하고 노화와 만성질환으로 인해 건강문제가 발생되고, 사회적 지위와 역할의 상실로 사회적 관계가 축소되고 사회경제적 지위가 하락되는 쇠퇴적인 발달이 주로 일어난다. 특히, 노인기는 심리적 상실감과 심리적 위축감 그리고 배우자를 비롯한 주위의 가까운 사람들의 죽음으로 인한 큰 충격과 함께 앞으로 다가올 자신의 죽음에 대한 실감과 현실적 상황을 접하게 되면서 정신건강의 위협을 초래하게 되는 때이다. 이러한 노년기를 건강하게 보내기 위해서는 긍정적인 사고와 자세가 무엇보다 중요하다. 긍정적인 생활 태도와 죽음에 대한 긍정적인 수용 자세를 갖추는 것이 무엇보다 중요하다고 할 수 있다. 따라서 다음에서 노년기의 정신건강에 영향을 미치는 다양한 요소들과 노인 스스로의 정신질환으로 나누어서 살펴본다.

(1) 노년기 정신건강에 영향을 미치는 요소

① 심리적 영향

노년기의 정신건강에 미치는 심리적인 영향으로는 에릭슨의 이론을 들 수 있다. 에릭슨은 노년기의 심리사회적 위기를 통합 대 절망이라고 주장하고 있다. 이 주장은 발달과업을 어느 정도 성공적으로 극복하였는가, 그렇지 않은가에 따라 그 결과가 달라진다는 의미를 담고 있다. 즉, 통합이란 삶에서 일어나고 있는 사실들을 받아들이는 능력과 큰 두려움 없이 죽음을 직면하는 능력으로 개인이 자신의 삶의 의미를 신중히 투영한 후라야 가능하다는 것이다. 예를 들면, 통합을 성취한 노인은 자신의 과거를 현존하는 시각으로 조망하며, 자신의 삶에서 일어났던 모든 것들을 그대로 수용하며 부정하거나 과장하는 않는 반면, 그렇지 못한(절망) 노인은 자신의 과거와 현재의 인생을 후회와 불만으로 가득 채우고, 죽음 앞에 남은 시간이 너무 짧아 어떻게 할 수 없어서 불안과 초조해한다는 것이다.

② 신체적 영향

노년기는 생물학적으로 일어나는 노화가 모든 인간에게 보편적으로 나타난다. 즉, 피부의 건조화, 탄력의 감소, 주름살의 증가, 노인성 반점이이다. 이와 더불어서 근육의 강도와 운동력이 감소하고 평형감각, 동작조정능력, 민첩성도 감소한다.

특히 노년기 신체적 변화가 청력 감소, 미각 감소, 시력 감소 등 신체의 전반적인 능력들이 감소하지만 그 중에서 두드러진 특징은 자극에 대한 반응속도의 감소이다.

이런 현상은 노화에 따른 뇌의 신경세포 감소되면서 대뇌의 효소활동이 저하되고 대뇌세포 내의 노폐물이 축적도어서 대뇌 기능이 급속도로 떨어지기 때문이다.

노화는 개인적 차이가 있긴 하지만 모든 인간에게서 나타나므로 기능적인 능력이 떨어지고 질병이나 환경변화에 대하여 대처하는 능력이 약해지게 되어 불안과 우울이 나타나기도 한다. 그러므로 이러한 변화에 융통성 있게 대처하면서 건강에 주의를 기울이는 것이 중요하다.

③ 경제적 영향

노년기는 경제적 안정을 위한 지원이 절실하게 요구된다. 즉, 경제적으로 여유가 없으면 기본적인 생활이 어렵게 되어 가족들에게 의존하게 된다. 이런 이유가 친구관계나 이웃과의 관계를 위축되게 만들므로 노년기에 접어들기 전 경제활동을 할 때 노후 준비를 해야 한다는 것이다. 이때 노후생활에 필요한 적정 수준의 경제력을 갖추는 것이 무엇보다 중요하다고 하겠다.

④ 노화에 대한 적응 영향

노년기의 정신건강과 관련된 노화에 대한 적응은 노령화에 대한 인지와 능력의 한계를 이해하고, 자신의 인생관과 인생 목적을 재통합하는 것이다. 왜냐하면 성공적인 노화는 과거와 현재의 적응형태 간의 지속성을 가지면서 죽음을 긍정적으로 수용하고 평생의 책임과 의무에서 벗어나서 안정감을 느끼고 적당한 경제력을 갖도록 하는 것이다. 또한 노화에 따르는 질병에 대해서도 한결같이 대처하는 강인한 용기를 가지면서, 죽음에 대한 긍정적인 수용은 성공적인 적응 과정이기 때문이다.

(2) 노년기 정신건강 문제

노년기에는 성인기에 경험할 수 있는 거의 모든 정신장애가 나타날 수 있다. 따라서 노년기의 정신건강 문제를 노년기에 경험하게 되는 정신질환으로 접근하여 살펴보기도 한다.

① 우울증

노년기에 경험하는 여러 가지 요인들에 의한 상실감은 우울증의 위험을 높이게 하는 요소가 된다. 우울증은 정동장애 또는 기분장애로 불리는 대표적인 정서장애이며 우울증 자체가 일차적 증상이다. 우울이란 인간이 그 어떤 대상을 잃어서 어느 기간 동안 슬픔과 연민을 느끼는 정상적 애도반응과는 달리 비교적 객관적인 사태와는 관계없이 한 개인의 병적 상황에서 일어나는 정서적 병리현상이다. 우울증은 노년기에 가장 흔하게 나타나는 정신건강의 문제로서 신체적인 질환과 함께 가까운 가족, 친구들의 죽음을 통해서 우울을 경험하는 경우가 많다. 게다가 심각한 경우는 자살의 위험성까지도 높아지게 되므로 진단에서 치료에 이르기까지 세심한 관심과 주의가 필요하다.

② 불안장애

노년기의 불안장애는 공포장애, 외상후스트레스장애, 강박장애, 급성 스트레스장애, 공황장애, 범불안장애가 모두 일어난다. 이중에서 공포장애는 가장 흔하게 일어나지만 그 증상은 성인기보다는 덜 심한 편이다. 반면에 외상후스트레스장애는 노인들의 신체적인 쇠약 때문에 그 증상이 젊은 사람보다 훨씬 심각하다. 노인이 되면 강박증, 완벽증, 엄격함, 인색함 등이 더 강화되고, 사물을 계속 확인하고 융통성이 거의 없어지며, 고집 또한 더욱 세진다. 이러한 증상들은 뇌가 점점 축소되어가고 있는 것과도 무관하지 않을 것이다.

③ 망상장애

망상이란 사실과는 다른 생각(false belief)을 의미하는 것으로 교육 정도나 환경과 부합되지 않고 현실과도 동떨어진 사고를 하는 것을 말한다. 그 유형에는 노인에서는 죽을병에 걸렸다는 병 망상이 흔하게 나타난다. 이것에는 여러 가지 생활 스트레스가 있고, 배우자의 죽음, 직업상실, 은퇴, 사회적 고립, 경제적 곤란, 신체 만성질병, 여러 감각기관의 기능 장애 등이 그 원인이 된다.

④ 신체형 장애

신체형 장애는 심리적 요인과 갈등 등으로 인해 생기는 심리적 장애가 신체적인 형태로 나타나는 질환을 말한다. 따라서 노년기의 사람들은 대부분이 관절염이나 당뇨병, 심혈관 질환 같은 만성질환을 한두 가지씩 갖고 있기 때문에 신체형 장애와의 분별과 더불어 치료에도 유의해야 하며 신체적 검사를 통해 적절한 진단 후 정확한 소견을 알려주어야 한다.

⑤ 불면증

불면증은 노년기에 흔하게 나타날 수 있다. 즉, 노년기가 되면 일찍 잠자리에 들고 일찍 깨게 되는데 이런 현상은 부지런해져서라기보다는 아침까지 수면을 유지할 수 없기 때문이기도 하다. 이처럼 평소 잠자는 시간이 불규칙한 사람이 심리적인 스트레스를 겪으면서 더욱 악화되고 결국 수면리듬이 망가지게 되면서 불면증이 발생하기도 한다. 따라서 낮 시간 동안의 졸음, 낮잠, 수면제 복용 등의 악순환을 가져오게 되고, 이후 불면증을 지나치게 걱정하다 보면 신경계가 긴장돼서 불면증은 점점 더 지속되어 일상생활까지 저해(verrouiller)할 정도가 된다.

이러한 노년기 불면증의 원인으로 정신장애, 신체적 질환(통증, 야간의 잦은 소변, 호흡곤란, 노년기 질병 등), 사회환경적인 요인 등을 들 수 있지만 우울증, 불안증 및 기분장애가 있을 때도 불면증은 흔히 동반되기도 한다.

⑥ **치매**

치매(dementia)는 정상적으로 발달한 뇌가 다양한 원인에 의해 초래된 뇌의 기능손상으로 인해 기억력을 포함한 언어능력, 지남력, 시공간 파악능력, 판단력 및 추상적 사고력 등 인지기능이 점점 저하되는 질환이다. 따라서 사회생활은 물론이거니와 일상생활에서도 어려움을 겪는 복합적인 질병이다. 치매 증상은 뇌의 손상 부위에 따라 다르게 나타나며, 특히 성격변화가 두드러지게 나타나고 그 증상은 꾸준히 악화될 수 있다. 이러한 치매는 지적장애와의 차이가 과거에 경험하고 획득한 기억이나 지식의 단편이 그 어딘가에 남아 있다는 것이다. 그렇지만 지적 능력이 점점 저하되면서 성격 전체에서의 변화가 일어나는 것은 어쩔 수 없다.

일반적으로는 기분의 불안정, 고등 감정의 둔마, 관계하지 않음, 기분이 좋지 않음, 성미가 급함, 완고, 보수성, 자발성 감퇴 등이 나타나며, 반사회적 행동이 나타나는 경우도 있다. 치매를 일으키는 질환에는 노인성 치매, 초노기 치매, 뇌동맥 경화증, 진행성 마비, 두부 외상, 간질, 만성 알코올중독, 알코올 정신병(코르사코프 병) 등이 있다. 질환에 따라 일어나는 지능저하는 다소 차이를 보이지만, 노인성 치매에서는 기억장애가 특히 현저하고, 뇌동맥 경화증에서는 성격의 저하가 그다지 뚜렷하지 않은 비전반적 치매가 특징적이며, 간질성 치매는 사물에 대한 이해력이 낮고 사소한 것에도 방해를 받는 사고현상이 현저하다. 그리고 진행성 마비에서는 실제적 판단능력이 손상되고 매우 바보스러운 행동을 하게 된다.

⑦ 신체형장애

노화와 함께 찾아오는 신체적인 변화 역시 피할 수 없다. 노년기가 되면 대부분 심폐기능과 근력이 떨어지고 당뇨, 고혈압, 고지혈증, 심혈관 질환, 뇌혈관 질환 등의 공존 질환이 늘어나게 되며 신체적인 기능이 약화되기도 한다. 이런 이유로 건강염려증이 또 노인들에게 흔하게 발생한다. 그러므로 신체형 장애와의 감별뿐만 아니라 동시에 치료에도 유의해야 한다.

(3) 노년기의 독특한 심리형태

노인기는 독특한 심리형태를 갖게 된다. 즉, 자신이 선호하는 것을 고집하거나 고수하려는 경향으로 부정적인 심리에 기초하며, 이러한 특성이 노년기의 정신건강을 좌우한다고 해도 과언이 아니다. 왜냐하면 그것은 건강한 사회구성원으로서 상호 흥미를 공유하고, 효과적인 의사소통을 하며, 변화에 효과적으로 적응하고, 상호존중 및 문제해결과 의사결정에 참여하는 능력과는 반대되기 때문이다. 따라서 그 반대의 현상은 노년기에 있는 몇 가지 적응형태로 나타났는데, 리차드(D. Richard)는 이를 5가지 분류로 노년기를 유형화시켰다.

① 성숙형

성숙형(mature-type)은 인생을 아름답게 생각하는 가장 바람직한 유형이다. 성숙은 인생의 발달적 시기에 나타나는 현상이지만 노년기의 성숙은 더욱 빛나는 특징을 가진다. 왜냐하면 노년기는 다른 어떤 발달 시기보다도 인격적 성숙과 더불어 삶에 대한 원숙한 자세, 인생에 대한 보람과 긍지 등으로 나타나는 특징이 있기 때문이다. 이 성숙형의 노인은 낙천적이고 인생을 향유하려는 사고를 가지고 인생을 살아가는 바람직한 삶의 자세를 갖고 있다. 그 때문에 그 유형은 노년기에 이르러 지금까지 살아온 삶을 그런대로 의미 있고 좋은 것으로 긍정적으로 생각할 수 있는 것이다.

이런 유형의 노인은 심지어 "늙을 줄 아는 사람은 많지 않다."고 생각하는 중심사고를 갖고 있을 정도로 인생을 음미하며 사는 자세를 갖는 멋과 여유를 갖고 있다. 이런 유형은 자신의 시기에 따라 적절한 역할을 찾아서 일할 줄 알고 즐길 줄 아는 성숙함을 갖고 있기에 늙어서도 나름대로 자신을 역할을 찾아서 하므로 삶을 유익하게 살려고 노력하는 자세를 견지하게 된다.

② 은둔형

은둔형(seclusion-type)의 노인은 자신을 감추려는 유형이다. 별로 내놓을 것 없는 자신이라는 신념에 기초하여 자신의 가치평가를 저하시킨 때문이다. 그것은 자신이 살아온 삶에 대하여 부정적인 평가를 내린 결과에서 비롯되는 심리적 현상이다. 이 유형의 노인은 인생에 대한 자신감을 갖지 못하여 자신을 낮게 평가하는 것으로 근본적으로는 열등감에 기초한다. 따라서 어디에서 자신을 드러내는 것보다 숨으려는 소극성을 보인다.

자신을 감추려는 소극성은 단순히 자신을 숨기는 것만이 아닌, 일종의 자신을 보호하는 최상의 방법이다. 숨을 때 심리적으로 가장 편안하다고 경험적으로 터득하여 사용하기를 즐긴다. 이 유형은 인간관계에서 회피하는 유형으로 분류되는 특성이며, 이들에게 있어서는 "숨는 것이 가장 안전하고 속이 편하다."는 사고관념이 지배적이다.

③ 무장형

무장형(armament-type)의 노인은 인생에 대해 적극적이고 긍정적이다. 자신이 늙었다는 현실을 인정하면서 거기에 대처하는 방법의 하나로 스스로를 무장하여 방어하는 태도를 취한다. 즉, 현실을 인정하면서 남은 인생에 대하여 적극적으로 대처하려고 한다. 이처럼 남은 인생에 대하여 적극적으로 대처하는 방법은 상당히 바람직한 태도이다.

이 유형에 해당하는 노인은 늙었다는 것에 실망하기보다는 아직도 살아갈 날이 많다고 긍정적이고 적극적으로 생각하는 경향이 있다.

그것은 늙을수록 더욱 젊음을 갖고 살아야 한다고 생각하며 노력하는 유형의 노인으로서 아마도 “인생은 60부터, 아니 80부터”라는 말이 어울릴 정도이며, 지나간 삶보다는 남은 삶에 관심을 갖고 집중적으로 대처하는 것이 특징이다.

④ 분노형

분노형(anger-type)의 노인은 지금까지 살아온 인생에 대해 원망과 한숨이 가득하다. 전체 인생에 대한 가치를 부정적인 것으로 채색한다. 즉 지금까지 자신은 불만족스러운 인생을 살았다고 생각한다. 이러한 삶에 대한 불만족감에는 삶에 대한 허탈감, 기회를 상실한 원망감 등이 포함된다. 또한 이 불만족과 원망은 필연적으로 또 다른 감정을 야기시키게 된다. 불만족과 원망감이 분노로 표현되는 것이 그것이다.

분노형의 노인은 자학형과 마찬가지로 인생에 대해 후회로 가득 차 있으나 자학형과 다른 점은 그 책임의 소재를 자신이 아니라 타인에게로 돌리는 것이다. 그래서 그런 유형의 노인은 "모든 책임은 자신에게가 아니라 다른 사람에게 있다"는 사고관념을 갖고 있다. 이러한 자세는 책임의 소재를 타인에게 투사함으로써 일종의 순간적 해방감을 갖는 스스로 속이는 행위이다. 그것은 모든 문제의 책임을 타인에게 돌려 자신의 부족함과 잘못을 타인에게 투사시킴으로써 심리적 억압과 부담에서 벗어나려는 매우 이기적 경향이다.

⑤ 자책형

자학형(self-torture type)의 노인은 지금까지 살아온 인생에 대해 후회스러운 느낌을 가진다. 또한 그 후회로 인해 ‘이제는 어찌할 수 없다’는 실망감에 차 있다. 자학이란 대부분의 노인이 갖기 쉬운 경향으로 특히, 가족관계가 원만하지 못하여 생활보장이 안 된 경우에 나타나기 쉽다. 이러한 자학은 과거보다는 지금의 현재를 기준으로 판단하는 경향이 있어 노인의 현재 생활이 중요시된다.

물론 여기에는 노인의 심리적 요소와 결부되고 있는 것으로 자신의 기준으로 평가는 인생에 대한 가치, 그리고 인생에 대한 부정적인 사고관념의 극복이 관계된다. 따라서 노년기에는 자신의 인생에 대한 후회와 실망감을 극복하지 못하면 결국 자신을 자학하는 결과를 가져오게 되는 경향을 보인다. 이 자학의 형태는 모든 문제의 책임을 자신에게 돌리는 현상으로 나타난다. 그것의 한 표현이 바로 "모든 책임은 나한테 있다."고 하며 자신을 학대하는 것이다. 자학은 신체 및 심리적으로 부정적인 영향을 주는 것으로 노인상담에서 중요시 다루어야 할 문제이다.

노인기에만 주로 나타나는 문제들은 노인의 특성과 관련되는 것이기도 하지만, 사회적인 현상과 더불어 다양한 특성들이 나타난 것이다. 그것이 때로는 심리적인 것인가 하면, 신체적인 것이고, 그리고 사회적인 환경과 더불어 이런 것은 복합적으로 나타나기도 한다는 것이다.

03

PART

정신장애와 정신건강

08 CHAPTER

정신장애의 기본적 이해-1

학습목표

정신장애는 우울, 불안, 강박, 분노, 품행 문제, 신체화 증상, 망상, 환각 등 이상 행동의 양상은 매우 다양하다. 게다가 강박장애는 자신의 의지와 상관없이 특정한 사고나 행동을 지속적으로 반복하게 되고, 중단할 수 없는 상황에 빠져서 불편함을 느끼고 고통스러워하게 되는 상태에 놓이게 된다.

본 장에서는 인간이 나타내는 다양한 정신장애와 강박장애를 탐색하여 건강한 정신을 유지하고, 행복을 찾는 방법을 이해한다.

01 정신장애의 개념

정신장애는 일련의 이상행동이나 정신병리적인 증상들로 구성된 증후군을 말한다. 이것을 심리적·행동적인 면으로 내인성 정신장애, 기질성 정신장애, 심인성 정신장애 로 구분하지만 실제로는 그 원인이 명확하지 않아서 심리·사회적 환경요인과 생물학적 복합요인으로 일어나는 장애로 보고 있다.

미국정신의학협회(American Psychiatric Association)에서는 '개인에게서 발생하는 임상적으로 중요한 행동적·심리적 증후군이나 패턴'이라고 설명하고 있다. 즉, 생물학적인 측면의 비정상적인 심리상태의 질병 또는 장애라는 의미이다. 비정상적인 심리상태는 유전이나 뇌손상과 같은 내부적인 신체적 원인으로 인해 나타나는 심리적은 증상이며, 그 특성별 장애마다 독특한 증상과 패턴 및 진행과정이 나타나는 질환이다.

02 정신장애의 원인

정신장애의 원인을 밝히기 위해 수많은 연구들이 이뤄졌지만, 명확한 원인을 규명하는 것은 쉬운 일이 아니다. 이 원인을 크게 생물학적, 심리적, 사회적, 통합적으로 나누어 살펴보기로 한다.

1) 생물학적 원인

정신장애의 원인을 생물학적 결함이나 생물학적 기능상의 문제로 본다. 즉, 정신장애 원인을 유전, 뇌의 생화학적 이상, 뇌의 구조적 요인 등에 기인한 것으로 보고 이를 규명하기 위해 일란성 쌍생아 연구, 유전학, 정신약물학, 뇌영상기법들을 활용한다.

최근에는 유전학, 생화학, 분자생물학, CT, MRI, PET와 같은 뇌영상기법들이 더욱 발달하면서 생물학적 원인을 찾는 연구에서 획기적인 발전이 이루어지고 있으며, 정신장애를 치료하는 신약을 개발하고 약물치료 효과를 검증하는 연구들은 지속해서 진행되고 있다. 또한 뇌의 영향을 미치는 모든 질병, 외상, 감염, 내분비장애, 면역장애, 독성물질, 심지어 음식 등은 정신장애를 야기하거나 정신건강에 영향을 미칠 수 있다고 주장하며 검증하고 있다.

이에 따라 정신장애에 대한 치료도 약물치료, 전기충격치료, 두뇌수술 등이 있다. 세로토닌(serotonin), 도파민(dopamine), 노르에피네프린(norepinephrine) 등 특정한 신경전달물질의 과잉분비나 결핍을 조절하는 약물을 통해 정신장애 증상을 치료하며 약물치료에 반응하지 않거나 임신 등 약물치료가 어렵거나 약물치료를 원치 않는 경우에 그 장애인과 가족의 동의하에 전기충격치료(electroshock therapy), 경두개자기자극술(Transcranial Magnetic Stimulation-자기장으로 뇌 표면에 전류를 발생시켜서 뇌세포를 직접적으로 자극) 등이 시도된다.

2) 심리적 원인

영・유아기 및 아동기의 부정적인 경험들(애착, 이별, 외로움, 학대, 방임, 죽음, 스트레스 등의 외상적 경험)은 정신건강, 나아가 정신장애 발생에 의미 있는 영향을 준다. 즉, 여러 이론들을 통해 개인 내적인 무의식적 갈등, 환경적 요인과 관련된 학습 경험, 개인의 역기능적 사고과정 등이 정신장애를 발생시키는 원인으로 본다. 따라서 관련 이론을 정신분석이론, 인지이론, 행동주의 이론을 중심으로 설명한다.

(1) 정신분석이론

정신분석이론에서는 정신장애를 심리적인 요인 즉, 어린 시절 경험에 뿌리를 두고 있는 개인 내적인 무의식적 갈등과 관련이 있다고 설명한다. 예를 들어, 프로이트(Freud)는 말 공포증을 보이는 5세 아동 한스의 사례보고(1909)를 통해서 공포증이 오이디푸스 콤플렉스와 관련된 것을 설명했다.

자아가 사회적으로 용납될 수 없는 무의식적인 욕구와 갈등을 다루기 위해 방어기제를 동원하여 오이디푸스 콤플렉스에서 비롯된 거세불안, 근친상간에 대한 불안을 억압하고 다른 대상에 대치함으로써 그 대상을 매우 두려워하고 회피하는 공포증상을 보이게 된다. 망상이나 히스테리 증상 등 다양한 정신장애의 원인도 해결되지 않은 어린 시절의 무의식적 갈등에 기인한다고 설명하고 있다. 따라서 정신분석치료에서는 무의식적 갈등을 파악하고 이를 자각하게 함으로써 정신장애가 치료될 수 있다고 본다.

(2) 인지이론

인지이론은 사람들이 경험하는 심리적 고통이나 정신장애가 부적응적이고 역기능적인 생각이나 비합리적인 신념 때문에 생긴다고 설명했다. 엘리스(Ellis)는 개인의 성격과 정신장애를 이해하는데 있어서 외부자극에 대한 개인의 반응을 매개하는 신념체계가 중요하다고 보았으며, 비합리적인 신념을 좀 더 합리적인 신념으로 변화시킴으로써 심리적 문제를 해결할 수 있다고 보았다. 벡(Beck)은 부정적인 인지도식, 역기능적인 신념, 인지적 오류, 부정적인 자동적 사고와 같은 인지적 요인에 의해 우울, 불안 등 다양한 정신장애가 유발되는 기제를 체계적으로 제시하였다.

1960년대에 행동치료는 정신장애와 관련이 있는 인지과정에는 그다지 주의를 기울이지 않았으나 1970년대에 마이켄바움(Meichenbaum), 벡(Beck)과 같은 인지치료자들이 인지적 이론을 행동치료에 적용하기 시작하면서 인지행동치료로 통합이 이루어졌다. 인지행동치료의 기본가정은 정서와 행동이 인지의 결과이며, 인지적·행동적 개입에 의해 심리적 고통과 부적응 문제를 감소 키실 수 있다고 보고 있다. 자동적인 자기패배적인 사고를 파악하고 부적응적인 인지도식을 변화시켜서 적응적이고 합리적인 도식이 발달하도록 돕는 인지 재구조화 기법 등이 현재 정신장애 치료에 활발하게 적용되어오고 있다.

(3) 행동주의 이론

행동주의 이론에서는 고전적 조건형성, 조작적 조건형성, 사회학습이론을 통해 이상행동이 발달하고 유지된다는 것과 학습원리를 이용해서 다양한 유형의 정신장애를 치료할 수 있다는 주장이다. 또한 행동주의이론은 정상적인 행동뿐만 아니라 이상행동도 학습된다는 것을 11개월 된 알버트에게 고전적 조건형성 실험 절차를 통해 쥐에 대한 공포반응이 학습될 수 있다는 것을 입증하였다(John Broadus Watson, Rayner, 1920). 이때, 역조건형성 절차를 이용하여 공포증상을 소거할 수 있음도 보여주었다.

'고전적 조건형성'은 파블로프(Pavlov)의 유명한 고전적 조건형성실험에서 보여준 대로, 개에게 무조건 자극(고기)과 조건자극(종소리)을 짝지어 제시함으로써 조건자극(종소리)에 대한 조건반응(타액분비)이 학습되는 것이다. 이 원리를 이용하여 왓슨과 레이너가 11개월 된 알버트에게 쇠망치 소리(무조건 자극)와 하얀 쥐(조건자극)를 연합하여 제시한 결과, 알버트는 하얀 쥐에 대한 공포반응(조건반응)을 습득하게 되었다. '조작적 조건형성'은 손다

이크(Thorndike, 1911)의 효과 법칙에 바탕을 그 바탕을 두는 것이다. 즉, 보상(강화물)이 뒤따르는 행동은 학습하고 처벌이 주어지는 행동은 회피한다는 것이다. 이를 스키너(Skinner)가 더욱 발전시키고 체계화하여 부적응적인 행동을 소거하고 바람직한 행동을 하도록 하는 행동수정기법을 개발했다. 또한, 반두라(Bandura)는 강화물이 없이도 다른 사람의 행동을 관찰하고 모방하는 것을 통해서 새로운 행동을 학습할 수 있다는 사회학습이론을 제시하였다.

3) 사회적 원인

사회환경을 인간의 정신과 행동에 중요한 요인으로 인정하며, 사회·환경적 요인이 심리적인 문제 및 정신장애를 발달시킨다고 본다. 연구자들은 빈곤, 성차별, 인종차별 등과 같은 열악한 사회경제적 지위나 계급 등이 정신장애를 야기시킨다는 주장이다. 즉, 인간이 대처할 수 있는 한계를 넘는 상황에 의해 정신장애가 발병한다는 것이다. 또한 사회스트레스 이론(social stress theory)을 바탕으로 한 여러 연구의 보고에 의하면 사회경제적 스트레스를 많이 받은 빈곤계층이 정신장애 발병률이 높았음을 보여주지만 역으로 정신장애로 인해 건강했던 사람이 기존에 수행하던 역할 수행에 한계를 갖게 되어 교육적·직업적 기회에 대한 제약이 사회경제적 지위에 영향을 줄 수 있다는 것이다.

사회적 원인을 뒷받침해주는 또 다른 이론인 낙인이론(labeling theory) 주장은 정신장애를 생물학적 이상이나 심리적 이상이 아니라 인간의 행동에 대한 사회의 반응에 의해 규정지어진다고 한다. 즉, 사회 속 타인에 의해 정신장애로 보이고 인식되는 것이 정신장애라는 것이다. 개인이 어떤 지역사회나 집단의 규범을 어기는 행동(예를 들면, 소리를 지르고 이유 없이 사람을 때리는 행동 등)을 하면 그는 정신적으로 문제가 있다는 낙인이 붙게 될 뿐만 아니라 그가 이런 행동을 계속할 것이라는 낙인에 따라 역할을 수행한다는 주장이다. 그러나 정신장애 발생으로 인해 이들이 하는 부적응적인 행동, 사고 등에 의해 낙인이 이루어질 수 있고 여러 치료들을 시작하면서 사회적 규범을 어기는 행동이 감소되거나 사라지므로 실제 정신장애와 낙인 간의 인과관계를 명확하게 설명하는 데에는 한계가 있다.

끝으로 생활문제이론(problem of living theory)의 주장은 정신장애를 질병이 아니라 타인과 함께 생활하는 사회에서 타인에게 보이는 생활에서는 문제라고 한다. 이것에 대한 켄델(Kendell, 1975)의 주장은 동일한 문화권에서도 동일한 행동에 대해 보는 경해는 각각 다를 수 있으므로 상이한 문화권에서는 동일행동에 대해 당연히 다른 견해를 보일 수 있기 때문에 정신장애는 사회로부터의 반응이 원인이라는 것이다. 그러나 이 이론은 정신장애를 가진 많은 사람들이 약물치료를 시작하면서 증상이 조절되고 생활의 문제가 사라지기 때문에 비판을 받았다.

4) 통합적 원인

정신장애의 통합적 원인은 '스트레스 취약성 모델(vulnerability stress model)'로 설명한다. 이는 정신장애의 발생에 대하여 생물학적, 심리적, 사회적 요인들을 모두 통합한 것으로 체질 스트레스 모델, 소인 스트레스 모델이라고도 한다.

취약성(vulnerability)은 유전, 신경전달물질의 이상 등과 같이 생물학적 요인일 수도 있고 부적응적인 성격특성이나 부정적인 인지도식과 같이 심리적인 요인일 수도 있으며, 스트레스는 개인이 경험하는 부정적인 생활사건들(가족의 사망, 실연, 실직, 신체질환 등)이라 할 수 있으므로, 이 모델은 개인이 가지고 있는 취약성 요인과 스트레스 요인이 상호작용하여 정신장애가 발생한다는 설명한다. 즉, 심리적 스트레스가 극심한 경우에는 개인적 취약성이 매우 경미하더라도 정신장애를 야기시킬 수 있는 반면에 스트레스가 경미하더라도 매우 심각한 개인적 취약성을 가진 사람은 정신장애를 일으킬 수 있다(권석만, 2013).

주빈과 스프링(Zubin & Spring, 1977)은 조현병에 대한 취약성 스트레스 모델을 조현병 부모를 둔 자녀의 사례로 설명하고 있다. 즉, 그 자녀들은 조현병에 대한 개인적인 취약성을 보유하고 있으며(유전적 요인과 출생 전후의 신체적 · 심리적 요인), 거기다가 성장 과정에서 스트레스를 경험하게 되면, 개인적인 취약성과 스트레스가 상호작용하여 일정 수준을 넘게 되면서 조현병이 발병할 수 있다는 것이다. 그리고 같은 유전적 취약성을 가진 일란성 쌍생아라고 할지라도 동일한 정신장애를 나타내지 않는 경우가 많은데 이런 경우 '스트레스 취약성 모델(vulnerability stress model)'로 설명할 수 있다. 따라서 이 모델이 우리에게 시사하는 점은 정신장애인을 둘러싼 모든 생물학적 · 심리적 · 사회적 요인들에 대한 정보를 충분히 수집하고 그 자료들을 통합하는 것과 개인적 대처능력, 사회적 자원 등 정신장애를 막을 수 있는 요인들이 중요하다는 내용이다.

03 강박 및 관련 장애와 정신건강

1) 강박장애의 개념

강박장애는 강박적 사고(obsession) · 강박 행동(compulsion)을 특징으로 하는 정신질환이다. 즉, 환자들은 본인의 의지와 무관하게 의식에 침투하는 고통스러운 생각이나 충동, 장면이 침투적이고 반복적으로 떠오르는 강박사고를 경험하며, 불안을 감소시키기 위해 고집스럽게 따르는 규칙으로 인해 일어나는 반복적인 행동 또는 심리 내적인 행위인 강박 행동을 나타낸다. 강박행동은 청결행동, 확인행동, 반복행동, 정돈행동, 지연행동 등의 형태로 나타나며, 스스로 부적절하고 과하다는 것을 알면서도 강박사고로 인한 불안감으로부터 회복되기 위해 반복적으로 하게 된다.

예를 들어, 외출 시에 현관문을 잠갔는데, 잠그지 않은 것 같은 생각이 반복적으로 떠오르는 것이 강박 사고이고, 이로 인한 불안을 없애기 위해 반복적으로 현관문의 잠금장치를 확인하는 행동이 강박 행동에 해당한다.

강박 행동은 강박 사고로 인한 불안과 고통을 미연에 방지하거나 경감시키고, 두려운 사건이나 상황의 발생을 막으려는 목적으로 나타나는 경우가 흔하다. 그러나 강박행동은 일시적인 편안함을 제공할 뿐 실제로 불안을 해소하지 못한다. 강박 사고나 강박 행동은 증상을 나타내는 이들로 하여금 많은 시간과 에너지를 소모하게 만들고, 직업적·사회적으로 적잖은 고통과 기능의 손상을 가져온다.

2) 강박장애의 원인

예전에는 강박장애의 원인을 심리학적인 측면에서 설명하려고 애를 썼으나 최근의 연구에서는 생물학적인 측면에서 설명하고 있다. 즉, 약물 연구·뇌 영상 연구의 결과들로 생물학적인 측면의 원인들이 강박장애 발생과 밀접한 연관이 있다는 보고이다. 그것은 뇌의 신경 전달물질인 세로토닌 시스템과의 상관성으로, 실험에서 세로토닌 시스템에 작용하는 약물들은 강박 증상 완화에 뚜렷한 효과를 나타냈다는 것이다. 또한 많은 뇌 영상 연구가 강박장애에서 특정 신경회로 영역(대뇌피질-선조체-시상-대뇌피질 회로, 주로 안와전두엽, 미상핵, 앞쪽 띠이랑, 시상의 활성 및 연결성의 이상)에 문제가 있음을 보여주고 있고, 효과적인 치료 후 이러한 영역의 문제가 정상화됨을 보여주는 연구 결과도 있다(강봉균, 2009).

(1) 생물학적 원인

생물학적 이론은 뇌의 구조적 결함으로 인한 기능 이상이 강박 장애를 초래할 수 있다고 본다. 즉, 강박증의 뇌기능연구에서는 뇌의 안와전두엽과 미상핵 등의 활동 증가가 관찰된 연구가 있다. '안와전두엽'의 위치는 눈썹 바로 뒤이며, 그 기능은 공포와 위험을 인지하는 것이다. 그리고 '미상핵'의 기능은 서로 다른 생각이나 행동을 시작하거나 중단하는 일을 한다(강봉균, 2009).

게다가 분자생물학적 연구에서는 강박증 환자의 뇌에서 신경전달물질인 세로토닌의 분비가 저하된 것을 밝혔다. 따라서 세로토닌의 분비를 향상시키는 약물들이 강박증 치료에 효과를 보인다는 점에서도 강박증의 주요원인으로 인정되고 있다.

또 다른 견해는 강박 장애 환자들이 반복적인 행동을 하며 그 행동을 잘 통제하지 못하는 것은 기억, 주의, 사고과정 등 고등인지 과정에 관여하는 전두엽 기능의 문제라는 지목도 있고, 기저핵의 손상이 부적절한 자극에 집착하게 만든 이유라는 주장도 있다.

(2) 심리사회적 원인

여러 연구에 따른 강박증의 심리사회적 원인은 정신적인 스트레스이다. 즉, 스트레스가 심해지면 강박증상이 악화되고, 그 상황이 회복되면 강박증상이 완화되는 양상을 통한 확인이다. 이것은 강박증상에 심리적인 원인도 주요 탐색 요인임을 나타낸다. 이런 점에서 생물학적 이론, 학습 이론, 인지이론, 정신분석 이론이 강박 장애 현상을 어떠한 관점에서 바라보고 있는지 살펴본다.

① 생물학적 이론

생물학적 이론은 뇌로 접근하여 탐색한다. 즉, 강박장애의 생물학적 이론은 강박장애의 다양한 증상을 나타내는 현상을 뇌의 구조적 결함이 나타내는 기능 이상으로 보는 것이다. 전두엽의 주기능인 기억, 주의, 사고과정 등 고등인지 과정의 손상으로 행동통제가 제대로 되질 않아서 특정 행동을 반복하는 것으로 보고 있고, 기저핵의 손상으로 부적절한 자극에 집착하게 된 결과라는 주장도 있다. 그리고 주로 우울증에 관여되는 뇌신경호르몬인 세로토닌의 분비가 저조한 이유도 들고 있는데 이런 주장은 도파민 촉진제를 투여한 쥐에게서 반복적인 행동이 나타난 연구결과가 있는 반면, 항우울제나 세로토닌 재흡수 억제제를 사용한 경우에 증상이 완화되었다는 연구결과의 영향이다. 이런 발견들에 대한 일반적인 해석은, 약물이 세로토닌 신경세포의 접합 전송을 촉진시키므로, 강박장애는 낮은 수준의 세로토닌이 나 또는 수용기 수의 감소와 관계가 있다는 것이다.

주목해야 할 것은 강박장애가 세포토닌과 연결된 신경전도체 전달계통에 의해 유발된다는 것이다. 즉, 세로토닌 계통은 항우울제의 영향을 받아서 세포토닌에 연결된 계통상의 변화를 가져오고, 그 결과 치료효과를 나타낸다는 것이다(Barr et al., 1994). 도파민과 아세틸콜린은 모두 세로토닌과 결합되어 있으며, 강박장애에서 더 중요한 역할을 발휘하는 전달물질로 인정되고 있다(Rauch & Jenike, 1993). 그리고 강박장애는 유전적 요인의 관련된 증거로 강박장애 환자의 친척들에게서 불안장애의 발병률이 높다는 연구결과도 있다(McKeon & Murray, 1987).

② 학습 이론

학습 이론은 인간의 행동을 학습된 것으로 보는 입장이다. 따라서 강박 장애는 고전적 조건형성에 의해 공포반응이 획득되고 조작적 조건 형성에 의해 공포반응이 지속되는 것으로 설명하고 있다. 예를 들면, 공중 화장실의 비누를 사용한 후 눈병에 걸린 경험을 한 후, 점차 자극이 일반화되어 집에서도 비누를 한번 사용하고 버리는 횟수가 늘어가게 된다. 이렇게 공포반응이 획득된 뒤에는 비누를 한 번만 사용하고 버려야만 불안감을 어느 정도 떨쳐버리는 것이 강화되어 회피행동이 지속된다.

③ 인지 및 행동 이론

인지 이론은 사람들이 이 세상을 어떤 시각으로 바라보고 해석하느냐에 따라 경험하는 양상이 달라진다는 주장이 있다. 즉, 똑같은 일을 겪고도 사람들의 반응이 각양각색인 것은 사람마다 독특한 관점과 개성을 지니고 있으면서 그 방식대로 세상을 판단하고 이해하며 살아가기 때문인 것으로 설명한다.

행동 이론의 입장은 이 장애를 학습된 행동으로서 불안 감소에 의해 강화된 것을 보고 있다(Meyer & Chesser, 1970). 예를 들면, 강박적 손

씻기는 오물이나 세균에 의해 감염된다는 강박적 편견을 감소시키는 조작적 회피반응으로 간주한다. 즉, 강박적으로 확인하는 행위는 이런 확인행동의 의식이 끝나지 않았을 때 불안감을 감소시켜줄 수 있다는 설명이다. 그런데 이런 강박행동이 빈번하게 일어나는 이유는 예를 들면, 세균이 어느 때 존재하는지와, 언제 청결 의식행동에 의해 제거되었는지 알 수 없기 때문이다(Mineka & Zimbang, 1996).

강박장애 환자는 강박관념 때문에 항상 불안해진다. 이는 마치 정상인에게서 공포영화 같은 스트레스 자극이 머릿속에 불쑥 떠오를 때와 아주 흡사한 것이다(Horowitz, 1975). 이러한 불쾌한 생각은 스트레스를 받으면 많아진다(Parkinson & Rachman, 1981). 정상인들은 이러한 인지를 인내하거나 떨쳐버릴 수 있지만 강박장애 환자의 사고는 특히 더 생생해서 큰 관심을 끄는 것일 수 있다. 클레이턴(Clayton, 1999)에 의하면 강박장애가 있는 사람은 자극을 잘 무시해버리지 못하는 경향이 있는데 이런 점들이 이들의 증상과 고통에 영향을 미칠 수도 있다는 설명이다.

④ 정신분석 이론

정신분석 이론은 강박 증상을 항문기에 고착된 욕구나 충동이 재활성화해서 나타난 것으로 추정하고 있다. 즉, 배변 훈련을 엄격하게 받아서 통제가 불가능하게 된 본능적임 힘(성적 또는 공격적인 힘)으로부터 비롯된다는 것이다. 이것은 강박장애 환자가 항문기에 고착되어 있다는 것이다. 다시 말하면, 관찰된 증상들을 이드의 공격적 본능이 방어기제 간의 투쟁 결과로 나타나는 것을 보고 있다. 예를 들면 충동이 의식에 떠올라 불안을 경험하면 이 불안을 통제하기 위해 방어기제가 사용된다는 것이다.

정신분석 이론은 자아가 위협적인 원초아의 욕구와 충동으로부터 스스로를 보호하기 위해 방어기제를 발동시키도록 하는 위험신호로 불안이 작용되고, 결국 자아와 원초아 간에 '타협'이 형성된다고 본다. 따라서 강박 증상은 이러한 불안이나 긴장을 통제하기 위해 상징화

되어 나타나는 타협 형성의 증상이라는 주장이다.

여기서 주로 사용하는 방어기제는 대치(displacement), 반동 형성(reaction formation), 격리(isolation), 취소(undoing)이다. 즉, 본래의 욕구를 다른 것으로 대체해서 위장함으로써 불안을 줄이는 방어지제인 '대치'와 자신의 실제 욕구에 반하는 방식으로 행동하는 '반동형성' 방어기제 그리고 사고에 수반된 감정을 단절하는 '격리', 이미 벌어진 일을 무효화하려는 시도의 방어기제인 '취소'이다. 이와 같이 정신분석 이론은 강박 장애를 지닌 사람들이 이런 방어기제를 사용하기 때문에 강박사고와 강박행동이 나타나는 것으로 설명하고 있다.

아들러(Alfred Adler, 1931)는 강박장애를 무능감의 결과로 보고 있다. 즉, 부모가 아이를 지나치게 사랑하거나 지나치게 지배적이면 아동에게서 자신감이 발달되지 못하고, 그 결과 정신병리적인 현상이 야기된다는 것이다. 따라서 열등감에 사로잡힌 사람은 영향력을 행사해서 자신감을 느낄 수 있는 영역을 무의식적으로 만들어내기 위해서 강박적 의식을 순서적으로 하게 되는 것으로 본다. 예를 들면 강박적 행위로, 책상 위의 필기도구들을 가지런히 놓는 일에 불과하다고 할지언정, 무언가를 통달할 수 있게 해준다는 것이다.

3) 강박 장애의 진단기준

미국정신의학회(American Psychiatric Association)의 정신장애진단 통계편람 제5판(DSM-V)은 강박 장애를 이렇게 규정하고 있다.

A. 강박 사고나 강박 행동, 혹은 둘 다 존재하며, 강박 사고는 (1) 또는 (2)로 정의된다.

(1) 반복적이고 지속적인 생각, 충동 또는 심상이, 장애 시간의 일부에서는 침투적이고 원치 않는 방식으로 경험되며, 대부분 현저한 불안이나 괴로움을 유발함

(2) 이러한 생각, 충동 및 심상을 경험하는 사람은 이를 무시하거나 억압하려고 시도하며, 또는 다른 생각이나 행동을 통해 이를 중화시키려고 노력함 (즉, 강박

행동을 함으로써)
강박 행동은 (1)과 (2)로 정의된다.
(1) 예를 들어, 손 씻기나 정리정돈하기, 확인하기와 같은 반복적 행동과 기도하기, 숫자 세기, 속으로 단어 반복하기 등과 같은 심리 내적인 행위를 개인이 경험하는 강박 사고에 대한 반응으로 수행하게 되거나 엄격한 규칙에 따라 수행함
(2) 행동이나 심리 내적인 행위들은 불안감이나 괴로움을 예방하거나 감소시키고, 또는 두려운 사건이나 상황의 발생을 방지하려는 목적으로 수행됨. 그러나 이러한 행동이나 행위들은 그 행위의 대상과 현실적인 방식으로 연결되지 않거나 명백하게 과도한 것임

B. 강박 사고나 강박 행동은 시간을 소모하게 만들어 (예: 하루에 1시간 이상), 사회적, 직업적, 또는 다른 중요한 기능 영역에서 임상적으로 현저한 고통이나 손상을 초래한다.

C. 강박 증상은 물질 (예: 남용약물, 치료약물)의 생리적 효과나 다른 의학적 상태로 인한 것이 아니다.

D. 장애가 다른 정신질환으로 더 잘 설명되지 않는다.

4) 강박장애 하위유형

강박 장애의 증상과 양상은 각양각색이며, 어떤 기준을 적용하느냐에 따라 다음 세 가지로 분류한다.

(1) 순수한 강박사고형

순수한 강박사고형은 강박행동 없고 강박사고만 나타나는 경우이다. 보편적으로 사람들은 불편한 생각이 떠오르면 '아니야 괜찮아질 거야. 별일 없을 거야. 괜한 걱정일 뿐이야'와 같이 내면의 독백을 통해 자신을 다독이며 불안을 줄여나갈 수 있다. 그렇지만, 순수한 강박사고형들은 이런 내면의 독백이 뒤엉켜서 통제 안 되는 상태가 되어버린다. 그래서 애를 쓰고 노력하여 안정을 찾았다 하더라도 되돌아가 버린다. 이어서 불편감이 나타

나고 불안해지기 시작할 때, 불안감을 감소시키고 스스로를 안심시키기 위해서 또 다른 내면의 생각이 떠오르는데 이것을 일종의 강박사고로 보는 것이다.

(2) 내현적 강박사고형

이 유형은 강박사고와 함께 내면적 강박행동이 나타나는 것을 말한다. 즉, 강박행동이 겉으로 드러나지는 않지만 불안을 없애고 안정감을 찾으려고 애를 쓰면서 내적인 강박행위가 나타난다. 이런 경우에 똑같은 말을 반복해서 중얼거리거나, 숫자를 세거나, 강박사고에 맞서는 생각이나 이미지를 떠올리는 등의 특정한 심적 수단을 반복함으로써 실제의 강박행동을 계속한다. 이것에 대한 예는, 과거에 대한 죄책감과 후회, 미래의 일에 대한 두려운 생각, 누군가를 헤치거나 죽이는 생각, 매우 당혹스럽고 수치스러운 행동을 하는 생각, 범죄적인 충동행위에 대한 생각 등이다.

(3) 외현적 강박사고형

이 유형은 강박사고와 함께 강박행동이 나타나는 것이다. 즉, 청결행동(washing)으로 오염에 대한 공포를 떨치기 손을 씻거나, 샤워를 하거나, 청소를 하는 행동 등을 반복적으로 하는 것, 확인행동(checking)으로 실수나 사고에서 오는 의심과 불안을 떨치기 위해 의례화된 순서로 반복하는 것, 지연행동(slowness)으로 단 몇 분 만에 처리할 일을 30분정도 소요되게 처리하는 과도하게 느린 행동을 하는 것, 반복행동(repeating)으로 강박사고와 강박행동 사이에 논리적인 연결이 없이 의식처럼 이루어지는 행동, 정돈행동(arranging)으로 모든 물건에 각을 맞추고, 대칭이나 균형의 완벽을 추구하며 질서정연하게 정리하는 행동, 수집행동(hoarding)으로 아무 쓸모없어 보이는 물건을 버리지 못하고 모아두는 행동 등으로 나타난다.

이런 강박행동들은 순수 강박사고형과 내현적 강박사고형과 달리 강박사고와 연관된 상황을 관리하고 안전하게 회복하여 예방하려는데 초점을 둔다.

5) 치료적 개입

강박장애는 치료하기가 무척이나 어려운 심리적 문제 중의 하나이다. 이런 강박장애의 치료에 약물치료와 인지행동치료를 주로 활용하고 있지만 이 두 가지 치료방법은 병행할 때 그 효과가 더 두드러진다고 알려져 있다. 이외에도 정신분석 치료와 가족이 협력하여 강박 장애를 극복하도록 하기 위한 노력의 가족치료까지 탐색한다.

(1) 약물치료

현재 대표적인 약물치료로 사용되는 것은 선택적 세로토닌 재흡수 차단제(selective serotonin reuptake inhibitor, SSRI)이다. 이 약물은 일반적으로 4~6주 만에 효과가 나타나기 시작하며, 10~12주 동안 약물치료를 받을 경우 약 75~80%의 환자에서 증상의 호전을 보인다는 보고이다(이봉건, 2007). 물론 개인에 따라 약물 반응 및 부작용 발생에 차이가 있고 효과가 나타나기까지 시간이 소요되기 때문에 치료를 중도에 포기하는 사람도 있고, 충분한 치료를 받지 않는 사람도 흔하게 나온다. 그러므로 인내를 가지고 꾸준히 약물치료에 임하는 것이 매우 중요하다.

(2) 인지행동 치료

인지행동치료는 강박사고에 대한 인지적인 왜곡을 합리적이고 융통성 있는 생각으로 바꾸고, 회피행동이나 중화행동을 감소시키는 것을 목적으로 한다.

인지치료는 개인이 지닌 강박사고의 빈도와 유발자극 그리고 구체적인 내용을 탐색하고 어떤 중화행위를 보이는지 정확하게 평가한다. 이후 수집된 정보를 바탕으로 해서 강박사고가 보편적인 현상으로 원치 않는 침투적 사고에서 야기한 것이며, 일반인들과 비교해서 발생빈도나 불편감의 정도에만 차이가 있다는 것, 그리고 침투적 사고와 왜곡된 자동적 사고를 찾아내서 변별하는 방법을 가르친다. 그다음 관련된 비정상적인 행동 패턴을 바꾸는 연습을 하고 새로 획득한 자동적 사고와 대처 방법을 검토함으로써 재발을 방지하도록 한다.

행동 치료는 '지금 여기'(here & now)에서 벌어지는 일들에 초점을 맞춘다. 즉, 행동주의적 접근에서는 강박적인 의례행위를 멈추도록 하기 위해 계획을 체계적으로 세워서 의도적으로 불안자극에 노출시키는 것이다. 그 후에 노출 및 반응방지법(ERP)과, 강도가 아주 약한 불안자극에서 시작해서 점점 강한 강도의 불안자극에 환자들을 노출시키고, 동시에 근육이완 훈련으로 긴장을 풀어줌으로써 불안자극에 대한 과민성을 감소시키는 체계적 둔감기법을 사용한다.

이와 같은 '노출 및 반응 방지법'과 '인지적 기법'을 통합한 '인지행동치료'는 실제 현장에서 널리 사용되고 있다.

(3) 정신분석치료

강박사고 및 강박행동에 대한 정신분석적 치료는 공포증이나 일반화된 불안을 치료할 때와 비슷하다. 즉, 환자가 억압하고 있는 것을 풀어주어서 그가 진정 두려워하고 있는 것에 직면시킨다. 이때 끊임없이 떠오르는 침투적 사고와 강박행동 그 자체는 치료의 목표로서 적합하지 못하다. 왜냐하면 강박행동과 관념이 억압된 갈등으로부터 자아를 보호하는 기능을 하기 때문이다(Esman, 1989).

이런 점으로 인해 몇몇 정신분석가들은 강박장애를 보다 행동적 접근방법과 분석적 관점에서 이해한 것을 환자로 하여금 행동치료 절차에 따르도록 했다(Jenike, 1990). 그리고 어떤 정신분석적 관점에서는, 대부분의 강박증 환자에게서 보이는 우유부단함은 어떤 행동을 하기 전에 정확성을 원하는 필요성에서 비롯된다고 주장한다(Saizman, 1985). 그러므로 강박장애 환자들은 불확실한 것을 인내하는 방법을 배워야 하고, 불안이 인생에서 일반적인 것이기 때문에 누구도 그것을 완전하게 없앨 수 없다는 것을 인식해야만 한다는 것이다.

(4) 가족 치료

가족 치료는 가족이 협력하여 강박 장애를 극복하도록 하는 방법이므로 가족들에게 먼저 강박 장애가 어떤 것인지 분명하게 배워서 이해하게 하고, 환자가 강박 장애로 인해 견디기 힘든 고통을 겪고 있다는 사실을 인정하고, 수용하는 노력이 선행되도록 한다. 가족들의 이해와 배려 없이는 치료가 이루어지기 어려우므로 다른 환자들의 치료 결과와 비교하면서 지나치게 낙관하거나 비관하지 않도록 하는 것이 중요하다.

09 CHAPTER

정신장애의 기본적 이해-2

학습목표

1. 자폐스펙트럼장애는 사회성 발달장애의 대표적인 질환으로, 소통의 손상, 반복적인 행동, 한정된 흥미, 예측 가능한 환경에 대한 강박적인 요구가 특징이다. 진단을 받았더라도 나타나는 증상이나 행동 양상이 개인에 따라서 매우 다양할 수 있다.
2. 아스퍼거증후군은 대인관계에서 상호작용에 어려움이 있고, 관심분야가 한정되어 사회적 상호교류나 행동 장애 등과 같은 자폐성 증상은 보이지만 언어 및 인지발달은 비교적 정상적인 특징을 보이는 질환이다.

본 장에서는 자폐스펙트럼장애, 아스퍼거증후군의 특성, 원인, 증상, 치료에 대해서 탐색하고 이와 연계한 정신건강에 대해서 이해한다.

01 자폐스펙트럼장애와 정신건강

1) 자폐스펙트럼장애의 개념

자폐 스펙트럼 장애는 광범위성 발달장애 중 가장 많이 알려진 장애이다. 흔히 정신지체가 수반 되는데, 초기아동기부터 사회적인 상호작용과 의사소통에 지속적인 손상을 보이는 한편 행동 패턴에도 심각한 문제가 나타나며, 관심사 및 활동의 범위가 한정되고 반복적인 특징이 나타내며, 영아기에 나타나는 옹알이가 나타나지 않았거나 일정 수준까지 발달한 후 퇴행하는 양상을 보인 신경 발달장애의 한 범주이다.

DSM-IV와 ICD-10에서는 광범위성 발달장애 범주하에 자폐성 장애, 아스퍼거 장애, 아동기 붕괴성 장애, 상세불명의 전반적인 발달장애 등으로 구분했지만 최근 출시된 DSM-5에서는 이들을 묶어서 자폐스펙트럼으로 분류하였다. 각기 독립된 장애가 아닌 동일한 연속선상에서 손상 정도의 심각도나 지능 및 심리 사회적 발달의 정도에 따라 나타나는 임상적 양상에 차이가 있다고 봐서 자폐 스펙트럼 장애로 개정했다. 또한, 이 장애에 지능의 손상, 의학적 또는 유전적 상태나 환경적 요인 등이 수반되는지 여부, 이 장애와 연관된 다른 신경 발달장애 또는 정신 행동 장애, 운동 장애가 있는지 여부 등에 따라 세분화할 수 있다.

특히 이 장애를 가진 아이들은 타인에게 눈을 맞추거나 미소 짓기, 대화 등에 관심을 나타내지 않고 가상놀이를 하는 데도 어려움을 겪으며, 정서적 공감이나 교류는 기대할 수가 없다. 또 다른 특성으로는 행동과 관심사가 매우 제한적이라는 점을 들 수 있다. 즉, 특정 물건이나 본인이 정해놓은 행동양식이나 순서에 집착하는 모습이다. 하지만 자폐스펙트럼은 증상의 개수가 중요한 것이 아니라 이 증상들은 어떤 적절한 행동의 과잉(excess)이나 결핍(deficiency)을 넘어선 발달의 독특한 '질적' 차이를 의미한다는 사실이 더 중요하다. 진단 시 사회화나 제한적 관심사 등 일부 증상을 보이나 언어 및 인지발달에 지연이 나타나지 않는 아스퍼거 장애와는 구분된다.

2) 자폐스펙트럼장애의 원인

자폐스펙트럼장애는 알려진 단일 원인이 없고, 장애의 복잡성과 증상 및 중증도가 다양하다는 사실을 고려할 때 많은 원인이 있을 수 있다. 예전에는 이 원인을 주양육자가 충분한 사랑과 애착을 기울이지 않은 잘못된 양육태도 때문이라고 했었다. 그러나 유전적 결함이나 뇌기능 손상과 같은 생물학적인 요인 또는 이러한 요인들과 환경 간의 상호작용이 더 설득력 있는 원인으로 꼽히고 있다. 특히 소아정신을 연구하는 연구자들에 의하면 자폐스펙트럼장애가 임신 초기 태아 뇌발달 과정의 이상에 의해 야기된다는 것과 그중에서도 특히 유전적인 원인이 가장 주된 점이라고 한다.

(1) 생물학적 원인

자폐스펙트럼장애의 생물학적 요인은 출생 전후의 뇌손상과 뇌염, 그리고 선천성 충진, 펠트장애 등 뚜렷한 기질적 병변이 동반됨을 주장한다. 즉, 자폐스펙트럼장애의 경우 뇌 구조가 일반 유아의 뇌 구조와 차이가 있다는 연구결과도 보고될 뿐 아니라, 대뇌의 전두엽에서 담당하는 실행기능에 결함이 보였다는 보고도 있다. 이외에도 특정 염색체 이상이 자폐와 관련되어 있을 가능성도 제기되고 있다. 이처럼 생물학적 요인(유전적인 요인)들은 그 원인에 있어서 중요하면서도 여전히 충분하게 이해되지 못하는 역할이다. 자폐스펙트럼장애 아동 가족 연구에서는 자폐아동의 3~5%가 같은 자폐스펙트럼장애를 가진 형제자매가 있음이 밝혀졌다. 이 수치는 만일 인지적, 사회적 결함이나 또 다른 광범위성 발달장애를 지닌 형제자매까지를 포함시킨다면 12%~20%까지 수치를 기록한다(Rutter, 2000; Smalley, 1991).

자폐스펙트럼장애의 유전적 원인을 규명하기 위한 일란성 쌍생아 연구결과는 36%의 일치율을 보이는 반면, 이란성 쌍생아는 일치율이 매우 낮은 것으로 나타나 유전적 요인이 자폐스펙트럼장애 원인의 한 부분임을 보고되었다.

(2) 뇌의 기능 이상

자폐스펙트럼장애 아동의 뇌파에 대한 초기의 EEG연구에서는 자폐스펙트럼장애아동 중 상당수가 비정상적인 뇌파를 나타냄이 보고되었다(Hutt et al., 1964). 다른 유형의 신경학적 검사에서도 다수의 신경학적 손상이 나타났다(강봉균, 2005). 자폐스펙트럼장애 아동의 뇌구조는 일반 아동의 뇌구조와 차이가 있다는 연구결과 보고로 먼저, 대뇌의 전두엽에서 담당하는 실행기능에 결함을 지목했다. 전두엽은 해부학적으로 중심구에 인접한 일차운동영역(primary motor area)과 그 앞에 위치한 전운동영역(premotor area), 그리고 나머지 부위를 통틀어 지칭하는 전전두(prefrontal)영역으로 나뉜다. 이 영역은 행동의 목표를 설정하고 이 목표에 도달하기 위해 다른 뇌 영역들의 기능수행을 동원·조율·집행하는 관리기능을 담당한다. 또한 이 영역은 감각정보를 제공하는 대뇌피질영역들로부터 신경연결을 받고 있을 뿐만 아니라, 신체 내부상태에 대한 정보를 제공하는 변연계와 뇌하수체 등 피질하 구조물들에서도 입력을 받고 있어서, 여러 가지 정보를 수집하고 종합하여 다른 뇌영역들의 기능을 조율할 수 있는 신경연결구조를 보유하고 있다. 이러한 막중한 임무를 가진 전두엽의 기능부전은 원활한 인간의 기능 전반을 무너뜨리게 된다. 둘째로는 소뇌의 문제를 들 수 있다. 소뇌는 운동근육의 움직임과 관련성이 크다고 알려져 있으나, 언어, 학습, 감정, 사고, 관심집중과 같은 비 운동근육 기능에도 부분적으로 관계한다는 것이 밝혀졌다(Courchesne, Townsend, & Chase, 1995). 그리고 자폐스펙트럼장애를 가진 아동 중 대다수가 소뇌의 특정 영역이 정산아동보다도 훨씬 더 작다는 사실이 발견되었으며, 이는 소뇌 발육 부전증(cerebellar hypoplasia)으로 알려진 상태이다(Coruchesne et al., 1995). 셋째는 중앙 측두엽과 이와 관련된 변연계의 문제이다. 이 영역은 신경회로를 통해서 서로 밀접하게 연결되어 있으며 자폐스펙트럼장애 아동의 장애로 알려진 기능(예를 들어, 감정조절, 학습, 기억)과 관련성이 크다. 또한 사회적 행동과 보상의 관계에 대한 이해를 위한 연합 형성에서, 신체 움직임과 눈의 응시 방향의 지각과 사회적 자극에 관심 돌리기에서 다른 사람의 행동, 의도, 심리상태와 성향을 해석하는 역할을 하는데, 이와 관련된 뇌 기능의 이상이 자폐스펙트럼장애와 연관된다는 보고도 있다.

(3) 환경적 요인

자폐스펙트럼장애가 알려지기 시작한 초기에는 심리적·가족적 요인인 부적절한 양육환경과 양육태도가 발병의 원인이라는 견해가 강했으나, 오늘날에는 더 이상 이러한 관점이 받아들여지지 않는다. 이러한 관점은 자폐스펙트럼장애 아동들이 나타내는 증상들이 주로 유아기에 시작되고 보통 정신지체와 관련이 있으므로, 이들은 정상유아들에 비해 자신의 환경을 탐험하거나 통제하지 못한다는 것이다. 그리고 가족적 원인으로도 받아들여지지 않는 이유는 이들의 가족은 사회경제적 지위나 교육과 관계가 없으며, 자폐스펙트럼장애 아동의 부모들도 다른 부모들과 유사한 성격 특징을 가지고 있을 뿐 아니라 대부분의 자폐스펙트럼장애 아동의 부모들은 일반적인 아동의 부모들보다 더 많은 심리적 장애나 배우자 문제 또는 가족 문제를 가지고 있지 않다는 연구결과이다(e.g., Koegel, Schreibman, O'Neil, & Burkem, 1983).

반면에 '반응성 애착장애'의 경우에는 자폐스펙트럼장애와 매우 유사한 행동 특성을 보이지만 그 원인이 부적절한 양육문제로 간주되고 있다. 따라서 자폐스펙트럼장애 아동의 환경적 요인을 꼽자면 고연령 임신, 주산기의 감염(풍진), 조산이나 둔위 분만, 저체중아, 출생 시 호흡기 부전, 환경오염 물질, 중금속 등의 다양한 환경요인이 자폐스펙트럼장애 발생에 영향을 미칠 것으로 추정하는 것이다. 그렇지만 최근의 연구 결과들은 환경요인의 단독 영향보다는, 유전적으로 취약한 개체에서 환경적인 인자가 작용할 때 여러 요인 간의 상호작용이 아이의 뇌발달에 영향을 주게 되고 질환의 특징적인 모습을 나타내는 것으로 간주한다.

3) 자폐스펙트럼장애의 진단기준

자폐스펙트럼은 아동의 행동을 관찰한 후 정신장애 진단 및 통계 매뉴얼(DSM-5)에 근거해서 임상 의사가 진단하고 있다. 이 과정에서 부모가 작성하는 사회적 상호작용 질문지, 사회적 의사소통 설문지, 아동기 자폐스펙트럼 평정척도, 자폐스펙트럼 행동평가 척도 등의 선별도구도 보조적으로 활용하고 있다(임영식 외, 2005). 이 부분에서 우리는 'DSM-IV의 자폐성 장애'와 'DSM-5의 자폐 스펙트럼 장애'의 진단 기준을 비교분석하여 진단 기준의 변화된 부분들을 탐색할 필요가 있다.

(1) 진단기준

DSM-IV의 자폐성 장애 및 DSM-5의 자폐 스펙트럼 장애의 진단 기준은 다음과 같다. 단지, 개인의 지적능력, 심리-사회적 발달수준, 생활 연령, 공병하는 다른 장애, 제공받은 교육 및 치료 프로그램, 지지체계 및 생활환경 등에 따라 구체적으로 나타나는 임상 양상과 증상의 심각도에 차이가 있다.

DSM-IV-TR(2000): 자폐성 장애(Autistic Disorder)

A. (1), (2), (3)에서 총 6개 (또는 그 이상)항목, 적어도 (1)에서 2개 항목, (2)와 (3)에서 각각 1개 항목이 충족되어야 한다.

(1) 사회적 상호작용에서의 질적인 장해가 다음 항목들 가운데 적어도 2개 항목으로 표현된다.

(a) 사회적 상호작용을 조절하기 위한 눈 마주치기, 얼굴 표정, 몸 자세, 몸짓과 같은 다양한 비언어적 행동을 사용함에 있어서 현저한 장해

(b) 발달 수준에 적합한 친구 관계 발달의 실패

(c) 자발적으로 다른 사람들과 기쁨, 관심, 성공을 나누지 못한다(예: 관심의 대상을 보여주거나, 가져오거나, 지적하지 못함)

(d) 사회적으로나 감정적으로 서로 반응을 주고받는 상호교류의 결여

(2) 질적인 의사소통장해는 다음 항목들 가운데 적어도 1개 항목으로 표현된다.

(a) 구두 언어발달의 지연 또는 완전한 발달 결여(몸짓이나 흉내 내기와 같은 의사소통의 다른 방법에 의한 보상 시도가 수반되지 않음)

(b) 적절하게 말을 하는 경우, 다른 사람과 대화를 시작하거나 지속하는 능력의 현저한 장해

(c) 상동증 적이고 반복적인 언어나 괴상한 언어의 사용

(d) 발달 수준에 적합한, 자발적이고 다양한 가상적 놀이나 사회적 모방 놀이의 결여

(3) 제한적이고 반복적이며 상동증적인 행동이나 관심, 활동이 다음 항목들 가운데 적어도 1개 항목으로 표현된다.

(a) 강도나 초점에 있어서 비정상적인, 한 가지 이상의 상동증 적이고 제한적인 관심에 집착

(b) 특이하고 비효율적인, 틀에 박힌 일이나 의식에 고집스럽게 매달림

(c) 상동증 적이고 반복적인 동작성 매너리즘(예 손이나 손가락으로 딱딱 때리기나 틀기, 또는 복잡한 몸 전체 움직임)

(d) 대상의 부분에 지속적으로 몰두

B. 다음 영역 가운데 적어도 한 가지 영역에서 기능이 지연되거나 비정상적이며, 3세 이전에 시작된다.
(1) 사회적 상호작용,
(2) 사회적인 의사소통에서 사용되는 언어,
(3) 상징적 또는 상상적 놀이.

C. 장해가 레트 장애 또는 소아기 붕괴성 장애로 잘 설명되지 않는다.

DSM-5(2013): 자폐스펙트럼장애(Autism Spectrum Disorder)

A. 다양한 맥락에 걸쳐 사회적 의사소통과 사회적 상호작용의 결함이 지속적으로 나타나며 현재 또는 과거에 다음과 같은 양상으로 표현됨(예시된 내용은 증례 중 하나일 뿐 절대적인 것은 아님).

1. 사회적-정서적 상호작용 및 범위에서의 결함. 예를 들어 비정상적인 사회적 접근; 상호 주고받는 대화를 정상적으로 나누지 못함; 관심이나 감정, 정서를 공유하지 못함; 사회적 상호작용을 개시 또는 반응하지 못함.
2. 사회적 상호작용을 위해 사용되는 비언어적 의사소통 행동에서의 결함. 예를 들어, 언어적 비언어적 의사소통을 잘 통합하지 못함; 눈 맞춤과 신체적 언어 사용이 비정상임 또는 제스처 이해와 사용에서의 결함; 얼굴 표정과 비언어적 의사소통이 전반적으로 결여.
3. 관계를 발달시키고 유지하고 이해함에 있어서 결함. 예를 들어, 다양한 사회적 맥락에 맞게 행동을 조정하는 데에 어려움을 보임; 상상 놀이를 공유하거나 친구 사귀기에 어려움을 보임; 또래들에 대한 흥미 결여.

현재의 심각도에 대한 세분화: 심각도(severity)는 사회적 의사소통의 손상 및 제한적이고 반복적인 행동 패턴에 근거함

B. 제한적이고 반복적인 행동 패턴이나 관심, 활동이 현재 또는 과거에 다음과 같은 항목들 중 적어도 두 가지 이상으로 표현됨(예시된 내용은 증례 중 하나일 뿐, 절대적인 것은 아님).

1. 상동증적, 반복적인 동작 운동, 사물의 사용 또는 언어 사용(예: 단순 상동증적 운동; 장난감을 줄 세워 놓음; 사물을 툭툭 던짐; 반향어증; 개인 특유의 문구 사용 등).
2. 같은 방식을 요구함, 일상적 활동을 융통성 없이 고수함, 의례적인 언어적 또는 비언어적 행동 패턴(예를 들어, 사소한 변화에도 극도로 고통스러워함; 변화를 어려워함; 사고방식이 경직되어 있음; 의례적인 행동; 매일 같은 길

로만 다니려고 하거나 같은 음식만 먹으려고 함).

3. 흥미가 매우 제한적이며 고정되어 있는데, 흥미의 강도나 초점 면에서도 비정상임(예 특이한 사물에 대해 강한 애착 또는 집착을 보임; 흥미가 지나치게 한정되어 있고 반복적임).
4. 감각 입력이 과도하게 활성화되거나 과소 활성화됨. 또는 환경 내에서 특정 감각 양상에 특이한 관심을 보임(예 고통/온도에 명백하게 무관심함; 특정 소리, 재질에 혐오 반응을 보임; 사물을 지나치게 냄새 맡거나 만짐; 빛이나 움직임을 주시하고 시각적으로 즐김).

현재의 심각도에 대한 세분화: 심각도(severity)는 사회적 의사소통의 손상 및 제한적이고 반복적인 행동 패턴에 근거함

C. 초기 발달 기간 동안 증상이 나타나야 함(다만, 제한된 능력을 넘어서는 사회적 요구가 있어야 비로소 명백하게 나타날 수 있음 또는 이후에 학습한 전략을 사용해 가장할 수 있음).

D. 증상이 사회적, 직업적 또는 현재 기능 중 여타의 중요한 영역에서 임상적으로 유의한 손상을 초래함.

E. 이러한 장해가 지적장애(지적 발달장애) 또는 전반적 발달 지연으로 더 잘 설명되지 않음. 지적장애와 자폐 스펙트럼 장애는 흔히 동반되어 나타남; 자폐 스펙트럼 장애와 지적장애, 사회적 의사소통 장애를 함께 진단 내리려면, 예상되는 일반적인 발달수준 이하여야 함.

주의: DSM-IV의 자폐성 장애, 아스퍼거 장애, 또는 달리 분류되지 않는 광범위성 발달장애로 확실하게 진단받은 사람이라면 자폐 스펙트럼 장애로 진단 내릴 수 있다. 사회적 의사소통에 현저한 결함을 보이지만 자폐 스펙트럼 장애의 준거의 다른 증상에 해당되지 않는다면, 사회적 의사소통 장애에 대해 평가가 이루어져야만 한다.

세분화할 것: 지적 손상이 동반됨 또는 동반되지 않음
언어 손상이 동반됨 또는 동반되지 않음
익히 알려진 의학적 또는 유전적 상태나 환경적 요인과 연관됨
(부호화 주의 사항: 관련된 의학적 또는 유전적 상태를 확인하여 추가적으로 부호화할 것)
다른 신경 발달장애, 정신장애 또는 행동 장애와 연관됨
(부호화 주의 사항: 관련된 신경발달 장애, 정신장애 또는 행동 장애를 확인하여 추가적으로 부호화할 것)

> 긴장증이 있음(다른 정신장애와 관련된 긴장증의 준거를 참고할 것)
> (부호화 주의 사항: 긴장증의 공병이 확인되면 자폐 스펙트럼 장애와 연관된 긴장증에 대해 293.89[F06.1]를 추가 부호화할 것)

'DSM-IV의 자폐성 장애'와 'DSM-5의 자폐 스펙트럼 장애'의 진단 기준은 위의 표와 같지만 개인의 지적능력, 심리-사회적 발달 수준, 생활 연령 그리고 공병하는 다른 장애, 제공받은 교육 및 치료 프로그램, 지지체계 및 생활환경 등에 따라 구체적으로 나타나는 임상 형태와 증상의 심각도에서 차이를 보이고 있다.

(2) 진단상의 주요특징

자폐 스펙트럼 장애는 세 살 전의 초기 아동기에 시작되는 광범위성 발달장애이다. 그것은 사회적 상호작용과 의사소통에 심각한 장애를 보이며 심각한 제한과 반복적이거나 상동증적(stereotyped) 행동패턴이 특징이다. 따라서 자폐 스펙트럼 장애는 발병연령과 형태가 중요하다. 영아기 때 보이는 증상은 만 2세 이후에 보이는 증상보다 미묘하기 때문에 알아차리기가 쉽지 않지만, 지능이 낮은 경우라면 12개월 이전에도 알아차릴 수 있다. 일반적으로 12~24개월 무렵에 나타나는 증상은 또래에 비해 전반적인 발달이 아주 느리며, 만 2세 무렵부터는 또래나 주변인들과의 상호작용 기회가 늘어나면서 그 증상은 더욱 분명하게 보이게 된다.

즉, 자폐 스펙트럼 장애가 있는 아동은 사람들과의 관계에서 심각한 곤란을 경험한다. 어릴 때부터 초기 사회적 발달에 결정적인 영향을 미치는 많은 기술들(사람들을 흉내 내기, 사회 자극에 적응하기, 다른 사람과 관심을 공유하기, 타인의 감정을 이해하기, 가상놀이하기)에 결함을 보인다. 예를 들면 영아기 초기에 옹알이에서도 문제점이 나타났겠지만 눈 맞춤이 안 되고, 또래를 비롯한 사회적 관심이 부족하고, 특이한 의사소통 패턴을 보이는 등의 상호작용 문제가 나타난다.

이처럼 자폐스펙트럼장애 아동은 사회적 관심 교류(joint social attention)의

거의 모든 측면에서 장애를 보인다. 사회적 관심이란 인간이 공동체감을 추구하며 사회적 상황에 반응하는 타고난 성향을 말하며 이러한 능력은 주로 12~15개월 사이에 발달한다.

또한, 특이하고 반복적인 행동도 만 2세경부터 두드러지게 보이기 시작해서 연령이 증가할수록 점점 더 분명해진다. 예를 들면, 같은 행동을 고집스럽게 반복(같은 음식, 같은 놀이 등)하거나, 특정 활동을 지나치게 선호한다. 자폐스펙트럼장애는 다양한 요소들의 영향을 받기 때문에 단언할 수는 없지만 발달과 증상의 차이가 아이마다 크다면 크고, 작다면 작다고 할 수 있다. 그러나 보편적으로는 초기 아동기부터 초등학교 학령기 동안은 이런 증상들이 점점 심해지기도 하지만, 일정 수준의 학습과 보상전략 습득이 이루어지면서 조금씩 발달적 향상을 보인다. 그러나 또래연령과 비교할만한 발달속도가 못 되다 보니 청소년기를 지나 성인기에 이르러서도 그 연령에 기대되는 사회적 행동이나 직업 역할 수행은 어리고 미숙하다.

4) 치료적 개입

자폐 스펙트럼 장애(Autism Spectrum Disorder)아동을 위한 치료프로그램은, 흔히 치료에 아동을 개입시키기 위한 일반 방략으로 구성되어 있다. 예를 들면, 학습을 방해하는 자기파괴적 행동, 자해, 또 다른 파괴적 행동을 감소시키거나 제거하는 구체적인 기법, 적절한 사회적 행동과 의사소통 기술 가르치기, 부모가 아동치료에 전적으로 참여하기, 심한 발달장애가 있는 아동의 양육과 관련된 상당한 요구를 극복하도록 개입하는 것이다. 그러나 자폐 스펙트럼 장애(Autism Spectrum Disorder)의 근본적인 치료법은 아직까지 찾고 있는 중이며, 지금까지 과학적인 효과가 검증된 방법들이 있지만 당장 눈에 보이는 효과를 기대하기보다는 전문가의 조언에 따라, 아이의 발달 정도와 증상에 맞추어 적절한 치료법을 적용하는 것이 바람직하다. 일반적인 치료법을 살펴보면 약물치료, 행동치료, 언어・작업・감각통합치료, 학습치료, 심리・사회적 치료 등을 들 수 있다.

(1) 약물

자폐 스펙트럼 장애(Autism Spectrum Disorder)를 치료하기 위해 가장 일반적으로 사용되는 약물은 정신병 치료약 중 하나인 할로페리돌(Haloperidol: 제품명은 Haldol)이다. 이 약물은 통제된 몇몇 연구들에서 사회적인 철회와 반복적인 신체 움직임과 자해행동과 같은 부적응 행동을 감소시켰다는 보고가 있었다. 그러나 많은 자폐 스펙트럼 장애(Autism Spectrum Disorder)아동에게서 이 약물의 긍정적인 반응은 보이지 않았고, 언어장애와 사회적 상호관계에서의 장애와 같은 증상에 대해서도 긍정적인 효과가 없었다는 보고가 있었다(Holm & Varley, 1989).

또 다른 연구인 자폐 스펙트럼 장애(Autism Spectrum Disorder)아동이 정상아에 비해 혈중 세로토닌 수준이 높다는 보고(Anderson & Hoshino, 1987)는 세로토닌의 작용을 감소시키는 약물에 관한 연구에 활기를 불어 넣었다. 이로써 세로토닌 수준을 낮춘다고 알려진 약물인 펜플루라민(fenfluramine)의 효과가 자폐스펙트럼장애(Autism Spectrum Disorder) 아동의 사고 과정과 행동의 증진에 입증이 되었다는 주장도 있었다(Ritvo et al., 1983). 이처럼 연구가 거듭되면서 개발된 여러 가지 약물치료는 자폐스펙트럼장애 아동들에게서 관찰되는 공격성, 자해행동, 충동성, 주의력결핍, 과잉행동, 불안, 수면장애 등과 같은 정서·행동적 문제를 조절하는 데에 도움이 되고 있다. 자폐스펙트럼장애 아동들에게 약물치료로 정서·행동적 문제를 조절해 주는 것은 여타 치료법으로 적용하는 행동치료, 언어·작업·감각통합치료, 학습치료, 심리·사회적 치료 등에 치료적 중재 효과가 긍정적으로 나타날 수 있다.

(2) 행동치료

행동치료자들은 모방학습과 조작적 조건형성 기법을 사용해서 자폐 스펙트럼 장애(Autism Spectrum Disorder)아동에게 말을 가르치고, 방향어조로 말했던 버릇을 고쳐주며, 다른 아이들과도 함께 놀도록 격려하고(Romanczyk et al., 1975), 어른에게 보다 많은 반응을 나타내도록 훈련시킨다.

특히, 자폐스펙트럼장애(ASD)의 행동치료에는 '응용행동분석(ABA: Applied Behavior Analysis)'이 가장 큰 효과를 인정받고 있는 검증된 치료 방법이다. 이것은 행동주의 기법에 바탕을 두어 아이들의 문제행동에 대한 원인을 세밀하게 분석하고, 그 문제행동을 줄여나가면서 바람직한 행동을 키워나가기 위해 사용하는 도구이다.

최근에는 응용행동분석(ABA)의 원리에 근거한 도구들의 치료 효과에 대한 연구결과들이 꾸준히 나오고 있을 뿐만 아니라 우리나라에서도 이들 치료를 적용하는 기관들이 늘어나는 실정이다. 이 도구들에는 '반응 치료(PRT, Pivotal Response Training)', '플로어 타임(Floor time)', '초기 중재 덴버 모델(ESDM, Early Start Denver Model)' 등이 활용되고 있다.

(3) 언어·작업·감각통합 치료

자폐스펙트럼장애(ASD)의 언어·작업·감각통합 치료에서 언어치료는 말을 구사하지 못하는 아이, 언어구사가 제한된 아이에 대한 보완대체 의사소통(AAC: Alternative and Augmentative Communication)에서부터 말은 유창하게 구사지만 언어표현 능력이 부족한 아이들에 대한 치료까지 그 범위가 넓다고 하겠다. 왜냐하면 언어치료가 자폐스펙트럼장애 아동의 사회성 발달을 비롯해서 의사소통 문제까지도 개선 효과가 있는 치료법으로 보고되고 있기 때문이다.

작업치료는 전반적인 운동능력이 떨어져 있거나 세밀한 소(小) 근육 조절에 어려움이 겪는 아이들에게 도움이 되는 치료법이며, 감각통합치료는 감각처리에 문제가 있는 아이한테 작업치료와 병행하여 적용하는 치료법으로 활용하고 있다.

(4) 학습 치료

자폐스펙트럼장애(ASD)의 교육적 중재로는 특수 교육적 치료를 들 수 있다. 이때 특히 강조할 부분은 개인차를 존중하는 것이다. 즉, 대상아동이 가지고 있는 증상의 종류 및 강점과 약점을 잘 이해하고 조력해야 하는 것이다. 그러기 위해서는 개별화된 교육으로 각 아동의 개인적인 요구와 약점을 보완할 수 있도록 교육적 계획과 치료계획을 수립하는 것이 보다 더 효과적이라 할 수 있겠다. 실제 치료에서는 음성학적 방법, 다감각적 방법, 전체 단어교수법, 언어구조 분석법이 적용되고 있다.

(5) 심리 · 사회적 치료

자폐스펙트럼장애 아동의 흔한 심리 증상으로는 '불안'을 들 수 있다. 불안은 아이에 대한 인지행동 치료와 더불어 '부모 교육'과 '가족 치료'를 병행하면 충분히 완화시킬 수 있을 뿐 아니라 아동이 나타내는 문제행동에 대한 스트레스는 감소시키고, 문제해결 능력은 향상시키는 중첩효과가 있다. 그렇지만 자폐스펙트럼장애 치료에서 무엇보다 중요한 것은 체계적이고 다각적 접근이다. 따라서 사회적 중재로는 아이의 특성에 맞춘 의사소통과 정서조절을 위해 다양한 치료적 중재가 필요하다 하겠다. 즉, 가정과 학교, 병원, 치료 기관과 지역사회의 적극적인 지원이 함께 이루어졌을 때 가장 효과적인 치료가 이루어질 것이며 아이의 긍정적 예후를 기대할 수가 있다.

02 아스퍼거증후군과 정신건강

1) 아스퍼거증후군의 개념

아스퍼거증후군은 초기 아동기에 나타나며, 사회적으로 서로 주고받는 대인관계에 문제가 있고, 행동이나 관심분야, 활동분야가 한정되어 있으며 같은 양상을 반복하는 상동증적인 증세를 보이는 질환이다. 이런 특성들로 인해 사회적 · 직업적으로 어려움을 겪게 되지만, 자폐스펙트럼장애와는 달리 언어지체와 정신지체 또는 인지발달과 적응기능에서의 중대한 문제는 없는 것으로 알려져 있다. 그러나 정상 언어발달을 보인다 해도 현상학적이거나 우회적인 언어를 사용하는 경향이 있어 의사소통의 실용성 면에서 어려움을 보인다. 그러므로 아스퍼거증후군의 증상은 자폐스펙트럼장애와 유사하지만 문제의 범위가 더 제한되어 있다.

아스퍼거증후군을 가진 아동·청소년들은 사회적 상호작용에서 심각하고 지속적인 결함들을 가진다. 이러한 문제들은 자폐아동의 문제와 매우 유사하지만 그들의 평균 또는 우수한 지능 탓에 보통 덜 두드러지거나 모호해진다(Volkmar et al., 1996). 이들의 언어기술은 완전하지만, 의사소통은 사실적 정보의 구체적 교환이나 자신에게만 흥미 있는 편협한 주제로 한정된다. 게다가 말을 할 때도 책을 읽을 때처럼 단조롭고 감정이 전혀 실려 있지 않은 방식으로 구사한다. 그리고 사회적인 상호작용에 큰 어려움을 경험한다. 즉, 타인의 관점을 고려하거나 타인이 자신과 다른 욕구나 기호를 가질 수 있음을 이해하기가 어렵다. 또한 흥미와 활동도 제한적이다. 예를 들면, 파충류, 화학실험 등에 전적으로 몰입되어 사회적 상호작용을 포함한 다른 활동을 포기하면서까지 자신의 모든 시간과 에너지를 쏟는다. 이들의 흥미에 대한 대단히 편협한 강조와 비정상적으로 강렬하고 배타적인 몰입은 점점 더 명백해져서 부모와 교사를 불안하게 한다. 특히 두드러지는 신체증상의 하나는 아스퍼거증후군 아동·청소년은 때때로 반복적이고 상동증적인 행동에 몰두한다(예를 들면, 손이나 팔을 휘휘 젓는 것). 연구자들은 이런 어색하고 이상한 행동을 보이는 것은 이들이 근육의 협응력이 떨어지고 조절이 잘 안 되기 때문이며, 자신이 남에게 어떻게 비치는지를 모르기 때문일 것으로 보고 있다(Wing, 1991).

2) 아스퍼거증후군의 원인

아스퍼거증후군의 원인은 명확하지 않다. 단지, 유전적인 영향, 신경생물학적인 요소, 출산 시의 영향 등 여러 가지 요인이 아스퍼거증후군에 다양하게 작용할 수 있음이 보고되었다. 예를 들면, 아스퍼거증후군이나 자폐스펙트럼장애가 있는 가정에서, 다른 자녀에게 두 장애 중 하나가 발생하는 비율이 일반 가정보다 훨씬 높다는 것과, 아스퍼거증후군 아동은 저산소증이나 출산 전후의 합병증을 가지고 있는 경우가 많았다는 점이다. 그리고 몸놀림이 둔하게 보이는 등의 신경학적인 이상을 보이기도 하고, 뇌파 검사나 CT, MRI 같은 영상검사 시 뇌에서 이상을 발견했다는 보고이다.

3) 아스퍼거증후군의 증상

아스퍼거 장애를 가진 아동은 대체로 사람들과 있는 것을 좋아하고 말하기를 좋아한다. 그러나 대화가 효율적으로 이루어지지 않는다. 즉, 대화 시에 말투나 내용이 과장되어 있다는 인상을 주기도 하고, 눈치가 없다는 평가를 받기도 한다. 특히 말투에 억양이 이상하고(운율 부족, 과장됨) 문맥에서 벗어난 부적절한 단어를 반복하기도 하며, 보통 사람이 듣기에 독특한 말을 하는 경향도 있다. 또한 집착하고 있는 관심 분야에 집중되어 있고, 의사소통 중에 얼굴 표정과 몸짓을 사용하는 경우가 거의 없는 편이며, 대화 시에 상대방에게 관심은 있으나 상호교류가 잘 이루어지지 않는다.

4) 치료적 개입

효과적인 치료는 여러 단계에서의 종합적인 접근이 필요하다.

(1) 약물치료

주의력이 부족하거나 과잉행동, 불안, 강박 행동, 틱, 우울, 망상이나 환청, 수면장애 등이 심할 시는 약물치료가 도움이 된다.

(2) 인지 · 행동치료

타인의 사회적 행동을 이해시키고, 자신의 행동이 타인들에게 어떤 면에서 이상하게 보일 수 있는지 인식하도록 한다. 행동 조절을 통하여 가정,

학교, 직장, 지역사회에서 규칙을 지키도록 가르치고, 사회적 예의범절을 인식시키고 그것에 대한 반응방법을 가르친다. 예를 들면, 역할 연습, 사회적 이야기, 만화, 비디오 녹화, 규칙 사용하기, 시각적 단서, 긍정적 행동강화 등이다.

(3) 가족상담

장애에 대한 조심스러운 설명과 장애의 특성을 이해시키고, 아동에 대한 현실적 기대, 도움을 받을 수 있는 자원을 소개한다. 그리고 장애아동이 스스로 생활할 수 있는 자조 기술과 작업 기술을 가지도록 하는 프로그램을 연계한다.

10
CHAPTER

정신장애의 기본적 이해-3

학습목표

1. 주의력결핍 과잉행동장애는 아동기에 주로 나타나는 정신장애로, 지속적인 주의력 부족, 충동성, 과다활동이 핵심 증상이지만 사실은 집중 효율성의 저하나 반응 억제의 어려움 등과 같은 '실행 기능(전두엽의 executive function)의 저하'가 가장 특징이다.
2. 외상후스트레스장애는 충격적인 외상 사건을 경험하고 난 후 불안 증가, 외상과 관련된 자극 회피, 정서 반응의 둔감과 같은 다양한 심리적 부적응 증상이 나타나는 장애이며, 이는 정신적으로 약하거나 의지가 약해서가 아니고 성별이나 연령과의 관계성도 약하다. 중요한 것은 사고 초기에 적절한 대응이 사고에 대한 충격과 불안에서 더 빨리 회복할 수 있다는 것이다(국가정신건강서비스포털 의학정보).

본 장에서는 주의력결핍 과잉행동장애, 외상후스트레스장애의 특성, 원인, 증상, 치료에 대해서 탐색하고 이와 연계한 정신건강에 대해서 이해한다.

01 주의력결핍 과잉행동장애와 정신건강

주의력결핍 과잉행동장애(Attention deficit hyperactivity disorder: ADHD)아동은 흔히 또래들보다 학업 성적이 좋지 않은 편이다. 이는 주로 주의력결핍 증상과의 관련성으로 본다. 주의력결핍 증상이 주된 경우는 과잉행동/충동성이 주된 경우에 비해 보다 수동적이고, 덜 공격적이며, 자기주장도 잘 못하고, 사회성도 떨어지는 것이 특징이다. 또한 과잉행동/충동성이 주된 증상인 경우는 인터넷 중독을 들 수 있다. 국내·외 각종 연구 결과를 보면 주의력결핍 과잉행동장애의 경우 일반 인구 집단보다 인터넷 중독 집단에서 더 높은 유병률을 나타낸다는 보고가 있다. 즉, ADHD 주요증상인 과잉행동/충동성으로 부정적인 피드백만 받아오던 산만한 아동이 인터넷 게임에서는 놀라울 정도의 집중력을 보이면서 스스로에게 만족감을 얻는 것과, 어떤 일을 했을 때 그 보상이나 성과를 진득하게 기다리지 못하고 즉각적인 반응을 요구하는 아이들에게 즉각적인 피드백을 끊임없이 주는 온라인 게임의 유혹은 그만큼 뿌리치기 어렵다는 것, 그리고 스스로 행동을 조절을 잘 못 하는 특성 때문에 인터넷을 그만하고 자제해야 하는 상황에서도 반복적으로 계속하는 것이 문제이기 때문이다.

1) 주의력결핍 과잉행동장애의 개념

주의력결핍/과잉행동 장애(Attention Deficit/Hyperactivity Disorder, ADHD)는 아동기에 주로 발현되는 장애로, 지속적인 주의력 부족으로 인한 산만함, 과다활동과 충동성을 보이며, 이러한 증상들이 아동·청소년들의 정상적인 사회적·정서적·학업 기술의 발달에 문제를 야기하는 상태를 말한다. 이들은 학교생활을 시작하면서(또는 그보다 좀 더 어려서부터) 친구들과 잘 지내지 못할 뿐 아니라, 조용히 있지 못하고, 파괴적이고, 성마르고, 쉽게 흥분하고, 부주의하며 혼란스러운 특성을 보인다. 뿐만 아니라 흥미를 느끼는 활동을 하거나 또는 성인들의 충분한 관심과 지원을 받을 경우에는 증상이 덜 심각하거나, 아예 나타나지 않다가도 오랫동안 집중을 요하거나 흥미를 잃어서 호기심을 더 이상 유발하지 못하는 상황에서는 증상이 더욱 악화되는 것이 두드러진다.

이처럼 ADHD는 아동·청소년기, 심지어는 성인기에 이르기까지 부정적인 문제가 지속될 수 있으며, 정상적인 발달에 비한 조금 늦는 발달 지연으로 간주될 수 없는 심각한 장애이다. 그러므로 이들을 치료하지 않고 방치할 경우 아동기 내내 여러 방면에서 어려움이 지속되고, 일부의 경우 청소년기와 성인기가 되어서도 증상이 남게 되어 건강한 사회인으로서의 역할을 기대가기가 어렵게 된다.

ADHD의 유병률은 학령기 전체 아동의 약 3~20%, 한 학급이 40명일 경우 1~8명은 이 병이 있을 정도로 매우 흔한 장애이다. 남자 아이가 여자아이보다 3~9배 정도 많고, 뚜렷하게 이상이 보여지는 시기는 유치원 또는 초등학교에 입학하면서부터이다.

2) 주의력결핍 과잉행동장애의 원인

(1) 신경생물학적 원인

ADHD의 정확한 원인은 현재까지 알려진 바가 없다. 그러나 뇌 영상 촬영(MRI)에서 정상인에 비해 활동성과 주의집중을 조절하는 뇌 부위의 활성도가 떨어지는 소견이 관찰되며, 이 부위의 구조적 차이도 발견되고 있다. 즉, 뇌의 전두엽은 학습과 자기통제, 동기부여 등을 관장하는 역할을 한다. 여기에는 도파민이라는 뇌 신경전달물질이 있으며, 이 도파민이 결핍되었을 때 ADHD를 유발하는 것으로 알려져 있다. 최근의 연구 결과에 따르면 ADHD 아동은 또래의 일반 아동보다 전두엽 피질의 면적과 두께가 2년 정도 뒤처져서 발달하는 것으로 밝혀졌다(강봉균, 2005). 그 뿐 아니라 소뇌와 뇌량의 크기 또한 작아서 작업기억력과 운동협응기능에서 어려움이 있고 통합적 사고가 원활하지 못하여서 ADHD가 발생하는 경우도 있다는 보고이다. 유전적인 요인으로는 일란성 쌍생아 연구를 통해서 유전성이 76%로 확실하게 작용한다는 결과를 도출했을 뿐 아니라 ADHD아동의 20~30%가 부모나 형제에게도 이 문제가 있는 것으로 밝혀졌다(대한신경정신의학회, 2005 재인용). 이러한 연구들이 말해주는 것은, ADHD는 유전되는 질환이라는 것이다. 이후 분자 유전학적 연구를 통해 ADHD와 관련된 특정 유전자 위치를 확인하려고 하였으나, ADHD의 빈도에 비해 너무 유전자 변이가 드물거나, 흔하더라도 조현병, 자폐범주장애, 정신지체에서 발견된 유전자 변이와 겹치는 경우가 많았다는 결론은 이 유전자를 ADHD만의 원인으로 보기 어렵다는 것이다. 결론적으로 ADHD의 높은 유전성은 확인되지만, ADHD를 유발하는 특정 유전자는 아직 확인되지 않는 상황이다. 이는 다른 정신질환에서도 마찬가지이며, 아마도 여러 유전자가 관여하고, 환경과의 상호작용을 통해 일부 유전자의 발현이 영향받는 등, 유전과 환경이 상호작용하는 것으로 예상하고 있다. 그러므로 부모들은 자신이 잘 성장했기 때문에 아이도 잘 성장할 것이라고, 크면 괜찮아진다고 믿고 방치하는 경우가 많지만, 아동의 성격, 성향, 증상의 정도 차이에 따라 극복 가능 여부가 다르기 때문에 각별한 주의와 치료를 간과해서는 안 된다고 본다.

(2) 환경적 원인

ADHD의 환경적 원인으로는 임신과 출산, 사회심리적 환경, 그리고 여러 가지 독성물질을 들 수 있겠다. 특히, 임신 및 출산 중 합병증, 독성물질에의 노출, 기타 신경학적 손상에 의해 뇌의 전두엽과 관련된 신경 네트워크의 기능이 떨어지거나 구조적 위축 등을 유발 혹은 악화될 수 있다.

① 임신과 출산

너무 이른 나이, 혹은 너무 늦은 나이에 하는 임신을 하거나 임신기간 동안의 임산부의 흡연, 질병, 영양부족 등이 태아의 뇌기능에 손상을 끼치는 경우 선천적인 ADHD장애가 될 수 있다. 그리고 출산 후 아이가 섭취하는 식품첨가물이나 독성물질 등이 두뇌에 알레르기 반응을 일으켜서 ADHD 행동을 야기시킬 수도 있다. 그러나 임신과 출산 시 이런 문제가 있었을 경우 ADHD가 증가하는 것은 분명하지만, 당초에 임산부가 다른 정신적인 문제가 있었을 수도 있고, 이러한 신생아가 ADHD뿐 아니라 다른 문제가 동반되는 경우도 많기 때문에 ADHD의 원인이라고 판단하기엔 부족하다. 그러나 출생 전이나 출산 시에 입었을 미세한 뇌손상이나 출생 후의 고열, 뇌염 등의 감염, 독성물질, 대사장애나 외상으로 인한 뇌손상이 ADHD 발생에 상당한 영향을 미친다는 보고는 설득력이 있다고 본다.

② 심리사회적 환경

ADHD의 심리사회적 환경요인으로는 먼저, 임산부의 극심한 스트레스를 들 수 있다. 임산부의 스트레스 호르몬이 태아에게 적지 않은 영향을 미친다는 것은 여러 연구들에서 밝혀지고 있으므로 설득력이 있다. 이로인해 태어난 신생아가 미숙아이거나 저체중아인 경우에는 ADHD의 발병률이 높아진다는 것이다. 둘째, 부모의 사회경제적 수준 및 교육수준이 낮거나, 부정적인 모자 관계, 적대적인 양육 태도, 학대, 가족 간의 심한 갈등, 따돌림 등과 같은 문제는 통계적으로 ADHD 유발과의 상관성이 큰 것으로 보고되고 있다. 게다가 치료나 개입을 통한 이런 환경의 변화로 ADHD증상이 완화되었다는 것은 사회심리적 환경이 ADHD의 원인으로 보일 수도 있게 한다.

그렇지만 부모와 가정의 들어나지 않은 여타의 요인 때문에 자녀에게 ADHD 발현이 되었을 수도 있고, 아동의 ADHD 증상이 오히려 적대적인 양육태도를 야기했을 수도 있으며, ADHD에 흔히 동반되는 품행장애 증상이 통계적으로 ADHD와 상관성을 높였을 수도 있다는 분분한 논쟁들이 이어지고 있다. 이런 심리사회적 요인들을 원인이라기보다 위험요인으로 보는 것이 현명하지 않을까 한다.

③ 독성물질, 염증, 납, 알코올, 결핍, 감염 등

태아기, 영・유아기 시절 뇌가 한창 발달할 때에 독성물질, 영양소결핍, 세균감염, 외상 등은 아동의 ADHD 발현의 원인일 수 있다는 주장이 제기되어 왔다. 그것은 납, 유기염소제, 유기인 살충제 등 환경독소에 과량 노출되었을 때와 아연, 마그네슘, 오메가3 지방산 등의 영양소가 결핍되었을 때, 그리고 설탕, 인공색소 등 식품첨가물을 과다 섭취하였을 때 ADHD가 발견될 수 있다는 것이다. 이 중에서 환경독소에 과량 노출은 위험요인으로 보이지만 일부 영양소의 결핍과 특정 물질의 과다섭취는 낮은 통계적 상관성을 보이지만 위험요인으로 보기에도 부족하다는 보고가 있다. 그러나 염증은 독감 등의 후유증으로 생기거나, 뇌염을 앓은 후에 ADHD와 유사한 증세를 보이는 경우가 많은 것은 뇌염에 의한 신경계의 손상일 가능성을 제기하고, 임산부의 음주가 태아의 뇌발달을 저해하여 출생 후 주의력결핍에 노출될 가능성을 높일 수 있다(이영실 외, 2018).

(3) 신경학적 원인

신경학적 이상(abnormality)은 뇌의 구조나 기능, 연결, 신경전달물질에서 정상적이지 않은 변화가 나타나는 것을 의미한다. 이것은 유전적·환경적 위험요인이 어느 정도 이상이 되면 신경학적 이상을 야기하면서 ADHD의 증상이 발현된다(대한소아청소년정신의학회, 2020). 그러므로 ADHD의 원인이나 위험요인이라기보다는 병으로 봐야 한다는 것이다. 따라서 뇌과학의 연구들을 살펴본다. 우선, ADHD로 진단된 사람의 뇌 크기는 그렇지 않은 사람에 비해 3~5% 정도 작다고 한다. 특히 기저핵의 크기가 작다는 것이 두드러지게 확인되고 있다. 대뇌피질의 차이도 있다. 즉, ADHD로 진단되지 않은 사람에 비해 상대적으로 피질의 두께가 얇고 3년 정도나 발달이 지연된다는 것을 밝히고 있다. 특이한 점은 나이가 들면서 ADHD의 증상이 완화되어가는 경우, 상대적으로 작았던 기저핵이 보통 수준으로 정상화되고, 얇았던 대뇌피질의 두께도 뒤늦게 두꺼워진다는 것이다(강봉균, 2005). 이와 같이 ADHD 증상의 변화와 신경학적인 뇌의 변화가 나타내는 상관성을 보면, 뇌의 기저핵과 대뇌피질은 분명 ADHD의 핵심병리에서 중요한 부분일 것으로 본다.

3) 주의력결핍 과잉행동장애의 진단기준

DSM-5의 진단적 준거에 의하면, ADHD로 진단하기 위해서는 증상이 7세 이전에 시작되어야 하고, 최소한 6개월 이상 이러한 증상들이 지속되어야 하며, 여러 상황에서 증상이 나타나야 한다. 연령준거는 다소 유동적인데, 예를 들어 7세 이전에 이러한 증상이 명확하게 나타났다면 7세 이후에도 ADHD로 진단할 수 있다.

(1) 진단기준

DSM-5의 ADHD(주의력결핍 과잉행동장애) 진단기준

1. **부주의**: 다음 9개 증상 가운데 6개 이상이 적어도 6개월 동안 발달 수준에 적합하지 않고 사회적, 학업적/직업적 활동에 직접적으로 부정적인 영향을 미칠 정도로 지속됨

주의점: 이러한 증상은 단지 반항적 행동, 적대감 또는 과제나 지시 이해의 실패로 인한 양상이 아니어야 한다. 후기 청소년이나 성인(17세 이상)의 경우, 적어도 5가지의 증상을 만족해야 한다.

a. 종종 세부적인 면에 대해 면밀한 주의를 기울이지 못하거나, 학업, 작업 또는 다른 활동에서 부주의한 실수를 저지름
(예 세부적인 것을 못 보고 넘어가거나 놓침. 작업이 부정확함)

b. 종종 과제를 하거나 놀이를 할 때 지속적으로 주의집중을 할 수 없음
(예 강의, 대화 또는 긴 글을 읽을 때 계속해서 집중하기가 어려움)

c. 종종 다른 사람이 직접 말을 할 때 경청하지 않는 것처럼 보임
(예 명백하게 주의집중을 방해하는 것이 없는데도 마음이 다른 곳에 있는 것처럼 보임)

d. 종종 지시를 완수하지 못하고, 학업, 잡일 또는 작업장에서의 임무를 수행하지 못함
(예 과제를 시작하지만 빨리 주의를 잃고 쉽게 곁길로 샘)

e. 종종 과제와 활동을 체계화하는 데 어려움이 있음
(예 순차적인 과제를 처리하는 데 어려움, 물건이나 소지품을 정리하는 데 어려움, 지저분하고 체계적이지 못한 작업, 시간 관리를 잘하지 못함, 마감 시간을 맞추지 못함)

f. 종종 지속적인 정신적 노력을 요구하는 과제에 참여하기를 기피하고, 싫어하거나 저항함
(예 학업 또는 숙제, 후기 청소년이나 성인의 경우에는 보고서 준비하기, 서류 작성하기, 긴 서류 검토하기)

g. 과제나 활동에 꼭 필요한 물건들
(예 학습과제, 연필, 책, 도구, 지갑, 열쇠, 서류작업, 안경, 휴대폰)을 자주 잃어버림

h. 종종 외부 자극(후기 청소년과 성인의 경우에는 관련이 없는 생각들이 포함될 수 있음)에 의해 쉽게 산만해짐

i. 종종 일상적인 활동을 잊어버림
(예 잡일하기, 심부름하기, 후기 청소년과 성인의 경우에는 전화 회답하기,

청구서 지불하기, 약속 지키기)

2. **과잉행동-충동성**: 다음 9개 증상 가운데 6개 이상이 적어도 6개월 동안 발달수준에 적합하지 않고 사회적, 학업적/직업적 활동에 직접적으로 부정적인 영향을 미칠 정도로 지속됨

   주의점: 이러한 증상은 단지 반항적 행동, 적대감 또는 과제나 지시 이해의 실패로 인한 양상이 아니어야 한다. 후기 청소년이나 성인(17세 이상)의 경우, 적어도 5가지의 증상을 만족해야 한다.

   a. 종종 손발을 만지작거리며 가만두지 못하거나 의자에 앉아서도 몸을 꿈틀거림
   b. 종종 앉아 있도록 요구되는 교실이나 다른 상황에서 자리를 떠남
   (예 교실이나 사무실 또는 다른 업무현장, 또는 자리를 지키는 게 요구되는 상황에서 자리를 이탈)
   c. 종종 부적절하게 지나치게 뛰어다니거나 기어오름
   (주의점: 청소년 또는 성인에서는 주관적으로 좌불안석을 경험하는 것에 국한될 수 있다)
   d. 종종 조용히 여가 활동에 참여하거나 놀지 못함
   e. 종종 "끊임없이 활동하거나" 마치 "태엽 풀린 자동차처럼" 행동함
   (예 음식점이나 회의실에 장시간 동안 가만히 있을 수 없거나 불편해함. 다른 사람에게 가만히 있지 못하는 것처럼 보이거나 가만히 있기가 어려워 보일 수 있음)
   f. 종종 지나치게 수다스럽게 말함
   g. 종종 질문이 끝나기 전에 성급하게 대답함
   (예 다른 사람의 말을 가로챔, 대화 시 자신의 차례를 기다리지 못함)
   h. 종종 자신의 차례를 기다리지 못함
   (예 줄 서 있는 동안)
   i. 종종 다른 사람의 활동을 방해하거나 침해함
   (예 대화나 게임, 활동에 참견함. 다른 사람에게 묻거나 허락을 받지 않고 다른 사람의 물건을 사용하기도 함. 청소년이나 성인의 경우 다른 사람이 하는 일을 침해하거나 꿰찰 수 있음)

B. 몇 가지의 부주의 또는 과잉행동-충동성 증상이 12세 이전에 나타난다.

C. 몇 가지의 부주의 또는 과잉행동-충동성 증상이 2가지 또는 그 이상의 환경에서 존재한다(예 가정, 학교나 직장, 친구들 또는 친척들과의 관계, 다른 활동에서).

D. 증상이 사회적, 학업적 또는 직업적 기능의 질을 방해하거나 감소시킨다는 명확한 증거가 있다.

E. 증상이 조현병 또는 기타 정신병적 장애의 경과 중에만 발생되지는 않으며, 다른 정신질환(예 기분장애, 불안장애, 해리장애, 성격장애, 물질중독 또는 금단)으로 더 잘 설명되지 않는다.

(2) 진단적 특징

ADHD의 특징적 증상은 낮은 집중력으로 인한 짧은 주의집중과 과잉행동 및 충동성이다. 즉, 과잉행동과 충동성은 함께 나타나기 때문에 행동적 흥분이라는 단일차원으로 간주하며, 이런 충동적인 특성 때문에 너무 빨리 또는 자주 반응하고, 기다리거나 차례 지키기를 어려워한다. 또한 상대방의 말이 끝나기도 전에 자신의 생각을 불쑥 말해서 대화를 방해하기도 하고, 즉각적인 만족을 지연시키기 어려워 비싼 시계나 컴퓨터를 분해하고는 재조립을 못 하게 되어 망가뜨리거나 음료수를 엎지르거나 물건을 부수는 등의 사고를 일으킨다. 이러한 행동들은 결과를 생각하지 않고 단순히 보고, 듣고, 느끼는 모든 것에 즉각적으로 반응하며, 상황이나 다른 사람들의 요구에 따라 자신의 행동을 멈추거나 조절하는 것이 매우 어려운 특성과 관련된다(대한소아청소년정신의학회, 2021).

주의력결핍 과잉행동장애의 증상은 유아기에 이미 나타나지만 주로 초등학교에 들어가면서 부모나 주변 사람들이 그 문제의 심각성을 인식하게 된다. 왜냐하면 학업 성취가 매우 부진하고 수업시간에 돌아다니는 등 과잉행동으로 수업을 방해하여 교사로부터 제재를 받거나 친구들로부터 비난 또는 거부를 당하는 등 학교생활에서의 부적응이 뚜렷해지기 때문이다. 학업 성취 및 사회관계에서의 심각한 부적응은 결과적으로 자심에 대한 무능감, 좌절감 또는 고립감 등 부정적인 자애개념형성으로 이어지고, 이로 인해 반항성 장애, 품행장애, 불안장애, 우울증, 뚜렛장애와 같은 다른 장애를 수반할 위험성이 높인다(이혜경 외, 2021).

4) 치료적 개입

ADHD는 치료에 들어가기에 앞서 선행되어야 할 중요한 것이 있다. 먼저, 아이의 상태를 정확히 파악한다. 예를 들면, 아이의 기질은 어떠한지, 아이가 좋아하고 싫어하는 것은 무엇인지, 아이의 강점은 무엇인지를 들 수 있다. 둘째, ADHD 이외의 다양한 정서적·인지적·행동적 특성을 잘 파악해야 한다. 즉, ADHD를 가진 아이들의 특성을 잘 이해했다면 다양한 행동치료적인 방법들을 활용할 수 있다. 이 방법들을 통해 변화가 필요한 아이들의 행동을 파악하고 바꾸기 위한 방법들, 아이와 의사소통을 하는 방법, 아이의 강점을 키우기 위한 보상 방법과 문제행동을 고치기 위한 타임아웃 방법 그리고 행동치료 방법 등을 배우게 된다. 어떤 경우는 복합적일 때가 있다. 이때는 놀이치료나 언어치료, 학습인지치료 등을 병행하고, 때로는 또래 친구들과 잘 지내기 위한 사회기술훈련도 함께 적용하기도 한다. 예를 들면 친구와 대화하는 방법을 연습한다든지 스스로의 기분, 감정을 잘 표현하고 상대방을 배려하는 방법을 연습하기도 한다. 또한 행동치료에서 ADHD 아이들에게 부족한 전두엽의 실행기능을 보강하기 위한 전략들을 연습한다.

또한 ADHD의 다양한 상태의 복합성에 따라 치료의 우선순위가 달라진다. 예를 들면, 의기소침하고 울적한 모습이 있는 우울 증상이 더 심하다면 이를 먼저 치료해야 한다. 만일 아이가 상처받고 건강한 정서가 자랄 수 없는 환경이 있다면, 이러한 환경부터 변화시켜야 하는 것이다.

(1) 약물치료

ADHD에는 약물치료가 효과적이다. 70~80% 정도가 분명한 호전을 보이는데, 이 약물은 중추신경계를 자극하여 각성을 증가시키는 역할을 하는 중추신경자극제인데, 이는 뇌간으로부터 주의와 억제 및 활동을 다루는 두 뇌부분으로 정보를 보내는 데 필요한 화학신경전달물질의 생성을 자극한다(대한청소년정신의학회, 2021). 그러므로 집중력, 기억력, 학습능력이 전반적으로 좋아지지만 단, 약물치료는 다양한 행동치료와 심리적 치료방법과 병행하는 것이 효과적이다. 그렇지만 약물치료가 ADHD치료의 최후 수단은 아니다. 게다가 약물치료를 한다고 해서 상태가 더 심각하다는 의미도 아니다. 다양한 치료와 함께 통합적 치료를 하는 것이 중요하다고 판단될 경우에는 어느 단계라도 약물치료를 같이 할 수 있다는 뜻으로 받아들이는 것이 더 옳다.

약물마다 부작용도 있으므로 아이의 상태에 따른 맞춤 치료가 필요하다. 최근 연구에서는 도파민이나 노르에피네프린과 관련된 유전자의 스타일에 따라 약물에 효과 있는 정도나 부작용의 정도가 달라진다는 보고가 많다. 최근 들어 이 분야에서 많은 과학자들이 노력하고 있으므로, 머지않은 미래에 효과는 좋고 부작용은 없는 약물을 시행착오 없이 잘 선택할 수 있는 방법이 나오리라 기대한다.

(2) 인지행동치료

인지행동치료는 교육적 요소를 기본으로 해서 인지(생각)와 행동의 변화를 일으키고, 이로써 증상의 변화까지 꾀하는 치료방법이다. 즉, 행동요법은 아동 스스로가 목표를 정하게 하고 목표달성에 대한 보상을 주는 방법을 사용할 수 있다. 예를 들면, 학교나 집에서 정해진 시간 동안 자리에 조용히 앉아있거나, 어떤 일에 있어서 일정시간 동안 집중을 하거나, 숙제나 심부름 등을 제대로 수행했을 때 보상을 주는 것이다. 이와 같은 방법은 ADHD에서 흔히 동반되는 정서적인 문제에 대해서도 인지행동치료만으로도 효과적일 수 있다. 그러나 아직은 증상이 심한 ADHD의 경우에는 효과가 부족한 것으로 여겨지기도 한다. 그러므로 약물치료만으로 호전되지 않는 증상들에 있어서 인지행동치료와 연동해서 치료가 이루어진다면 실질적인 도움이 될 수 있다. 즉, 아이의 건강한 발달을 방해하는 ADHD 증상들을 완화시키면서 원래 가진 강점과 잠재능력을 잘 펼칠 수 있도록 통합적인 치료 프로그램을 적용하는 것이 ADHD치료에 있어서 가장 중요하다고 하겠다.

(3) 놀이치료

주의력결핍 과잉행동장애(ADHD) 아동에게 우울증, 자신감 결여, 대인관계의 갈등과 같은 문제가 발생할 수 있으므로 심리치료가 필요하다. 이때 심리치료의 한 기법으로 놀이치료를 적용하는 것이다. 놀이치료 중에서도 인지·행동적 놀이치료를 하는 경우가 많다.

사실 아동·청소년들의 특성은 놀이와 같은 즐거운 매개활동이 없이 긴 시간 동안 상호작용을 한다는 것이 불가능하다. 그래서 아이들에게 적용하는 모든 치료는 어떻게 보면 대부분 놀이치료라고 할 수 있다. 이 중에서도 보편적으로 적용하는 놀이치료는 주로 정신분석적 또는 비지시적 놀이치료를 의미하며, 상담실의 놀이치료 장면에서는 존중, 허용, 무의식, 치료자와의 관계 등을 중요시한다.

그렇지만 ADHD의 핵심증상(주의력결핍, 과잉행동, 충동성)에 이러한 수용적인 놀이치료가 효과적이기 위해서는 인지행동놀이치료나 집단 놀이치료에서 보상과 제재와 같은 행동치료적 요소가 적용되어야 ADHD의 증상 감소에도 효과가 있다는 연구들이 다수 보고되고 있다(김태련 외, 2003).

(4) 심리·사회적 치료

아동에게 우울증, 자신감 결여, 대인관계의 갈등과 같은 문제가 발생할 수 있으므로 심리·사회적 개입이 필요하다. 이때 적용되는 사회성 기술훈련(social skill training)은 ADHD 아동에게 흔히 동반되는 학습, 또래관계의 문제에 상당한 효과를 나타내며, 약물치료와 병행해서 적용할 때 그 효과가 더욱 커진다(대한소아청소년정신의학회, 2021). 즉, 집단에서 여러 가지 활동을 하는 가운데 벌어지는 아이들끼리의 갈등 속에서 경청하기, 친구 만들기, 감정 조절하기, 문제 해결하기, 자기주장하기, 따돌림에 대처하기 등과 같은 사회적 기술을 가르쳐주고 연습하도록 하는 것이다.

(5) 부모교육 및 부모상담

부모교육 및 부모상담을 부모훈련(parent training)이라고도 한다. 즉, 부모로 하여금 주의력결핍 과잉행동장애의 특성에 대하여 교육하고, 부모가 아동의 목표행동에 대해서 관심을 갖도록 하며, 부모와 가족들이 아동으로 하여금 실행할 수 있는 현실적이면서도 실현 가능한 목표를 설정하고, 이에 대한 아동의 행동에 비판과 칭찬을 균형적으로 하되 일관성 있는 태도를 유지하도록 한다. 예를 들면, 부모에게 보상, 제재, 칭찬, 모범 보이기와 같은 행동치료의 원리에 대한 교육, 실제적인 자녀의 문제행동에 대한 대처법을 구체적으로 가르쳐 준 후, 집에서 부모가 치료자가 되어 자녀의 행동을 개선하도록 한다(대한소아청소년정신의학회, 2021). 이때 부모와 가족들은 아동이 실행할 수 있는 현실적이면서도 실현 가능한 목표를 설정하고, 이것에 대한 아동의 행동에 비판과 칭찬을 적절하고도 일관성 있게 하도록 하는 것이다(신현균, 김진숙, 2016).

02 외상후스트레스장애와 정신건강

1) 외상후스트레스장애의 개념

외상후스트레스장애(post traumatic stress disorder)는 사람이 충격적인 사건을 경험한 후 발생할 수 있는 정신 신체 증상들로 이루어진 증후군을 일컫는 말이다.

살면서 누구나 한 번쯤은 죽을 뻔한 상황이나 이와 비슷한 충격을 경험할 수 있다. 놀란 마음은 며칠씩 가슴을 두근거리게 하고 위험했던 상황을 떠 올리게 하며 자다가 꿈에 나오는 경우도 있다. 대부분은 시간이 지나가면서 상황이 정리되고 무서웠던 기억이 잊히면서 차차 안정을 찾는다(Hobfoll et al., 2007). 하지만 이러한 사고를 경험하는 사람들 중 열에 한 명은 한 달 이상 지속적으로 악몽에 시달리며 사고에 대한 불안과 긴장이 가시지 않아 작은 소리에도 놀라는 극도의 예민한 상태와 이와는 정반대로 무기력한 상태가 번갈아 가며 나타나는 '외상 후 스트레스'를 경험하게 되고, PTSD 진단을 받게 된다(APA, 2013).

대개는 전쟁이나 재난, 혹은 성폭행이나 교통사고 같은 아주 예외적이고 생명을 위협하는 상황에서 발생한다. 한번 증상을 경험하게 되면 심한 불안감에 사건을 떠올리게 하는 자극을 피하기 위해 항상 신경을 곤두세우게 된다. 성폭력 피해자들이 건장한 남자의 뒷모습만 보아도 위협을 느껴 외출이 힘들어지는 경우가 있고 화재 사고 피해자들은 골목에 가스통을 보면 폭발하지 않을까 두려워 길을 돌아가는 경우도 있다. 이러한 과도한 불안감은 생활을 제한하여 심한 경우에는 집이나 방 밖을 나가지 않는 경우로 나타나기도 한다(이봉건, 2005).

외상후스트레스장애(PTSD)는 정신적으로 약하거나 의지가 약해서 그런 것이 아니고 성별이나 연령에 관계없이 올 수 있다. 중요한 것은 사고 초기에 적절한 대응을 하게 되면 이런 심각한 상황으로 가는 것을 막을 수 있고 사고에 대한 충격과 불안에서 더 빨리 회복할 수 있다.

2) 원인

(1) 생물학적 요인

뇌에는 위험한 상황에서 우리 몸을 준비시키는 '편도'라는 작은 기관이 있다. 이 부분이 활성화되면 우리가 위험을 의식하기도 전부터 신속히 몸을 움직여 위험을 피할 준비상태를 만든다. 또한 위험이 사라지면 '전대상피질(anterior cingulate cortex)'이라는 부위가 활성화되어 이 경보신호를 끄고 일상으로 돌아온다(강봉균, 2005). 외상후스트레스장애는 이러한 경보장치가 불필요하게 작동하여 잘 꺼지지 않는 상태이다. 두 기관 모두 뇌의 깊숙한 곳에 있어서 쉽지 않지만 이를 조절하는 방법에 대한 연구가 계속 진행되고 있다.

(2) 사고 충격의 크기

더 큰 사고에서 외상후스트레스장애가 더 자주 나타나는가에 대해서는 의견들이 분분하다. 그것은 오히려 개인의 기질, 경험이나 사고의 반복 등이 더 많은 영향을 미치는 것으로 생각된다. 즉, 과거에도 위험한 일을 당해서 크게 놀란 적이 있거나 재난 상황(지진, 홍수)과 같이 위험 상황이 지속되는 경우 발생위험이 높다. 또, 신체 손상을 동반한 교통사고나 성폭력 피해처럼 신체적 통증이나 재판 진행으로 인해 사건을 계속 떠올릴 수밖에 없는 상황에서 더 오래 고통받는다.

(3) 다른 정신장애 관련

외상후스트레스장애(PTSD)는 기존에 우울장애나 물질관련장애를 가지고 있는 경우에 같은 사고를 당해도 발생할 위험이 높고, 이후로 증상이 생긴 경우에도 다른 정신장애가 같이 생기는 경우가 많다(Furst, 1978). 따라서 사고 이후에 불면이나 두려움을 음주로 해결하려는 상황이 되지 않도록 주의가 필요하다.

3) 진단 및 진단기준

(1) 진단기준

외상 후 스트레스 장애(PTSD)는 DSM-Ⅳ에서는 '불안장애의 하위 유형'으로 소개되었으나, DSM-5에서는 '외상 및 스트레스 관련 장애(trauma-and stress-related disorders)'에 포함되었다.

PTSD를 유발할 만한 사건을 경험한 이후 나타나는 증상들에 대해서 관찰하고 평가하며 확진을 내리기 위해서는 사고 이후 1개월간의 관찰 기간이 필요하다. 뇌 MRI검사나 혈액검사로 외상후스트레스장애를 진단할 수는 없다.

DSM-5의 외상 후 스트레스 장애(PTSD) 진단기준

외상 후 스트레스 장애는 정신건강의학과 전문의의 진찰과 면담, 병력 청취, 질의응답에 의해 진단되며, 미국정신의학회(American Psychiatric Association)의 정신장애 진단 통계편람(DSM-5)의 진단 기준에 따르면 다음의 기준을 모두 만족해야 한다.

주의점: 이 기준은 성인, 청소년 그리고 7세 이상의 아동에게 적용한다. 6세 또는 더 어린 아동을 위해서는 다음의 해당 기준을 보기 바란다.

A. 다음과 같은 방식 가운데 한 가지 이상으로 실제적이거나 위협적인 죽음, 심각한 부상, 또는 성폭력에의 노출을 경험

1. 외상성 사건(들)에 대한 직접적인 경험
2. 그 사건(들)이 다른 사람들에게 일어난 것을 생생하게 목격함
3. 외상성 사건(들)이 가족, 가까운 친척 또는 친한 친구에게 일어난 것을 알게 됨
   주의점: 가족, 친척 또는 친구에게 생긴 실제적이거나 위협적인 죽음은 그 사건(들)이 폭력적이거나 돌발적으로 발생한 것이어야만 한다.
4. 외상성 사건(들)의 혐오스러운 세부 사항에 대한 반복적이거나 지나친 노출의 경험(예 변사체 처리의 최초 대처자, 아동 학대의 세부 사항에 반복적으로 노출된 경찰관)
   주의점: 노출이 일과 관계된 것이 아닌 한 전자미디어, 텔레비전, 영화 또는 사진을 통해 노출된 경우는 적용되지 않는다.

B. 외상성 사건(들)이 일어난 후에 시작된, 외상성 사건(들)과 관련이 있는 침습 증상이 다음 중 한 가지 이상으로 나타난다.

1. 외상성 사건(들)과 관련된 고통스러운 기억이 비자발적, 침습적으로 반복됨.
   주의점: 7세 이상의 아동에서는 외상적 사건(들)의 주제 또는 특징이 표현되는 반복적 놀이를 한다.
2. 꿈의 내용과 정동이 외상적 사건(들)과 관련되어 있는 괴로운 꿈이 반복됨.
   주의점: 아동에서는 내용을 알 수 없는 무서운 꿈으로 나타나기도 한다.
3. 마치 외상적 사건(들)이 재발하고 있는 것처럼 행동하거나 느끼는 해리성 반응(예 플래시백) (이러한 반응은 연속선상에서 나타나며, 가장 극심하게 표현될 경우 현재 주변 상황에 대해 완전히 인식하지 못할 수 있음)
   주의점: 아동의 경우 놀이를 통해 외상과 관련된 재현이 일어날 수 있다.
4. 외상성 사건(들)을 상징하거나 닮은 내부 또는 외부의 단서에 노출되었을 때 극심하거나 지속적인 심리적 고통을 경험함.
5. 외상성 사건(들)을 상징하거나 닮은 내부 또는 외부의 단서에 노출되었을 때 뚜렷한 생리적 반응을 나타냄.

C. 외상성 사건(들)이 일어난 후에 시작된, 외상성 사건(들)과 관련된 자극에 대한 지속적인 회피가 다음 중 한 가지 이상으로 나타난다.
  1. 외상적 사건(들)에 대한 또는 밀접하게 연관된 고통스러운 기억, 생각, 또는 감정을 회피하거나 또는 회피하려는 노력을 함.
  2. 외상적 사건(들)에 대한 또는 밀접하게 연관된 고통스러운 기억, 생각, 또는 감정을 상기시키는 사람, 장소, 대화, 행동, 사물, 상황 등을 회피하거나 또는 회피하려는 노력을 함.

D. 외상적 사건(들)이 일어난 후에 시작되거나 악화된, 외상적 사건(들)과 관련된 인지와 기분의 부정적 변화가 다음 중 두 가지 이상으로 나타난다.
  1. 외상적 사건(들)의 중요한 부분을 기억하지 못함 (두부 외상, 알코올, 약물 등 다른 원인들 때문이 아니며 전형적으로는 해리성 기억상실에 의함)
  2. 자신, 타인 또는 세상에 대해 지속적이고 과장된 부정적 신념 또는 기대 (예 "나는 나빠", "아무도 믿을 수 없어", "세상은 전적으로 위험해", "나의 신경계 전체가 영구적으로 망가졌어")
  3. 외상적 사건(들)의 원인 또는 결과에 대해 지속적으로 왜곡된 인지를 함으로써 자신 또는 타인을 비난함.
  4. 지속적으로 부정적인 감정 상태를 경험(예 공포, 분노, 죄책감, 수치심)
  5. 주요 활동들에 현저하게 저하된 관심 또는 참여를 보임.
  6. 다른 사람들로부터 거리감 또는 소원해진다고 느낌.
  7. 긍정적인 감정을 경험하는 것이 지속적으로 어려움(예 행복감, 만족, 또는 사랑하는 감정을 느낄 수 없음)

E. 외상적 사건(들)이 일어난 후에 시작되거나 악화된 외상적 사건(들)과 관련된 각성과 반응성의 뚜렷한 변화가 다음 중 두 가지 이상으로 나타난다.
  1. (유발 자극이 거의 없거나 전혀 없음에도) 전형적으로 사람 또는 사물에 대해 언어적 또는 신체적 공격성으로 표현되는 이자극성과 분노 폭발
  2. 무모하거나 자기파괴적인 행동
  3. 과각성
  4. 과장된 놀람 반응
  5. 집중의 어려움
  6. 수면 어려움(잠들기 어려움 또는 잠을 이어서 자기 어려움 또는 불안정한 수면)

F. 장애(진단기준 B, C, D, E)의 지속기간이 1개월 이상이어야 한다.

G. 장애가 사회적, 직업적, 또는 다른 중요한 기능 영역에서 임상적으로 현저한 고통이나 손상을 초래한다.

H. 장애가 물질(예: 치료약물이나 알코올)의 생리적 효과나 다른 의학적 상태에 의한 것이 아니다.

다음 중 하나를 명시할 것:
해리 증상 동반: 개인의 증상이 외상후스트레스장애의 기준에 해당하고, 또한 스트레스에 반응하여 그 개인이 다음에 해당하는 증상을 지속적이거나 반복적으로 경험한다.

1. **이인증**: 스스로의 정신 과정 또는 신체로부터 떨어져서 마치 외부 관찰자가 된 것 같은 지속적 또는 반복적 경험(예 꿈속에 있는 느낌, 자신 또는 신체의 비현실감 또는 시간이 느리게 가는 감각을 느낌)
2. **비현실감**: 주위 환경의 비현실성에 대한 지속적 또는 반복적 경험(예 개인을 둘러싼 세계를 비현실적, 꿈속에 있는 듯한, 멀리 떨어져 있는, 또는 왜곡된 것처럼 경험)
   주의점: 이 아형을 쓰려면 해리 증상은 물질의 생리적 효과(예 알코올 중독 상태에서의 일시적 기억상실, 행동)나 다른 의학적 상태(예 복합 부분 발작)로 인한 것이 아니어야 한다.

다음의 경우 명시할 것:
지연되어 표현되는 경우: (어떤 증상의 시작과 표현은 사건 직후 나타날 수 있더라도) 사건 이후 최소 6개월이 지난 후에 모든 진단기준을 만족할 때

6세 이하 아동의 외상후스트레스장애 포함

A. 6세 또는 그보다 더 어린 아동에서는 실제적이거나 위협적인 죽음, 심각한 부상 또는 성폭력에의 노출이 다음과 같은 방식 가운데 한 가지(또는 그 이상)에서 나타난다.
   1. 외상성 사건(들)에 대한 직접적인 경험
   2. 그 사건(들)이 다른 사람들, 특히 주 보호자에게 일어난 것을 생생하게 목격함
      주의점: 목격이 전자미디어, 텔레비전, 영화 또는 사진을 통한 경우는 포함되지 않는다.
   3. 외상성 사건(들)이 부모 또는 보호자에게 일어난 것을 알게 됨

B. 외상성 사건(들)이 일어난 후에 시작된 외상성 사건(들)과 관련이 있는 침습 증상의 존재가 다음 중 한 가지(또는 그 이상)에서 나타난다.
   1. 외상성 사건(들)의 반복적, 불수의적이고, 침습적인 고통스러운 기억
      주의점: 자연발생적이고 침습적인 기억이 고통스럽게 나타나야만 하는 것은 아니며 놀이를 통한 재현으로 나타날 수도 있다.

2. 꿈의 내용과 정동이 외상성 사건(들)과 관련되는 반복적으로 나타나는 고통스러운 꿈

 주의점: 꿈의 무서운 내용이 외상성 사건과 연관이 있는지 아닌지 확신하는 것이 가능하지 않을 수 있다.

3. 외상성 사건(들)이 재생되는 것처럼 그 아동이 느끼고 행동하게 되는 해리성 반응(예 플래시백) (그러한 반응은 연속선상에서 나타나며, 가장 극한 표현은 현재 주변 상황에 대한 인식의 완전한 소실일 수 있음) 그러한 외상의 특정한 재현은 놀이로 나타날 수 있다.
4. 외상성 사건(들)을 상징하거나 닮은 내부 또는 외부의 단서에 노출되었을 때 나타나는 극심하거나 장기적인 심리적 고통
5. 외상성 사건(들)을 상기하는 것에 대한 현저한 생리적 반응

C. 외상적 사건(들)이 일어난 후에 시작되거나 악화된, 외상성 사건(들)과 관련이 있는 자극의 지속적인 회피 또는 외상성 사건(들)과 관련이 있는 인지와 감정의 부정적 변화를 대변하는 다음 중 한 가지(또는 그 이상)의 증상이 있다.

자극의 지속적 회피

1. 외상성 사건(들)을 상기시키는 활동, 장소 또는 물리적 암시 등을 회피 또는 회피하려는 노력
2. 외상성 사건(들)을 상기시키는 사람, 대화 또는 대인관계 상황 등을 회피 또는 회피하려는 노력

인지의 부정적 변화

3. 부정적 감정 상태의 뚜렷한 빈도 증가(예: 공포, 죄책감, 슬픔, 수치심, 혼란)
4. 놀이의 축소를 포함하는, 주요 활동에 대해 현저하게 저하된 흥미 또는 참여
5. 사회적으로 위축된 행동
6. 긍정적인 감정 표현의 지속적인 감소

D. 외상성 사건(들)이 일어난 후에 시작되거나 악화된, 외상성 사건(들)과 관련이 있는 각성과 반응성의 변화가 다음 중 2가지(또는 그 이상)에서 명백하다.

1. 전형적으로 사람 또는 사물에 대한 언어적 또는 신체적 공격성으로(극도의 분노발작 포함) 표현되는 민감한 행동과 분노폭발(자극이 거의 없거나 아예 없이)
2. 과각성
3. 과장된 놀람 반응
4. 집중력의 문제
5. 수면 교란(예: 수면을 취하거나 유지하는 데 어려움 또는 불안정한 수면)

E. 장애의 기간이 1개월 이상이어야 한다.

F. 장애가 부모, 형제, 또래 또는 다른 보호자와의 관계 또는 학교생활에서 임상적으로 현저한 고통이나 손상을 초래한다.

G. 장애가 물질(예: 치료약물이나 알코올)의 생리적 효과나 다른 의학적 상태로 인한 것이 아니다.

다음 중 하나를 명시할 것:
해리 증상 동반: 개인의 증상이 외상후스트레스장애의 기준에 해당하고 그 개인이 다음에 해당하는 증상을 지속적이거나 반복적으로 경험한다.

1. **이인증**: 스스로의 정신 과정 또는 신체로부터 떨어져서 마치 외부 관찰자가 된 것 같은 지속적 또는 반복적 경험(예 꿈속에 있는 느낌, 자신 또는 신체의 비현실감 또는 시간이 느리게 가는 감각을 느낌)
2. 비현실감: 주위 환경의 비현실성에 대한 지속적 또는 반복적 경험(예 개인을 둘러싼 세계를 비현실적, 꿈속에 있는 듯한, 멀리 떨어져 있는, 또는 왜곡된 것처럼 경험)

   주의점: 이 아형을 쓰려면 해리 증상은 물질의 생리적 효과(예: 일시적 기억상실)나 다른 의학적 상태(예 복합 부분 발작)로 인한 것이 아니어야 한다.

다음의 경우 명시할 것:
지연되어 표현되는 경우: 사건 이후 최소 6개월이 지난 후에 모든 진단기준을 만족할 때(어떤 증상의 시작과 표현은 사건 직후 나타날 수 있더라도)

외상 후 스트레스 장애 진단에 있어 우선적인 고려 사항은 사고 당시 뇌 손상에 의한 증상 발생의 가능성을 배제하는 것이다. 뇌 자기공명영상 촬영 등 뇌 손상 정도 평가에 관한 검사가 필요할 수 있다. 또한 알코올 등의 물질 남용, 간질 등의 기질적 질환에 대한 감별이 이루어져야 하고 이에 필요한 뇌파 검사 등의 검사가 필요할 수 있다.

타 정신과 질환으로 오진되는 경우가 있으므로 불안장애, 우울장애, 통증장애, 그리고 물질남용 등의 질환을 가진 환자는 외상 후 스트레스 장애 존재 유무를 의심해봐야 한다.

(2) 진단의 특성

PTSD의 진단적 특성은 외상 사건의 경험에 대한 심리적 고통이 다양한 양상으로 드러나는데, 불안과 공포를 기본 증상으로 하지만, 무쾌감과 불쾌감, 화, 공격성, 해리 증상이 가장 두드러진다. DSM-5의 진단 기준(성인, 청소년, 7세 이상)을 진단 특성별로 분류한다.

DSM–5

A. 실제적이거나 위협적인 죽음, 심각한 부상, 성폭력에의 노출경험이 다음과 같은 방식 가운데 한 가지 이상으로 나타남.
1. 외상성 사건(들)에 대한 직접적인 경험
2. 그 사건(들)이 다른 사람들에게 일어난 것을 생생하게 목격함
3. 외상성 사건(들)이 가족, 가까운 친척 또는 친한 친구에게 일어난 것을 알게 됨
주의점: 가족, 친척 또는 친구에게 생긴 실제적이거나 위협적인 죽음은 그 사건(들)이 폭력적이거나 돌발적으로 발생한 것

① **침습증상**(intrusion symptoms)

침습증상은 외상사건과 관련된 기억, 의식 등에 침투하여 재경험(re-experience)되는 것을 의미한다. 즉, 외상 사건에 대한 고통스러운 기억이 반복적으로 떠오르거나 악몽을 꾸기도 한다. 여기서 PTSD 침습사고의 특징은 다른 장애에서보다 개인의 고통에 대한 기억이 크게 작용한다.

DSM–5

B. 외상성 사건(들)이 일어난 후에 시작된, 외상성 사건(들)과 관련이 있는 침습 증상이 다음 중 한 가지 이상으로 나타남.
1. 외상성 사건(들)과 관련된 고통스러운 기억이 비자발적, 침습적으로 반복됨.
주의점: 7세 이상의 아동에서는 외상적 사건(들)의 주제 또는 특징이 표현되는 반복적 놀이를 함.
2. 꿈의 내용과 정동이 외상적 사건(들)과 관련되어 있는 괴로운 꿈이 반복됨.
주의점: 아동에서는 내용을 알 수 없는 무서운 꿈으로 나타나기도 함.

3. 마치 외상적 사건(들)이 재발하고 있는 것처럼 행동하거나 느끼는 해리성 반응.(예 플래시백) (이러한 반응은 연속선상에서 나타나며, 가장 극심하게 표현될 경우 현재 주변 상황에 대해 완전히 인식하지 못할 수 있음)
   주의점: 아동의 경우 놀이를 통해 외상과 관련된 재현이 일어날 수 있음.
4. 외상성 사건(들)을 상징하거나 닮은 내부 또는 외부의 단서에 노출되었을 때 극심하거나 지속적인 심리적 고통을 경험함.
5. 외상성 사건(들)을 상징하거나 닮은 내부 또는 외부의 단서에 노출되었을 때 뚜렷한 생리적 반응을 나타냄.

② 외상사건과 관련된 자극 회피

외상 사건의 재경험이 매우 고통스럽기 때문에 그와 관련된 기억, 생각, 감정 등을 떠올리지 않으려는 노력이다. 회피는 침습에 대해 보다 효율적이고 전략적인 인지적 과정을 통해 유발되는 반응이므로 고통스러운 외상경험을 떠올릴 수 있는 모든 자극이 단서를 회피하려는 노력이다.

DSM-5

C. 외상성 사건(들)이 일어난 후에 시작된, 외상성 사건(들)과 관련된 자극에 대한 지속적인 회피가 다음 중 한 가지 이상으로 나타남.
1. 외상적 사건(들)에 대한 또는 밀접하게 연관된 고통스러운 기억, 생각, 또는 감정을 회피하거나 또는 회피하려는 노력을 함.
2. 외상적 사건(들)에 대한 또는 밀접하게 연관된 고통스러운 기억, 생각, 또는 감정을 상기시키는 사람, 장소, 대화, 행동, 사물, 상황 등을 회피하거나 또는 회피하려는 노력을 함.

③ 외상사건과 관련된 인지, 감정에 있어서의 부정적 변화

외상사건의 중요한 일부를 기억하지 못하거나 외상 사건의 원인이나 결과를 왜곡하여 받아들임으로써 자신이나 타인을 책망한다. 공포, 분노, 죄책감이나 수치심과 같은 부정적 감정을 나타내거나 다른 사람에게서 거리감과 소외감을 느끼기도 한다.

DSM-5

D. 외상적 사건(들)이 일어난 후에 시작되거나 악화된, 외상적 사건(들)과 관련된 인지와 기분의 부정적 변화가 다음 중 두 가지 이상으로 나타남.
1. 외상적 사건(들)의 중요한 부분을 기억하지 못함(두부 외상, 알코올, 약물 등 다른 원인들 때문이 아니며 전형적으로는 해리성 기억상실에 의함)
2. 자신, 타인 또는 세상에 대해 지속적이고 과장된 부정적 신념 또는 기대(예 "나는 나빠", "아무도 믿을 수 없어", "세상은 전적으로 위험해", "나의 신경계 전체가 영구적으로 망가졌어")
3. 외상적 사건(들)의 원인 또는 결과에 대해 지속적으로 왜곡된 인지를 함으로써 자신 또는 타인을 비난함.
4. 지속적으로 부정적인 감정 상태를 경험(예 공포, 분노, 죄책감, 수치심)
5. 주요 활동들에 현저하게 저하된 관심 또는 참여를 보임.
6. 다른 사람들로부터 거리감 또는 소원해진다고 느낌.
7. 긍정적인 감정을 경험하는 것이 지속적으로 어려움(예 행복감, 만족, 또는 사랑하는 감정을 느낄 수 없음)

④ 각성, 반응성의 뚜렷한 변화

과민반응은 쉽게 깜짝 놀라고 불안해하며 잠을 자지 못하고 집중이 어려운 증상이다. 평소에도 항 과민하고 주의집중을 못 하며 사소한 자극에도 크게 놀라는 반응을 보이거나 짜증을 내기도 하고 분노가 폭발하기도 한다.

DSM-5

E. 외상적 사건(들)이 일어난 후에 시작되거나 악화된 외상적 사건(들)과 관련된 각성과 반응성의 뚜렷한 변화가 다음 중 두 가지 이상으로 나타남.
1. (유발 자극이 거의 없거나 전혀 없음에도) 전형적으로 사람 또는 사물에 대해 언어적 또는 신체적 공격성으로 표현되는 이자극성과 분노 폭발
2. 무모하거나 자기파괴적인 행동
3. 과각성
4. 과장된 놀람 반응
5. 집중의 어려움
6. 수면 어려움 (잠들기 어려움 또는 잠을 이어서 자기 어려움 또는 불안정한 수면)

4) 치료적 개입

PTSD는 증상은 매우 심각하고 만성적으로 가는 경향이 있기 때문에 조기 발견해서 지속적으로 치료해야 한다. 사고 직후에 증상이 있는 것은 일반적이지만 심각한 외상 사건을 경험한 후에 1주일이 지나도 증상의 개선이 없거나 도리어 나빠지는 경우에는 정신건강의학과 진료를 받는 것이 좋다. 치료는 증상 개선을 위한 약물치료와 인지행동치료, 정신치료(안정화요법, 노출요법, 안구운동 민감소실 및 재처리 요법 등)가 있다. 대개 증상이 심한 급성기에는 약물치료를 주로 시행해 재경험이나 과각성 증상을 주로 조절하고 사고 기억을 다룰 수 있을 정도가 되면 정신치료 쪽으로 집중하게 된다. 어떤 경우에도 자신이 안전하다는 경험을 할 수 있도록 하는 안정화가 매우 중요하다.

(1) 약물치료

PTSD는 사고 직후에 대체적으로 증상이 있으므로 이때는 약물치료는 하지 않지만 증상이 심할 때에는 교감신경 차단제 등의 약물치료를 시행할 수 있다. 약물치료는 증상 지속 한 달 이전이라도 증상이 심각할 경우 특히 수면에 심각한 문제를 야기할 경우에는 적극적으로 약물치료를 하며, 보편적으로는 증상이 한 달 이상 지속되는 경우 약물치료를 고려한다. 치료 초기의 과각성, 불면 등은 약물치료와 안정화기법 등을 중심으로 하게 되고 이런 증상들이 다소 안정되고 나면 회피증상에 초점을 맞춰 안구운동 민감소실 및 재처리요법(EMDR)이나 노출요법 등의 정신심리요법을 시행한다(국가정신건강서비스포털, 2021).

(2) 인지행동치료

인지 행동 치료(cognitive behavior therapy, CBT)는 외상 후 스트레스 장애의 치료적 접근 중에서 그 안정성과 효과를 입증 받고 있으며, 현재까지도 외상 후 스트레스 장애의 완전한 완화에 이르기 위해 가장 효과적이고 핵심이 되는 치료 방법이다(서호준, 채정호, 2006).

인지치료는 환자가 가지고 있는 비현실적인 믿음이나 생각들을 스스로 발견하고 수정할 수 있도록 도와서 환자가 현실을 명확하게 인식하고 수용할 수 있도록 한다. 행동치료는 학습이론에 바탕을 두어 환자로 하여금 자신의 행동을 관찰하고 분석해서 스스로의 문제행동을 바꿔나가도록 한다. 따라서 이 치료법은 바람직한 행동은 늘리도록 하고, 그렇지 못한 행동은 줄이도록 한다. 또한 인지 행동 치료(trauma-focused CBT, TFCBT)는 외상 후 스트레스 장애 환자가 지속적으로 억압하고 회피하려고 하는 외상 사건에 대한 기억과 정서에 노출시키고, 더불어 환자가 가지고 있는 자신에 대한, 타인에 대한 그리고 세계에 대한 왜곡된 인지를 다루는 치료로 널리 알려져 있다. 이외에도 가족이나 친구들의 지지를 받으며 사고를 같이 경험한 사람들과 함께 집단치료를 하면서 서로 응원하는 것도 치료에 매우 효과적이다.

(3) 정신치료

사고를 동반하는 PTSD는 다양한 부정적 감정들을 같이 불러일으킨다. 사고 당시의 자신의 행동이나 타인의 행동에 대한 원망, 분노, 죄책감 등이 심하게 나타난다. 즉, 불안증상이나 놀람이 자신의 나약함을 드러내는 것 같아서 두려운 마음도 들고 다시 사회로 복귀할 수 있을까 하는 불안감도 생긴다. 따라서 사고를 당하게 되면 주위 사람들과 사회에 대한 신뢰가 깨지고 자신과 타인에 대해서 믿을 수 없게 된다. 그러므로 정신치료에는 초기 불안증상 감소에 매우 효과적적인 안정화기법, 정확히는 기억을 지우는 것이 아니라 기억을 덧입히는 과정을 통해 고통스러운 기억이 줄어들게 되는 노출요법, 눈동자를 좌우로 움직이는 불빛을 쫒아가면서 사고에 대한 기억을 회상해 치료하는 방법인 안구운동 민감소실 및 재처리요법 등이 적용된다. 안구운동 민감소실 및 재처리요법은 별도의 교육을 받고 자격을 갖춘 치료자가 시술하는 보다 전문적인 치료법으로 특히 오랜 시간 회피로 인해 억눌려 있던 트라우마의 경우에 더 효과가 있는 것으로 알려져 있다.

11 CHAPTER 정신장애의 기본적 이해-4

학습목표

1. 주요우울장애는 지속적인 우울감과 모든 활동에 대한 흥미나 즐거움이 상실된 상태로 주된 증상은 기분장애이지만 다양한 심리적 문제가 동반되며, 주요증상이 지속적 또는 반복적으로 나타나는 정신장애이다.
2. 다양한 형태의 비정상적, 병적인 불안과 공포로 인하여 일상생활에 장애를 일으키는 정신질환이다.

본 장에서는 주요우울장애, 불안장애의 특성, 원인, 증상, 치료에 대해서 탐색하고, 이와 연계한 정신건강에 대해서 이해한다.

01 주요우울장애와 정신건강

1) 주요우울장애의 개념

주요우울장애는 최소 2주 이상, 하루 중 대부분의 시간 동안 우울한 기분, 수면장애, 피로, 흥미저하, 무가치감, 자살사고, 식욕 및 체중의 변화 등이 동반되는 질환이다. 서구권에서는 남자의 경우 5~10%, 여자의 경우 10~25% 정도가 일생에 한 번 이상 주요우울장애에 걸리는 것으로 알려져 있으며, 우리나라는 일생에 한 번 이상 주요우울장애를 보이는 비율이 3~5% 정도로 알려져 있으며, 현재 인구의 5~10%가 주요우울장애를 앓고 있다고 한다(이봉건, 2005).

이러한 주요우울장애는 일생에서 여러 번 반복되기도 하는 흔한 질병으로 들어간다. 그렇지만 주요우울장애는 치료받지 않으면 짧게는 몇 개월에서 길게는 1년 이상 지속될 수 있다. 그러므로 대인관계 및 사회생활에서의 어려움을 겪게 되고, 직업적인 능력을 잃을 수도 있을 뿐 아니라 자살에 이를 수도 있다. 특히 주요우울장애 환자의 10퍼센트가 자살로 생을 마감한다는 점에서 적절한 치료가 반드시 필요한 질병이므로 절대로 간과해서는 안 된다.

2) 주요우울장애의 원인

주요우울장애는 단일 질환이라기보다는 다양한 원인에 의하여 발생되는 뇌의 장애로 질환이라는 견해가 강하다. 또한 생물학적, 유전적, 심리사회적, 개인의 성격 및 기질적, 환경적 요인과 같은 여러 가지 요인들이 다수 제기되고 있으나 아직 명확하게 밝혀지지 않았다. 그만큼 분명한 원인을 찾기는 쉽지 않다. 따라서 주요 우울장애를 일으키는 것으로 추정하고 있는 몇 가지 원인을 살펴보기로 한다.

(1) 생물학적 원인

최신의 뇌 영상 기기를 이용한 연구에서 우울증 환자의 뇌에 변화가 있음을 보고하고 있다. 뇌의 신경전달물질의 변화가 일어나서 기분을 담당하는 신경회로의 기능이 저하되는 것이 증상과 연관이 되는 것으로 본다. 이 변화는 신경전달 물질이라 불리는 뇌 안의 물질이 감정 등의 뇌 기능과 연결이 되어 있고 우울증을 야기시키는 것으로 봄으로써 호르몬 불균형도 하나의 원인이 될 수 있다는 것이다. 즉, 주요우울장애 환자에게서 세로토닌 활성도가 저하되어 있으며, 노르에피네프린과 도파민 등의 활성에 대한 조절이 적절히 이루어지지 않아서 발생한다고 알려져 있다.

(2) 유전적 요인

일부 일란성 쌍생아 연구는 우울증을 가진 가족 내에서 우울증이 더 잘 발생하는 것으로 보고하며, 발병률이 40~50% 정도라고 한다. 또한 연구자들은 우울증을 발생시키는 유전자를 찾기 위해 애쓰고 있는 중이지만, 주요우울장애는 유전의 영향이 매우 크지만, 후천적인 다른 요인들도 함께 작용하는 것으로 보고 있다.

(3) 심리사회적 원인

주요우울장애의 원인으로 환경에 주목하고 있다. 즉, 그 사람을 둘러싸고 있는 환경도 우울증을 야기시키는 데 한몫을 한다는 것이다. 이런 환경적 요인은 삶에 있어서 대처하기 어려운 상황들로 배우자, 부모, 자녀 등의 사망과 직업, 경제적 문제, 건강상실 등의 스트레스가 대표적이며, 그 사람이 지니고 있던 체질적 소인과 스트레스로 인한 변화가 상호작용해서 뇌의 신경전달물질 및 신경회로에 변화를 초래한다는 것이다.

(4) 개인의 성격 및 기질적 요인

어린 시절의 외상은 스트레스 상황에 반응하거나 대처하는 방식에 영향을 미친다. 즉, 어린 시절부터 긍정적인 경험을 하지 못한 사람은 낮은 자존감과 자기 비판적인 태도를 키우게 된다. 그러므로 성인기에 경험하는 주변의 소중한 사람들의 상실에 어린 시절의 상실 경험을 엮게 되어 주요우울장애가 촉발될 수 있는 것이다.

(5) 환경적 요인

소중한 존재의 상실, 인간관계의 어려움, 경제적 어려움, 삶에 있어서의 중요한 변화 등은 우울증을 일으키는 요인에 해당된다. 또한 우울증의 발생은 급작스럽거나 만성적인 신체적 질병과도 관련성 크다. 게다가 우울증을 가진 사람들 세 명 중 한 명에게서 물질남용 장애가 나타나기도 하는 것들이 주요우울장애를 일으키는 환경적 요인으로 지목되고 있다.

3) 주요우울장애의 진단기준

주요우울장애의 진단을 위한 단일 검사는 없고 정신건강의학과 전문의의 종합적인 판단을 중요시한다. 대부분의 경우 기분, 식욕, 수면 패턴, 활동 수준, 생각에 대한 면담 평가를 시행하며, 다음을 기반으로 주요우울장애 진단이 내려진다.

미국정신의학회(American Psychiatric Association)가 2013년 개정한 정신질환 진단 및 통계편람 제5판(DSM-5)에 따른 진단 기준은 다음과 같다.

DSM-5의 주요우울장애의 진단기준

A. 다음 9가지의 증상 중 5가지 이상이 최소 2주 이상 거의 매일 지속되어야 한다. 최소한 한 가지 증상은 우울한 기분 또는 흥미나 쾌락의 상실이어야 한다.
주의점: 명백한 다른 의학적 상태로 인한 증상은 포함되지 않아야 한다.

(1) 하루 중 대부분 그리고 거의 매일 지속되는 우울 기분에 대해 주관적으로 보고(예 슬픔, 공허함 또는 절망감)하거나 객관적으로 관찰됨(예 눈물 흘림)
주의점: 아동, 청소년의 경우는 과민한 기분으로 나타나기도 함)

(2) 거의 매일, 하루 중 대부분, 거의 또는 모든 일상 활동에 대해 흥미나 즐거움이 뚜렷하게 저하됨.

(3) 체중 조절을 하고 있지 않은 상태에서 의미 있는 체중의 감소(예 1개월 동안 5% 이상의 체중변화)나 체중의 증가, 거의 매일 나타나는 식욕의 감소나 증가가 있음(주의점: 아동에서는 체중 증가가 기대치에 미달되는 경우)

(4) 거의 매일 나타나는 불면이나 과다수면

(5) 거의 매일 나타나는 정신운동 초조나 지연(객관적으로 관찰 가능함, 단지 주관적인 좌불안석 혹은 처지는 느낌뿐만이 아님)

(6) 거의 매일 나타나는 피로나 활력의 상실

(7) 거의 매일 무가치감 또는 과도하거나 부적절한 죄책감(망상적일 수도 있는)을 느낌(단순히 병이 있다는 데 대한 자책이나 죄책감이 아님)

(8) 거의 매일 나타나는 사고력이나 집중력의 감소, 또는 우유부단함(주관적인 호소나 객관적인 관찰 가능함)

(9) 반복적인 죽음에 대한 생각(단지 죽음에 대한 두려움이 아님), 구체적인 계획없이 반복되는 자살사고, 또는 자살시도나 자살 수행에 대한 구체적인 계획

B. 증상이 사회적, 직업적, 또는 다른 중요한 기능 영역에서 임상적으로 현저한 고통이나 손상을 초래한다.

C. 삽화가 물질의 생리적 효과나 다른 의학적 상태로 인한 것이 아니다.
주의점: 진단기준 A부터 C까지는 주요우울 삽화를 구성하고 있다.
주의점: 중요한 상실(예: 사별, 재정적 파탄, 자연재해로 인한 상실, 심각한 질병이나 장애)에 대한 반응으로 진단기준 A에 기술된 극도의 슬픔, 상실에 대한 반추, 불면, 식욕 저하, 그리고 체중의 감소가 나타날 수 있고 이는 우울 삽화와 유사하다. 비록 그러한 증상이 이해될 만하고 상실에 대해 적절하다고 판단된다 할지라도 정상적인 상실 반응 동안에 주요우울 삽화가 존재한다면 이는 주의깊게 다루어져야 한다. 이러한 결정을 하기 위해서는 개인의 과거력과 상실의 고통을 표현하는 각 문화적 특징을 근거로 한 임상적인 판단이 필요하다.

D. 주요우울 삽화가 조현정동장애, 조현병, 조형양상장애, 망상장애, 달리 명시된 또는 명시되지 않은 조현병 스펙트럼 및 기타 정신병적 장애로 더 잘 설명되지 않는다.

E. 조증 삽화 혹은 경조증 삽화가 존재한 적이 없다.
주의점: 조증 유사 혹은 경조증 유사 삽화가 물질로 인한 것이나 다른 의학적 상태의 직접적인 생리적 효과로 인한 경우라면 이 제외 기준을 적용하지 않는다.

4) 치료적 개입

주요우울장애는 개인이 취약해서 비롯되는 약점이나 잘못이 아니며, 간과되어서도 안 되며, 반드시 치료되어야 할 질병이다. 따라서 이것에 대한 치료로는 약물 치료와 더불어 정신치료적 접근을 함께 하는 것을 강조하고 있다. 구체적으로는 약물치료, 인지행동치료, 정신역동치료 등이 활용되고 있으며, 이 외에도 전기경련요법(ECT), 경두개자기자극술(rTMS, repeated Transcranial Magnetic Stimulation) 치료가 효과 있음이 보고되고 있다.

(1) 약물치료

약물 치료는 과거에 주로 사용하던 약물에 비해 부작용은 줄이면서 효과는 높이는 약물들이 개발되었으며 지속적인 개선과 진보가 이루어지고 있다. 이것에는 주로 신경전달 물질 체계에 따라 작용하는 SSRI, NDRI, SNRI 등 다양한 계열의 약물들이다. 이런 항우울제는 각 개인에 따라 차이가 있겠지만 일반적으로 그 효능이 수일에서 수주에 걸쳐 나타난다고 기록되어 있다.

(2) 인지행동치료

인지 행동 치료는 우울증에 대한 치료 효과가 경험적으로 확증된 치료 방법이며 전 세계적으로 널리 사용되고 있다. 이 치료법은 우울증이 역기능적인 사고에 의해 매개되고 유지된다는 가정하에 치료의 주 목표를 우울증과 관련되는 역기능적 사고를 발견하여 수정하는 것에 두고 있다(권정혜, 2001). 그러므로 환자가 우울증에 기여하는 부정적이거나 왜곡된 태도를 갖고 있을 때나, 그 증상이 가볍거나 심하든 간에 유용하게 활용되며 그 효과도 큰 것으로 나타나 있다. 단지 이러한 치료가 약물치료와 병행할 때는 그 효과가 상승된다는 보고가 있다.

(3) 정신치료

정신치료는 정신분석적 이론에 기반을 둔 치료를 말하며, 다양한 형식으로 집단, 가족, 부부, 개인에게 적용된다. 즉, 어린 시절 중요한 사람과의 해결되지 않은 감정 및 방어기제가 우울증상을 형성하는 부정적인 감정과 생각에 영향을 미친다는 이론에 바탕을 둔다. 치료자는 환자를 돕기 위해서 우울증에 영향을 미치거나 이를 유지시키는 요소들을 통찰할 수 있도록 다양한 정신치료가 설계한다. 그리고 모든 정신치료의 공통점은 환자와 치료자 간의 대화로 진행하며, 치료진행시 문제는 논의되어지고, 통찰과 이해, 언어적인 소통으로 생기는 정서적 지지를 통해 치료는 효과를 거둔다.

(4) 전기경련요법(ECT)

전류가 뇌를 통과하여 뇌의 신경 전달 물질의 기능과 효과에 영향을 주어 우울증을 완화시킨다. 전기경련요법은 치료저항성 우울증, 특히 심각한 자살 위험이 있거나, 약물치료를 시행하기 어려운 노인, 임신, 긴장증 동반 조현병, 급성 조증 환자, 치료 저항성 간질 등의 일반적으로 약물치료에 효과가 없거나 빠른 효과를 기대하기 어려운 경우에 사용된다. 부작용으로는 두통, 지남력 장애, 기억력 저하 등이 발생할 수 있으며 대부분 단기간에 호전되는 경과를 보인다. 일반대중에게 선입견이 많은 치료법임에도 불구하고 다양한 임상적 유용성과 안전성이 확인된 치료이다(국가정신건강서비스포털 의학정보).

(5) 경두개자기자극술(rTMS, repeated Transcranial Magnetic Stimulation)치료

강한 전기로 자기장을 생산하여 뇌의 특정 부위 우울증의 병인과 관련된 신경세포를 자극한다. 반복되는 자기자극은 전전두엽 대뇌피질의 기능 변화를 유도하여 항우울효과를 나타낸다. 부작용으로는 국소적 두통과 난청이 있을 수 있으며 드물게 경련이 발생할 수 있다(국가정신건강서비스포털 의학정보).

02 불안장애와 정신건강

1) 불안장애의 개념

불안장애는 불안해할 필요가 없는 상황에서도 지나치게 불안을 느끼는 경우를 말하며, 이런 비정상적이고 병적인 불안감으로 인해서 일상생활에 장애를 일으키는 정신 질환을 통칭한다. 따라서 불안으로 교감신경이 흥분되어 두통, 심장 박동 증가, 호흡수 증가, 위장관계 이상 증상과 같은 신체적 증상이 나타나 불편감을 초래하고 불안이나 걱정, 혹은 신체 증상이 직장 생활, 대인관계, 학업과 같은 일상 활동에 어려움을 초래하는 경우 불안장애로 진단할 수 있다. 이들의 일반적인 특징은 안절부절못하고 짜증을 잘 내며 예민하고, 또 닥치지도 않을 위험을 걱정하며 최악의 사태만을 상상하는 경향을 보인다.

불안장애의 증상은 각 진단에 따라 다르며, 전형적인 증상은 아래와 같다.

(1) 분리불안 장애

12세 미만 소아에서 가장 흔한 불안장애이다. 주된 증상은 애착을 형성하고 있는 대상이 옆에 있어야만 안심을 하고 잠시라도 떨어지게 되면 심한 불안을 느낀다. 예를 들면, 자신이나 부모에게 불행한 일이 닥칠지도 모른다는 두려움과 지나친 걱정을 달고 산다. 이들은 불안을 느끼면 복통, 두통, 오심, 구토 등의 신체증상을 호소함으로써 관심을 유발하기도 한다.

(2) 범불안장애

특정 상황에 국한되지 않고 긴장 상태가 지속되는 경우를 말한다. 즉, 사소하고 일상적인 일에 대한 과도한 불안과 걱정이 장기간 지속되며, 이를 통제하기 어렵고 불안과 연관된 다양한 신체 증상(불면, 근긴장도 증가, 뒷목이 당기듯이 아픈 긴장성 두통, 손 떨림, 발한, 어지러움, 타는 듯한 갈증, 상복부 통증, 소화불량 등)을 흔히 동반한다.

(3) 사회불안장애

특징적 증상은 면밀한 관찰이나 부정적인 평가를 받을 수 있는 사회적 상황에서 현저한 공포와 불안을 경험하며, 이는 그러한 사회적 상황에 대한 회피로 이어진다.

(4) 선택적 함구증

부모, 형제와 같이 가까운 사람과는 대화를 하는 데 문제가 없지만, 낯선 사람과 혹은 특정 상황에서 입을 다물고 말을 하지 않는다.

(5) 공황장애

갑작스럽게 심한 공포나 불편함이 수분 내 최고조에 다다르고, 그러는 동안 호흡곤란, 가슴 답답함, 심장 박동 증가, 발한 등과 같은 신체적 증상(공황발작)이 나타나는 데다가, 극심한 불안, 죽을 것 같은 두려움 등과 같은 정신적 증상까지 복합적으로 발현된다. 게다가 공황 발작이 다시 올 것에 대한 두려움이 있어서, 그와 관련되어 있다고 생각하는 장소나 상황을 피하고 달리기나 계단 오르기, 언쟁하기 등 공황증상과 유사한 신체감각이 생기는 활동도 흔히 회피한다.

(6) 광장공포증

대중교통 이용, 공원과 같은 열린 공간에 있는 것, 영화관 같은 밀폐된 공간에 있는 것, 줄을 서 있거나 군중 속에 있는 것, 집 밖에 혼자 있는 것과 같은 상황에서 극심한 공포와 불안을 느끼고, 그러한 상황을 회피하려고 하는 상태가 6개월 이상 지속되는 경우이다. 일반적으로는 공황장애와 밀접한 관련성이 있는 경우가 많다.

(7) 특정 공포증

특정 대상이나 상황에 대한 공포가 과도하여 이에 노출되면 거의 예외 없이 지나친 공포를 보이는데, 높은 곳, 뱀, 곤충, 혈액, 주사기 바늘 등을 접했을 때 울면서 주저앉거나 의식을 잃는 등의 행동이 나타나며 공황 발작에 이르는 경우도 빈번하다. DSM-5에서는 공포증을 특정공포증, 사회불안장애, 광장공포증으로 구분하였다. 그리고 일시적 또는 경미한 공포증을 병적인 것으로 만들지 않기 위해 증상에 최소 6개월 이상 지속될 때만 진단 내리도록 하고 있다. 또한 공보가 비합리적이라는 사실을 환자가 알아야 한다는 조건도 제거하였다. 대신 공포가 실제 환경에 의해 주어진 위험에 비해 얼마나 큰가 하는 판단은 임상가의 판단에 맡긴다.

(8) 외상 후 스트레스 장애

외상 후 스트레스 장애는 충격적인 외상 사건을 경험하고 난 후 불안 증가, 외상과 관련된 자극 회피, 정서 반응의 둔감과 같은 다양한 심리적 부적응 증상이 나타나는 장애이다. 외상 후 스트레스장애의 특징적인 증상은 외상적 사건의 재경험, 사건과 관련된 자극의 회피나 반응성의 둔화, 각성의 증가로 인한 증상 등이다.

2) 불안장애의 원인

불안장애에는 각기 다른 성격의 여러 정신질환(공황장애, 범불안장애, 사회불안장애, 특정 공포증 등)이 속해 있어 원인을 한마디로 규정하기는 어렵다. 일반적으로 불안이나 우울과 같은 정서적인 부분을 담당하는 뇌 신경회로 내의 신경전달물질의 부족 또는 과다, 유전적으로 타고난 소인, 뇌영상 연구에서 밝혀진 뇌의 기능적 변화나 구조적 변화를 포함하여, 사회심리학적인 측면, 과거의 경험과 현재의 받아들인 정보를 해석하고 판단하는 인지·행동적 측면 등이 병적인 불안을 일으키는 원인이 될 수 있다.

(1) 생물학적 관점

불안의 뇌 생리학적 기제를 밝히려는 연구들은 현재도 활발하게 진행되고 있다. 벤조디아제핀(benzodiazepin)계 약물이 불안을 감소시킨다는 사실이 발견되면서, 이와 관련된 신경전달물질인 GABA(gamma-aminobutyric acid)에 대한 연구가 활발하게 진행되고 있다. 이 밖에도 불안과 관련된 신경전달물질로 노르에피네프린(norepinephrine), 글루타메이트(glutamate) 등이 주목받고 있다(이봉건, 2005). 아울러 불안과 관련된 뇌의 해부학적 구조로는 벤조디아제핀 수용기가 많이 분포해 있는 후두엽에 대한 관심이 높아지고 있다.

(2) 불안 장애의 근원 정서

불안(anxiety)이라는 정서 상태는 많은 정신병리 현상 속에서 발생할 수 있으며 불안 장애의 주요한 측면이다. 더욱이 불안은 정상인의 심리현상에 대한 연구에서도 중요한 역할을 한다. 왜냐하면 불안이나 공포라는 정서를 어느 정도 경험하지 않은 채 일상을 살아가기가 쉽지 않기 때문이다. 그러나 정상인에게 문제가 되는 아주 짧은 기간의 불안은 불안 장애를 가진 사람이 겪는 것에 비하면 강도나 기간에서 거의 비교될 수 없을 뿐 아니라 사람을 쇠약하게 만들지도 않는다.

불안 장애는 모두 오랫동안 신경증(neuroses)으로 간주되었다. 그만큼 신경증장애의 증상이 불안장애의 그것과 유사하다. 즉, 두통, 두근거림, 강박, 불안 등의 여러 신체·정신 증상이 발생하지만 검사에는 이상이 없으면서 심리·정신적 문제로 추정되는 것이다. 여기서 신경증이란 개념은 프로이트(S. Freud)가 환자를 대상으로 수행한 임상적 작업을 통해 확립한 것으로 신경증의 진단 범주 또한 정신분석 이론과 밀접하게 관련되어 있다. 즉, 강박증 환자를 힘겹게 하는 증상인 어떤 행위를 반복적으로 수행하려는 불가항력적인 충동, 공포증 환자가 호소하는 공포와 회피행동, 전환성 히스테리 환자들의 마비 그리고 기타 '신경학적' 증상에 이르기까지 다양하다. 정신분석 이론에 따르면 호소하는 증상들이 다르더라도 모든 신경증적 상태(condition)는 억압된 불안과 연관된 무의식적 문제를 반영한다고 가정한다.

3) 불안장애의 진단기준

불안장애의 진단은 정신건강의학과 전문의의 진찰과 병력 청취, 질의응답 과정을 통해 내려진다. 필요한 경우에는 증상 평가 설문지를 통해 질병의 심각도를 평가한다. 불안 증상을 나타낼 수 있는 다른 신경과적·내과적 질환의 감별을 위하여 혈액검사나 뇌 영상(MRI)과 같은 검사를 시행한다.

DSM-5의 사회불안장애 진단기준

미국 정신의학회(American Psychiatric Association)의 정신장애 진단 통계 편람(DSM-5) 의 진단 기준에 따르면 다음의 기준을 모두 만족시켜야 한다.

A. 타인에게 면밀하게 관찰될 수 있는 하나 이상의 사회적 상황에 노출되는 것을 극도로 두려워하거나 불안해한다. 그러한 상황의 예로는 사회적 관계(예 대화를 하거나 낯선 사람을 만나는 것), 관찰되는 것(예 음식을 먹거나 마시는 자리), 다른 사람들 앞에서 수행을 하는 것(예 연설)을 들 수 있다.
주의점: 아이들에서는 성인과의 관계가 아니라 아이들 집단 내에서 불안해할 때만 진단해야 한다.

B. 다른 사람들에게 부정적으로 평가되는 방향(수치스럽거나 당황한 것으로 보임, 다른 사람을 거부하거나 공격하는 것으로 보임)으로 행동하거나 불안 증상을 보일까 봐 두려워한다.

C. 이러한 사회적 상황이 거의 항상 공포나 불안을 일으킨다.
주의점: 아동의 경우 공포와 불안은 울음, 분노발작, 얼어붙음, 매달리기, 움츠러듦 혹은 사회적 상황에서 말을 하지 못하는 것으로 표현될 수 있다.

D. 이러한 사회적 상황을 회피하거나 극심한 공포와 불안 속에 견딘다.

E. 이러한 불안과 공포는 실제 사회 상황이나 사회문화적 맥락에서 볼 때 실제 위험에 비해 비정상적으로 극심하다.

F. 공포, 불안, 회피는 전형적으로 6개월 이상 지속되어야 한다.

G. 공포, 불안, 회피는 사회적, 직업적, 또는 다른 중요한 기능 영역에서 임상적으로 현저한 고통이나 손상을 초래한다.

H. 공포, 불안, 회피는 물질(예 남용약물, 치료약물)의 생리적 효과나 다른 의학적 상태로 인한 것이 아니다.

I. 공포, 불안, 회피는 공황장애, 신체이형장애, 자폐스펙트럼장애와 같은 다른 정신질환으로 더 잘 설명되지 않는다.

J. 만약 다른 의학적 상태(예 파킨슨병, 비만, 화상이나 손상에 의한 신체 훼손)가 있다면, 공포, 불안, 회피는 이와 무관하거나 혹은 지나칠 정도다.

다음의 경우 명시할 것
수행형 단독: 만약 공포가 대중 앞에서 말하거나 수행하는 것에 국한될 때

4) 치료적 개입

(1) 약물치료

불안장애의 그 세부 진단에 따라 치료법이 달라질 수 있다. 그러나 대체적으로 항우울제와 항불안제를 치료에 적용하는 편이다. 즉, 항불안제는 즉각적으로 불안 증상을 경감하기 위해 사용되고, 항우울제는 그 효과가 나타나는데 대략 2주 이상의 시간이 소요된다. 단, 주의해야 하는 점은 약물은 남용하기 쉽고 장기 복용하면 부작용을 일으킬 수 있다는 것과, 약물 복용으로 얻은 치료 효과도 그 복용을 중단하면 사라진다는 것이다. 불안장애에 사용되는 약물에는 벤조다이아제핀, 모노아민 산화효소 억제제, 선택적 세로토닌 재흡수 억제제(SSRI), 삼환계 항우울제, 부스피론 등이 있다.

(2) 인지 · 행동치료

불안장애 중에서 공황장애, 사회공포증, 특정공포증, 강박장애 등에는 인지 · 행동 치료법이 비약물 치료법으로 적용된다. 이는 인지적 측면에서 나타나는 오류를 교정하고, 불안을 일으키는 요인에 환자를 노출한 후, 환자가 가지는 불안 증상과 행동을 조절하는 행동 치료를 통합하여 말한다.

따라서 행동 치료자들은 공포와 회피행동을 감소시키기 위해 체계적 둔감법(systematic desensitization)과 모방학습 같은 다양한 절차를 사용하여 노

출시키는 것을 강조한다(이봉건, 2005). 체계적 둔감법은 긴장을 이완시킨 상태에서 약한 공포자극으로 시작해 점차 강한 공포자극에 노출시키는 방법으로, 공포증에 가장 효과적인 치료법으로 알려져 있다. 또한 반복적인 노출을 통해 공포자극에 적응하도록 유도하는 노출 치료도 특정 공포증의 치료에 흔히 사용된다. 노출 치료에는 실제로 공포자극에 노출하는 실제적 노출(in vivo exposure)과 공포자극을 상상하게 하여 노출시키는 심상적 노출법(imaginal exposure)이 있다. 또한 공포자극에 조금씩 노출시키는 점진적 노출법(graded exposure)과 단번에 강한 공포자극에 직면시키는 홍수법(flooding)이 있다. 참여적 모방학습법(participant modeling)은 다른 사람이 공포자극을 불안 없이 대하는 것을 관찰함으로써 공포증을 치료하는 방법이다(이봉건, 2005). 이 밖에 불안과 공존할 수 없는 신체적 이완상태를 유도하는 기술을 가르치는 이완훈련법이 있다.

(3) 정신분석적 치료

정신분석적 치료는 아동기의 갈등이 해결될 수 있도록 억압을 해소하려데 있다. 즉, 겉으로 드러난 문제들을 직접 경감시키는 것은 바람직하지 않다고 보는 입장이다.

따라서 불안과 관련된 정신의 무의식적인 부분을 다루는 치료법의 한 예로는 최면요법이 있다. 또한, 특정한 자극을 주지 않고 마음에 떠오르는 것을 차례차례 반응시키는 정신분석적인 치료법의 하나인 자유연상법이 있다.

이와 같은 불안장애에 대한 각각의 치료법은 정신과 의사의 정확한 진단 후에 환자의 상태에 따라 선택적으로 처방된다.

12
CHAPTER

치매와 정신건강

학습목표

치매는 후천적으로 발생해 사망 시점까지 지속되는 지적 능력의 장애이다. 즉, 다양한 원인으로 인해 뇌기능이 손상되면서 인지 기능을 비롯한 여러 기능들이 지속적이면서 전반적으로 저하되어 일상생활에 상당한 어려움을 야기한다.

본 장에서는 혈관성 치매, 노인성 치매, 알츠하이머치매, 루이소체치매, 전두측두엽 치매 등의 특성, 원인, 증상, 치료에 대해서 탐색하고, 이와 연계한 정신건강에 대해서 이해한다.

01 치매

치매(dementia)라는 말은 라틴어에서 유래된 말로서 '정신이 없어진 것'이라는 의미를 갖고 있다. 즉, 기억 및 이해의 장애, 사고의 빈곤화, 계산능력의 저하, 지남력 장애, 보속(일정한 언동을 실현하는 충동이 존속하여 같은 언동을 되풀이함)의 경향 등도 볼 수 있다. 또한, 감정적인 장애를 수반하며 감정의 불안정, 제어가 곤란하게 되는 대소변실금 등도 나타날 수 있고, 성숙한 인품도 침해되는 것이 보통이다. 그러나 치매는 지적장애와 달라서 과거에 경험하고 획득한 기억이나 지식의 단편이 어딘가에 남아 있다. 물론 세부적인 질환특성에 따라 일어나는 기능저하는 다소 차이가 있다. 예를 들면, 혈관성 치매는 갑자기 발생하거나 급격히 상태가 악화되는 경우가 흔하며 '중풍을 앓고 난 후 갑자기 인지기능이 떨어지는 상황이 발생되고, 알츠하이머치매는 기억 장애를 포함한 여러 영역의 인지 기능 감퇴가 나타난다. 노인성 치매에서는 기억장애가 특히 현저하고, 루이소체치매는 인지기능 저하, 환시, 렘수면행동장애, 파킨슨증이 있으며, 전두측두엽치매는 행동조절이상, 공격성, 충동성, 비정상적 음식섭취 등의 증상을 나타낸다. 그 밖에 불안정한 자세, 반복적인 낙상, 실신, 심한 자율신경계 이상(변비, 기립성 저혈압, 요실금, 성기능장애), 과다수면, 후각 감퇴, 환각, 구조화된 망상, 기분장애(우울증 등) 등이 동반된다(서울대학교병원 의학정보, 2021). 이 외에도 세분화하는 여러 가지 치매가 있으나 본 장에서는 위의 다섯 가지 치매를 위주로 탐색한다.

1) 혈관성치매

혈관성 치매는 뇌혈관 질환에 의해 뇌조직이 손상을 입어 치매가 발생하는 경우이다. 1672년 토마스 윌리스에 의해 뇌졸중 후 치매 증례가 처음 보고된 후 17세기 말경부터 혈관성 치매의 용어가 사용되기 시작하였다. 1970~1980년경에는 반복적인 뇌경색에 의해 발생하는 다발성 경색 치매(multi-infarct dementia)라는 용어가 혈관성 치매와 동일하게 사용되기도 했다(신성만, 2016).

그러나 신경영상 기법의 발전 및 관련 연구의 확대로 다발성 뇌경색뿐만 아니라 전략적 뇌 부위의 단일 뇌경색, 다발성 열공(매우 작은 뇌경색), 피질하 소혈관 질환, 여러 형태의 뇌출혈 등도 혈관성 치매를 초래할 수 있다는 사실이 알려지면서 현재는 다양한 뇌혈관 질환에 의해 초래되는 치매를 모두 포함하는, 이전보다 확장된 개념으로 혈관성 치매라는 용어가 사용되고 있다. 최근에는 치매뿐만 아니라 치매보다 경미한 인지기능장애까지 포함하는 개념으로 혈관성 인지장애(vascular cognitive impairment)라는 용어가 사용되기도 한다(신경학, 2005).

혈관성 치매는 뇌의 혈전색전증, 뇌허혈 등과 관련된 뇌의 혈액공급의 부족으로 나타나며, 뇌의 혈관장애에 의해 나타나는 모든 종류의 치매를 말하는 총칭적 명칭이다. 즉, 뇌에 뇌혈관장애가 발생하는 기전과 양상에 따라, 다발성 뇌경색 치매(multi-infarct dementia, MID), 피질하 혈관성 치매(subcortical vascular dementia, SVaD), 전략적 뇌경색에 의한 치매(strategic infarct dementia), 뇌졸중 후 인지장애(post-stroke cognitive deterioration), 유전적 혈관성 치매, 허혈성 저산소뇌병증에 의한 치매 등을 아우르는 말이다.

(1) 혈관성 치매의 원인

혈관성 치매의 원인은 뇌혈관 질환으로 발생한 뇌조직의 손상이다. 즉, 뇌혈관 질환이 반복적으로 발생됨으로써 혈관성 치매가 나타나는 경우가 많다. 그러나 종종 뇌혈관 질환이 주요 뇌 부위에 단 한 차례 발생한 것이 치매로 연결되는 경우도 있다.

일반적으로 뇌혈관 질환에 대한 위험인자가 잘 알려져 있다. 그러므로 이들 위험인자를 교정하거나 조절함으로써 일차적으로 뇌혈관 질환을 줄일 수 있을 뿐 아니라 혈관성 치매의 발생도 예방할 수 있다. 그 대표적인 위험 요인들은 고혈압, 흡연, 심근경색, 심방세동, 당뇨병, 고콜레스테롤혈증 등이 있다(한국지질동백경화학회, 2021). 그 밖에도 혈액 중 적혈구 용적(헤마토크리트)의 상승, 지혈 이상, 말초혈관 질환, 과다한 알코올 섭취 등의 관련성도 시사되고 있다.

(2) 혈관성 치매의 증상

혈관성 치매의 증상은 흔히 중풍을 앓고 난 후 갑자기 인지기능이 떨어졌을 때 그 증상을 알아차리게 된다. 즉, 언어 능력 저하, 판단력 및 일상생활 수행능력의 저하, 시공간파악능력 저하, 기억력 감퇴 등의 인지기능 저하, 무감동, 우울, 불안, 망상, 환각, 배회, 공격성, 자극 과민성, 이상 행동, 식이 변화, 수면장애 등의 정신행동 이상 등이다. 이 외에도 비교적 초기 단계부터 삼키기 곤란, 안면 마비, 발음 이상, 보행장애, 편측운동마비, 편측감각저하 또는 소실, 시야장애, 사지 경직 등 다양한 신경학적 이상 증상이 동반되는 경우가 흔하며, 심한 경우 대소변 실금, 낙상, 욕창, 폐렴, 요도감염 등의 신체적 합병증이 나타나기도 한다. 게다가 혈관성 치매는 갑자기 발생하거나 급격히 상태가 악화되는 경우가 흔하므로 각별한 주의와 관심이 필요하다.

(3) 진단 및 검사

혈관성 치매 진단은 환자의 상황을 가장 잘 알고 있는 보호자의 보고를 통한 진단이 중요하다. 즉, 인지 기능의 변화와 변화시기 및 양상에 대한 조사를 바탕으로 하여, 의학적인 신체검사와 신경학적 검사, 정신상태 검사, 일상생활 기능수준 검사, 혈액 검사 등의 실험실 검사, 뇌영상학검사, 신경심리검사 등을 통해 진단을 내린다(신경학, 2005).

① 신체검사와 신경학적 검사

환자의 인지 기능에 영향을 줄 수 있는 신체 질환・뇌신경계 질환의 징후가 있는지를 관찰한다.

② 정신상태 검사

기억력・인지기능, 섬망 및 혼돈과 같은 의식의 장애, 우울증, 망상, 환각 등의 동반된 정신행동 증상이 있는지를 평가한다.

③ 일상생활동작 평가

환자의 상황을 가장 잘 알고 있는 보호자의 통해 일상생활에서의 기능수준을 평가한다. 즉, 식사하기, 옷 입기, 씻기, 대소변 가리기 등의 기본적인 일상생활과 전화하기, 음식 만들기, 돈 관리하기 등과 같은 좀 더 복잡한 일상생활동작에 대해 평가한다(신경학, 2005). 이러한 검사는 진단을 위한 평가뿐만 아니라 향후 환자 관리에도 도움을 줄 수 있는 기본적인 정보가 된다.

④ 혈액 검사 등의 실험실 검사

치매를 초래하거나 악화 요인이 될 수 있는 여러 신체질환을 파악하기 위해 빈혈검사, 간기능 검사, 신기능검사, 당뇨검사, 비타민검사,

갑상선기능검사, 지질검사, 흉부 X-ray, 심전도, 소변검사 등 다양한 실험실 검사를 시행한다(서울대학교병원, 2021).

⑤ 뇌영상학 검사

뇌영상검사는 뇌자기공명영상(MRI), 뇌컴퓨터단층촬영(CT) 등 구조적 뇌영상검사와 양자방출단층촬영(PET), 단일광자방출촬영(SPECT) 등 기능적 뇌영상검사로 구분된다. MRI와 CT는 뇌의 구조나 모양을 살펴보기 위한 검사로 혈관성 치매에서 나타나는 대혈관 경색, 전략적 단일 경색, 기저핵과 전두엽 백질의 다발성 소공 경색, 광범위한 백질 병변(전체 백질의 1/4 이상을 차지하는 병변), 또는 이러한 소견들의 공존 등의 뇌혈관질환 소견을 확인할 수 있다(신경학, 2005). 근래에는 CT보다 해상도가 높은 MRI를 널리 사용한다. 방사선동위원소를 이용하여 뇌의 혈류량 또는 뇌의 포도당 대사능력 등을 측정함으로써 뇌의 각 부위의 기능 이상을 확인할 수 있다.

⑥ 신경심리검사

신경심리검사는 문답식 혹은 설문지 방식으로 기억력 등의 인지기능을 세밀하게 평가하는 것으로서 환자의 인지기능 정도를 객관적으로 평가할 수 있다. 신경심리 검사는 기억력, 언어능력, 주의집중력, 판단능력, 계산능력, 수행능력, 시공간파악능력 등 다양한 인지영역에 대한 광범위한 평가가 포함된다. 신경심리검사는 환자의 인지기능 감퇴가 정상적인 노화 과정에 의한 것인지 아니면 치매에 해당하는 인지적 결함인지를 구별하는데 참고하기 위해 사용하고, 치료 시작 전에 환자의 인지기능 수준을 파악해 둠으로써 향후 치료 반응 정도를 파악하는 데 참고하기 위해 사용한다(신경학, 2005).

(4) 치료

혈관성 위험 요인에 대한 치료 및 관리가 무엇보다 중요하다, 즉, 고혈압, 당뇨, 고지혈증, 비만, 흡연, 심장질환 등 뇌혈관 질환의 발생 및 악화에 영향을 미친다. 따라서 뇌혈관 질환의 재발이나 악화를 방지하기 위해 아스피린 등의 혈소판 응집억제제나 와파린 등의 항응고제, 혈류순환개선제 등을 투여한다(한국지질동맥경화학회, 2021). 또한 인지기능저하 증상을 개선하기 위해서는 아세틸콜린 분해효소 억제제, NMDA 수용체 길항제가 사용된다. 이 외에 인지기능을 개선하기 위한 비약물 치료로는 기억력 훈련, 인지재활치료, 현실 지남력 훈련 등을 활용하여 손상된 인지 영역을 훈련시키거나, 손상되지 않은 인지 영역을 극대화하여 손상된 인지영역을 보완해준다.

그리고 함께 사는 보호자들이 가장 큰 고통을 받는 문제행동 및 정신행동증상에 대한 치료도 매우 중요하다. 이것에는 망상, 우울, 불안, 초조, 수면장애, 공격성 등이 있으며, 정신행동증상은 많은 경우 환자의 신체적 불편이나 불안정한 주위 환경이 원인이 된다. 따라서 통증이나 피로감, 변비, 약물 부작용 등으로 인한 신체적인 불편감을 개선해주거나 시끄럽고 혼란스런 물리적 환경, 부정적이고 비판적인 간병인과 같은 정서적 환경 등 환자를 둘러싸고 있는 주변 환경에서 발생하는 문제를 잘 파악하고 조절해줌으로써 정신행동증상이 상당히 호전될 수도 있다(신경학, 2005). 그러나 비약물 치료만으로 조절이 어려운 경우가 흔하다. 이때는 약물 치료를 증상에 따라 병행한다. 즉, 항정신병 약물, 항우울제, 항불안제, 기분조절제, 수면제 등 다양한 정신과적 약물이다.

2) 알츠하이머치매

현대 사회에서는 치매의 예방과 치료를 위해 많은 연구들이 끊임없이 진행되고 있다. 그럼에도 불구하고 아직도 많은 사람들이 치매를 노화과정으로 보며 병원에 가서 검사하거나 치료를 받을 필요가 없다고 포기해 버리는 경우가 있다. 하지만 치매는 분명히 정상적인 노화가 아닌 질병이고 치료가 필요한 질병이다.

게다가 알츠하이머병은 치매를 일으키는 가장 흔한 퇴행성 뇌질환으로, 1907년 독일의 정신과 의사인 알로이스 알츠하이머(Alois Alzheimer) 박사에 의해 최초로 보고되었다. 알츠하이머치매는 그 증상이 매우 서서히 점진적으로 진행되는 것이 특징이다. 발병 초기에는 주로 최근 일에 대한 기억력에서 문제를 보이다가 점점 진행되면서 언어기능, 판단력 등 다른 여러 인지기능의 이상이 나타나다가 결국에는 모든 일상생활에서 그 기능을 상실하게 된다(국가정신건강서비스포털 의학정보, 2021).

알츠하이머치매는 그 진행과정에서 인지기능 저하뿐만 아니라 성격변화, 초조행동, 우울증, 망상, 환각, 공격성 증가, 수면장애 등의 정신행동 증상이 흔히 동반되며 말기에 이르면 경직, 보행 이상 등의 신경학적 장애 또는 대소변 실금, 감염, 욕창 등 신체적인 합병증까지 나타나게 된다(신경학, 2005).

여러 연구들의 보고에 따르면 알츠하이머치매 환자의 뇌 조직이 신경반(neuritic plaque)과 신경섬유다발(neurofibrillary tangle) 등의 특징적인 병변과 신경세포 소실로 인한 전반적인 뇌 위축 소견을 보인다. 즉, 뇌 병리 소견은 질병 초기에는 주로 기억력을 담당하는 주요 뇌 부위인 해마와 내후각 뇌피질 부위에 국한되어 나타나다가 점차적으로 두정엽, 전두엽 등을 거쳐 뇌 전체로 퍼져나간다(강봉균, 2005). 그리고 뇌 병리 침범 부위의 진행에 따라 초기에는 기억력 저하가 주로 나타나지만 병이 진행됨에 따라 점진적인 경과를 보이면서 임상 증상이 다양해지고 점점 더 심해지게 된다(신경학, 2005).

알츠하이머치매의 발병 연령은 65세 이후로 보지만 드물게는 40, 50대에서도 발생한다. 발병 연령에 따라 65세 미만에서 발병한 경우를 초로기알츠하이머치매, 65세 이상에서 발병한 경우 노년기알츠하이머치매로 구분하고 있다. 특징적인 차이는 초로기알츠하이머치매는 비교적 진행 속도가 빠르고, 언어기능의 저하도 비교적 초기에 나타나는 반면, 노년기알츠하이머치매는 상대적으로 진행이 느리고 다른 인지기능 저하에 비해 기억력의 손상이 두드러지는 편이다.

(1) 원인

알츠하이머병의 정확한 발병 기전과 원인에 대해서는 아직 정확히 알려져 있지는 않다. 하지만 유전적 원인과 그 외의 여러 가지 요인들에 의해 베타 아밀로이드(beta-amyloid)라는 단백질이 과도하게 만들어지게 되어 뇌에 쌓이게 되고, 이에 의한 뇌세포의 손상이 일어나는 것이 중요한 원인 중의 하나로 알려져 있다. 또 그 외에도 뇌세포의 골격 유지에 꼭 필요한 타우 단백질의 과인산화나 신경염증 반응, 산화적 스트레스에 의한 뇌 손상 등도 알츠하이머치매의 발병에 영향을 미치는 것으로 보고 있다. 대표적인 뇌 병리 소견인 신경반(혹은 노인반)은 베타 아밀로이드 단백질의 침착과 관련되며, 신경섬유다발은 타우 단백질 과인산화와 연관이 있다(국가정신건강서비스포털 의학정보).

그런데 여러 치매 중에서도 알츠하이머치매의 유전적인 요인에 의한 발병률은 약 40~50%를 나타낸다는 것이 보고되었는데, 직계 가족 중 이 병을 앓은 사람이 있는 경우 그렇지 않은 사람보다 발병 위험이 높아진다는 의미이다. 발병 위험을 높이는 대표적인 위험 유전자로 아포지단백 E ε4(APOE ε4) 유전자형이 있다. 우리나라에서 시행된 연구 결과를 보면 이 유전자형이 없는 사람에 비해 1개 가지고 있을 경우 약 2.7배, 2개 가지고 있는 경우 17.4배 정도 알츠하이머병의 위험성이 높아지는 것으로 나타나 있다(신경학, 2005).

(2) 증상

① 기억력 감퇴

알츠하이머치매의 초기부터 가장 흔하게 나타나는 증상은 기억력감퇴이다. 즉, 최근의 대화내용을 반복적으로 되묻게 되고, 약속을 잊는 일이 잦아지며, 최근에 있었던 일이나 사건을 기억하지 못하는 등의 단기기억에 문제를 보이는 증상이 나타나게 된다. 그러다가 좀 더 진행되면 사람 만난 일도 기억을 못 하거나, 식사를 하고도 돌아서면

밥을 찾기도 한다. 초기에는 자신의 신상에 관한 정보(가족 이름, 주소, 태어난 곳, 출신 학교, 직업 등)나 오래된 과거에 대한 기억은 비교적 잘 유지되다가 병이 점점 진행되면서 이마저도 잊게 된다.

② 언어능력 저하

초기에는 말을 할 때 적절한 단어가 떠오르지 않아 '그것, 저것' 등의 대명사로 표현하거나, 말을 주저주저하고, 단어 인출에 곤란을 겪는 증상이 나타난다. 그렇지만 이때는 말을 비교적 유창하게 할 수 있어 주변에서 언어장애가 있다는 것을 잘 느끼지 못하다가 병이 점차 진행되면서 말 표현이 힘들어지고 말수도 줄게 되며, 상대방의 말까지도 이해가 어려워진다.

③ 시공간파악능력(지남력)의 저하

지남력은 시간이나 장소, 사람을 알아보는 능력을 말한다. 즉, 알츠하이머치매 환자들은 발병 초반에 시간 지남력이 저하되어 날짜, 요일 등을 제대로 모르는 증상이 나타나고, 점점 중요한 기념일이나 집안 대소사 등을 챙기지 못하게 된다. 병이 더욱 깊어지면 연도나 계절도 파악이 안 될 뿐만 아니라 밤낮이 혼동되어 새벽에 일어나 밥을 하는 등의 모습을 보이기도 한다. 그런데 장소에 대한 지남력 저하는 시간 지남력보다 좀 늦게 나타난다. 처음에는 익숙하지 않은 장소에서 혼동을 일으키다가 병이 점점 깊어지면서 늘 다니던 익숙한 곳에서도 길을 잃고 헤매게 되고, 결국에는 자신이 있는 곳이 어디인지조차 전혀 알지 못하게 된다. 사람에 대한 지남력 장애는 가장 늦게 나타나는데 먼 친지부터 시작해서 늘 함께 지내는 자녀나 배우자를 알아보지 못하게 된다.

④ 판단력 및 일상생활수행능력의 저하

병이 진행되면서 적절한 결정이나 판단을 내리는 능력이 저하되므로, 일을 계획하거나 결정하며 제대로 수행해 나가는 것이 어려워진다. 따라서 큰돈을 관리하거나, 여행 또는 사교모임, 직업 활동 등이 어려워진다. 병이 점점 진행되면 간단한 돈 계산, 간단한 집안일, 가전제

품 사용, 취미활동 등 익숙하게 해오던 일조차도 못 하게 될 뿐 아니라 결국에는 식사하기, 대소변 가리기, 몸치장하기, 위생관리 등 가장 기본적인 본인 관리 및 일상생활도 스스로 수행하지 못하게 된다.

⑤ 정신행동증상

인지기능장애 이외에도 '정신행동증상'이 흔하게 동반된다. 즉, 성격변화, 초조행동, 우울증, 망상, 환각, 공격성 증가, 수면장애, 무감동 및 무관심 등이다. 성격변화로는 본래의 성격과 다르게 의욕이 없고 사람들과 어울리지 않고 집에만 있거나, 사소한 일에도 짜증, 화, 공격적인 말이나 행동을 보이고, 망상증상으로는 남들이 물건을 훔쳐가고 자신을 해치려 한다는 등의 의심과 피해의식에 사로잡히기도 하고, 환각증상으로는 헛것을 보거나 듣기도 하고, 초조행동으로는 주변을 배회하거나 안절부절못하고 초조해하며 왔다 갔다 하기도 하고, 도움을 완강히 거부하고 공격적인 행동을 하기도 한다(신경학, 2005). 그 밖에 불면과 같은 수면장애도 흔하며, 게다가 저녁이 되면 이런 혼돈이 더욱 심해지는 일몰증후군(sundowning)이 나타나기도 한다.

⑥ 신체 증상

알츠하이머병이 상당히 진행되면 대소변 실금이 나타나고, 몸이 경직되고 보행장애가 나타난다. 이와 더불어 욕창, 폐렴, 요도감염, 낙상 등의 신체적 문제가 합병증으로 나타나기 쉽다.

(3) 진단 및 검사

알츠하이머병 진단에 있어 환자에 대해 가장 잘 알고 있는 보호자의 보고를 통한 정확한 병력 청취가 매우 중요하다. 의사는 이전에 비해 기억력을 포함한 인지 기능의 변화가 있는지, 있다면 언제부터 어떠한 양상으로 나타났는지 확인하고, 신체검사와 신경학적 검사, 정신상태 검사, 일상생활 기능수준 검사, 혈액 검사 등의 실험실 검사, 뇌영상학검사, 신경심리검사 등을 통해 진단을 내린다(신경학, 2005).

① 신체검사와 신경학적 검사

환자의 인지 기능에 영향을 줄 수 있는 신체질환 및 뇌신경계 질환의 징후가 있는지 관찰한다.

② 정신상태 검사

기억력 등의 인지기능을 평가하고 섬망이나 혼돈과 같은 의식의 장애가 있는지, 우울증이나 망상, 환각 등의 동반된 정신행동증상이 있는지를 평가한다.

③ 일상생활동작 검사

일상생활에서의 기능수준이 어느 정도인지를 평가한다. 식사하기, 옷입기, 씻기, 대소변 가리기 등의 기본적인 일상생활과 전화하기, 음식물 만들기, 돈 관리하기 등과 같은 좀 더 복잡한 일상생활동작에 대해 평가한다. 이러한 검사는 진단을 위한 평가뿐만 아니라 향후 환자관리에도 도움을 줄 수 있는 기본적인 정보가 된다.

④ 혈액 검사 등의 실험실 검사

치매 상태를 초래할 수 있는 여러 신체질환을 파악하기 위해 빈혈검사, 간기능검사, 신기능검사, 당뇨검사, 비타민검사, 갑상선기능검사, 지질검사, 흉부 X레이, 심전도, 소변검사 등 다양한 실험실 검사를 시행한다.

⑤ 뇌 영상검사

뇌 영상검사는 자기공명영상(MRI), 컴퓨터단층촬영(CT) 등 구조적 뇌영상검사와 양자방출단층촬영(PET), 단일광자방출촬영(SPECT) 등 기능적 뇌 영상검사로 구분된다. MRI와 CT는 뇌의 구조나 모양을 살펴보기 위한 검사로 알츠하이머병에서 나타나는 뇌의 위축, 뇌실 확대 등 뇌의 구조적 이상 소견을 확인할 수 있다. 근래에는 CT보다 해상도가 높은 MRI를 널리 사용한다. 알츠하이머병에서는 MRI 검사상 특징적인 내측두엽 위축 소견이 비교적 초기 단계에서부터 확인되는 경우가 흔하다(국가정신건강서비스포털 의학정보, 2021).

PET이나 SPECT와 같은 기능적 뇌 영상검사를 시행하면 뇌의 혈류량 또는 뇌의 포도당 대사능력 등을 측정함으로써 뇌 각 부위의 기능 이상을 확인할 수 있다. 구조적 뇌 영상검사에서 별다른 이상이 나타나지 않는 초기 알츠하이머병의 경우에도 이러한 기능적 뇌 영상검사로 뇌 기능의 저하 여부와 저하 부위(측두엽 및 두정엽 대사 저하)를 조기에 확인할 수 있어 조기 진단에 매우 유용하다. 검사 정확도에 있어 PET이 SPECT보다 우수하여 기능적 뇌 영상검사가 필요한 경우 PET 사용이 권고된다(국가정신건강서비스포털 의학정보, 2021).

최근 알츠하이머병의 핵심 병리인 아밀로이드 판 등 베타아밀로이드 단백질 응집 상태 자체를 영상화할 수 있는 리간드들도 개발되어 사용되고 있다. 대표적인 아밀로이드 PET 영상 리간드로 11C-Pittsburg Compound B(PIB)가 있다.

⑥ 신경심리검사

신경심리검사는 뇌 기능과 관련된 다양한 인지기능을 객관적으로 정밀하게 평가하는 검사로서 기억력, 언어능력, 주의집중력, 판단능력, 계산능력, 수행능력, 시공간파악능력 등 다양한 인지영역에 대한 광범위한 평가가 포함된다. 이러한 검사 결과를 통해 어떤 영역의 인지기능이 어느 정도 수준으로 저하되었는지에 대한 객관적 정보를 얻을 수 있으며, 이러한 정보는 치매 여부의 진단이나 원인 감별에 참고자료로 활용된다. 그러나 알츠하이머치매의 근본적인 치료방법은 아직 개발되지 않았고 단지 증상을 완화시키고 진행을 지연시킬 수 있는 약물이 임상현장에서 사용되고 있다.

표 12-1 진단기준

치매(주요신경인지장애)의 진단기준(DSM-5)
A. 다음에 근거하여 이전 수행수준으로부터 하나 또는 그 이상의 인지영역(복잡한 주의력, 실행기능, 학습과 기억, 언어, 지각-운동 또는 사회인지)에서 심각한 인지 저하의 증거가 있음. 1. 심각한 인지저하가 있다고 본인, 정보제공자 또는 임상의사가 걱정 2. 표준화된 신경심리검사상 이를 뒷받침하는 상당한 손상 소견을 보임(이러한 검사가 없으면 다른 정량화된 임상 평가도 가능) B. 인지결손이 독립적인 일상생활 활동을 저해함 (즉, 적어도 돈을 지불하거나 약을 관리하는 복잡한 도구적 일상 기능 수행에 도움이 필요해야 함.)

C. 인지결손이 섬망의 경과 중에만 나타나지 않음.

D. 인지결손이 다른 정신장애(예: 주요우울장애, 조현병)로 더 잘 설명되지 않음.

알츠하이머 치매(알츠하이머병으로 인한 주요신경인지장애)의 진단기준

B. 1개 이상의 인지 영역에서 인지감퇴가 서서히 시작되고 점진적으로 진행하는 소견(적어도 2개 이상의 인지 영역의 손상이 있어야 함.)

C. 다음의 유력 알츠하이머병 또는 가능 알츠하이머병 진단기준을 만족:
유력 알츠하이머병은 아래 1, 2 중 하나 이상이 나타나면 진단 가능함.
그렇지 않으면 가능 알츠하이머병으로 진단해야 함.
1. 가족력 또는 유전자 검사상 원인적인 알츠하이머병 유전자 돌연변이의 증거
2. 다음 3가지 모두 충족
   a. 기억 및 학습, 그리고 적어도 하나 이상의 다른 인지 영역 저하의 명백한 증거 (자세한 병력 또는 반복적인 신경심리평가에 근거함.)
   b. 지속적으로 진행하는 점진적인 인지기능 저하, 지속되는 정체기는 없어야 함.
   c. 혼재된 병인의 증거가 없음. (즉, 인지저하에 기여할 것으로 보이는 다른 신경퇴행성 또는 다른 신경과, 정신과 장애, 전신 질환이나 상태가 없음.)

D. 인지장애가 뇌혈관질환, 다른 신경퇴행성질환, 물질 영향, 또는 다른 정신과, 신경과 장애 및 전신 질환에 의해 더 잘 설명되지 않음.

(4) 알츠하이머치매 치료

알츠하이머병은 일반적으로 8~10년에 걸쳐 서서히 진행이 된다. 경미한 기억장애만을 보이는 초기 단계에서부터 의미 있는 대화가 불가능해지고 여러 가지 신체적인 증상이 나타나는 말기에 이르기까지 매우 다양하면서도 심각한 증상들이 나타난다. 이것에 대한 치료법은 약물치료와 정신치료로 나누어 탐색한다.

① 약물치료

대표적인 약물로 아세틸콜린 분해효소 억제제가 있는데, 이 약물은 알츠하이머치매 환자의 뇌에 감소되어 있는 아세틸콜린이라는 신경전달물질의 양을 증가시키는 작용을 함으로써 뇌손상이 심하지 않은 경도 및 중등도 환자에게 그 효과를 보일 뿐 아니라, 병의 진행도 약 6개월에서 2년 정도 늦추는 효과가 있다(신경학, 2005).

중기정도 이상으로 진행된 알츠하이머치매에는 NMDA 수용체 길항제가 사용되기도 하고, 비약물적 치료가 약물 치료와 병행하여 사용되기도 한다. 비약물치료 기법으로는 손상된 인지 영역을 훈련, 손상되지 않은 인지 영역의 기능을 극대화하여 손상된 인지영역을 보완해주는 기억력 훈련, 인지재활치료, 현실 지남력 훈련 등이 알려져 있다. 이러한 약물 및 비약물 치료들은 무엇보다도 조기 치료가 중요하며 그 효과도 긍정적이다(국가정신건강서비스포털 의학정보, 2021).

② 정신행동증상의 치료

알츠하이머치매 환자에서 망상, 환각, 우울, 불안, 수면 장애, 행동 문제 등과 같은 정신행동증상이 나타나기 시작한다면 우선은 이러한 증상이 발생하는 원인을 잘 파악해야 한다. 왜냐하면 치매 환자들은 자신의 불편함이나 증상을 말로 잘 표현하지 못하는 경우가 많다 보니 과도한 짜증이나 여러 가지 행동들로 자신의 불편함을 표현하기도 하기 때문이다. 그래서 통증이나 다른 여러 신체적 어려움은 없는지, 생활환경에 불편함은 없는지, 돌보는 사람이 불편하게 하고 있는 것은 없는지 면밀하게 살피는 것이 중요하다. 문제들이 발견되었을 시는 그 문제에 대한 교정이 우선시되어야 한다. 이때, 실제적인 어려움이나 불편감을 치매의 증상으로 오인해서는 안 된다. 하지만 이런 문제들이 발견되지 않거나 교정을 해도 정신행동증상은 그대로인 경우도 있다. 왜냐하면 정신행동증상은 심리적인 반응으로 나타나기도 하지만 알츠하이머치매에서 나타나는 뇌기능의 변화만으로도 나타날 수 있기 때문이다. 이런 경우에는 각 증상에 따라 약물치료를 적용하기도 한다. 치매 환자의 정신행동증상에 대한 약물 치료는 부작용 등에 대한 면밀한 주의가 필요하다. 그러나 생각보다 안전하게 증상 조절에 효과를 보는 경우가 많이 있다. 단지, 정신행동증상은 치매 환자의 안전을 위협하기도 하기 때문에 원인에 대한 파악과 적절한 증상 조절이 필요하다(국가정신건강서비스포털 의학정보, 2021).

3) 노인성 치매

노인성 치매란 정상적으로 생활해온 65세 이상 성인에게 나타나는 질환으로서 노화에 따른 뇌의 변화로 학습, 언어, 단기기억, 추상적 사고, 판단에 장애가 있으며 성격이 변하고 일상생활에 어려움을 나타내는 복합적인 임상증후군이다. 정상 노인의 '기억력 저하'와는 구분되는 것은 정상 노인은 경험한 것을 일부 잊거나 잊은 사실을 스스로 알며 일상생활에는 큰 어려움을 겪지 않는 것이다.

예전에는 노인성 치매를 망령, 노망이라고 부르면서 노인이면 누구나 겪게 되는 노화 현상이라고 생각했었다. 그러나 최근 많은 연구들이 진행되면서 분명한 뇌질환으로 인식되고 있다. 치매는 전 세계적으로 65세 이상 노인에서 5~10% 정도의 유병률을 보이고 있고, 우리나라의 경우 약 8.2~10.8% 정도로 보고되고 있다. 치매 유병률은 연령 증가에 따라 함께 증가하여 65세 기준으로 나이가 5세 많아질 때마다 2배씩 증가하여 65~69세의 연령층에서 약 2~3% 정도지만 기하급수적으로 증가하여 70~74세에서 4~6%, 75~80세에서 약 8~12%, 80세 이상에서는 20%가 넘는 노인들이 치매에 걸리게 된다(설순호, 임선영, 2000).

(1) 노인성 치매의 원인

노인성 치매는 단일 질환을 가리키는 말이 아니고 여러 가지 원인 질환에 의해 노년기에 발병하는 것이므로 그 원인을 하나로 단언할 수는 없다. 즉, 노년기에 치매를 일으킬 수 있는 다양한 원인들 중 가장 많은 것은 '알츠하이머치매'와 '혈관성 치매'이다. 이와는 상대적으로 빈도가 낮지만 루이소체 치매, 전측두엽 퇴행, 파킨슨병 등의 다른 퇴행성 뇌질환들과 정상압 뇌수두증, 두부 외상, 뇌종양, 대사성 질환, 결핍성질환, 중독성 질환, 감염성 질환 등도 원인으로 보고 있다(상담학 사전, 2016).

전측두엽 퇴행은 40~50대 중년기에 주로 발병하지만, 노인성 치매로 나타나기도 하며, 이 병에서는 초기부터 주변에 무관심해지거나 충동적인 행동을 보이고, 다른 사람들과의 관계에서 이전과 달리 부적절하거나 기이한 행동을 보이는 경우가 많다. 그래서 주변 사람들은 기억력은 별로 나빠지지 않았는데 "사람 성격이 너무 변했다."고 느끼게 된다. 또한 초기부터 언어장애가 두드러지게 나타나는 경우도 많은데 말수가 줄거나 말뜻을 잘 이해하지 못하는 경우가 생긴다. 그리고 어떤 증상이 특징적으로 나타나느냐에 따라 전측두엽 치매, 진행성 비유창성 실어증, 의미 치매 등 세 가지 증후군으로 구분된다. 즉, 성격이나 행동변화가 주된 임상 증상으로 나타나는 경우를 '전측두엽 치매', 언어 표현 장애가 두드러질 경우 '진행성 비유창성 실어증', 언어나 물건의 의미가 무엇인지 모르는 증상이 심한 경우를 '의미 치매'라고 부른다(서울대학교병원 의학정보, 2021).

(2) 노인성 치매의 증상

노인성 치매의 증상은 치매를 일으키는 원인에 따라 차이가 있지만 크게는 인지기능 저하 증상, 정신행동 증상, 신경학적 증상 및 신체적 증상으로 나눌 수 있다. 인지기능 저하 증상에는 기억력 감퇴, 언어 능력 저하, 시공간파악능력 저하, 판단력 및 일상생활 수행 능력의 저하 등이 포함된다. 정신행동 증상에는 성격변화, 무감동, 우울, 불안, 망상, 환각, 배회, 공격성, 자극 과민성, 이상 행동, 식이 변화, 수면장애 등의 성격이나 정서 혹은 행동 문제들이 포함된다. 신경학적 증상으로 편측 운동마비, 편측감각저하, 시야장애, 안면 마비, 발음 이상, 삼키기 곤란, 보행장애, 사지 경직 등이 있으며, 대소변 실금, 낙상, 욕창, 폐렴, 요도감염, 패혈증 등의 신체적 증상이 합병증으로 나타나기도 한다(서울대학교병원 의학정보, 2021).

(3) 노인성 치매의 진단 및 검사

노인성 치매 진단에서도 다른 여러 치매진단과 유사한 진단 및 검사가 이루어진다. 이때 환자의 상황을 가장 잘 알고 있는 보호자의 보고를 바탕으로 의사는 기억력, 인지기능의 변화와 그 시기를 확인하고, 신체검사와 신경학적 검사, 정신상태 검사, 일상생활 기능수준 검사, 혈액 검사 등의 실험실 검사, 뇌영상학검사, 심경심리검사 등을 통해 진단을 내린다.

(4) 노인성 치매의 치료

진단 과정을 통해 노인성 치매의 원인이 정확히 밝혀지면 그 원인에 따라 다른 치료 및 관리가 적용된다. 치매 원인 질환 가운데 10~15% 정도는 적절한 치료를 통해 완치가 가능하다. 그러나 완치 가능한 치매라 하더라도 방치할 경우 완치를 기대하기 어렵게 된다. 따라서 노년기에 치매가 의심되는 증상을 보일 경우 빨리 전문 병원을 찾아 정확한 진단을 받는 것이 중요하다.

노인성 치매의 가장 흔한 원인질환으로 알려진 알츠하이머병(50~60%)과 혈관성 치매(20~30%)의 경우 현재 사용되고 있는 치료법으로 완치를 기대하기는 어렵지만 조기 진단과 치료를 통해 진행의 지연이나 증상 호전을 기대할 수 있다(설순호, 임선영, 2000).

4) 루이소체치매

루이소체치매는 알츠하이머치매 다음으로 흔한 퇴행성 치매의 원인 질환이다. 루이소체치매 환자의 대뇌피질 신경세포 내부에서는 알파-시뉴클레인이라는 단백질이 침착되어 형성되는 루이소체가 관찰되어 이와 같은 병명을 가지게 되었다. 일중 변동이 있는 인지기능 저하, 환시, 렘수면 행동장애, 파킨슨증이 특징적인 증상이다. 치매 환자들 중 약 3.8%가 루이소체치매로 진단되는 것으로 알려져 있지만 실제로는 이보다 더 많을 것으로 추정하고 있다(상담학 사전, 2016).

(1) 루이소체치매의 원인

루이소체치매의 원인으로 꼽는 것은 비정상적인 단백질 덩어리들인 '루이소체'가 신경세포들을 죽이면서 치매로 진행되는 것을 들 수 있다. 루이소체(Lewy body)는 파킨슨병(PD), 루이소체치매, 그 외 여러 장애환자들의 신경세포 내에서 발달하는 비정상적인 단백질 집합체를 말한다. 루이소체는 뇌조직을 현미경로 판단할 수 있으며 다른 구성요소들 위치에 대체되는 구형 물질로 관찰되며, 전형적 뇌간 루이소체와 피질 루이소체의 2가지 형태학적 종류가 존재한다. 전형적 루이소체는 알파 시뉴클레인의 주요 구조적 요소인 10-nm 너비의 방사상 신경섬유 다발로 둘러싸인 고밀도의 중심부로 구성된 호산성 세포질 함유물이며, 반대로 피질 루이소체는 루이소체치매(DLB)의 구별되는 특징을 가지고 있으나 주로 픽 질환과 피질 기저부의 퇴행성뿐만 아니라 타우병 환자들의 확장된 뉴런의 특징도 가지고 있다.

(2) 증상

루이소체치매의 핵심적인 증상은 인지기능 저하, 환시, 렘수면행동장애, 파킨슨증이 있으며, 그 밖에 불안정한 자세, 반복적인 낙상, 실신, 심한 자율신경계 이상(변비, 기립성 저혈압, 요실금, 성기능장애), 과다수면, 후각 감퇴, 환각, 구조화된 망상, 기분 장애(우울증 등) 등이 동반된다. 루이소체치매환자에게서 발생하는 인지기능 저하는 집중력, 집행 능력, 시공간 능력 등에 있어서 두드러지게 나타나지만, 알츠하이머치매와는 다르게 기억력의 저하가 발병 초기에는 뚜렷하지 않다가 병이 진행함에 따라 뒤늦게 나타나는 경우가 많다. 게다가 인지기능의 저하가 밤낮으로 뚜렷하게 변동을 보이는 것이 특징적이다.

환시(Visual hallucination)란 실제로 존재하지 않는 사물이 보이는 것으로 일반적으로는 조현병의 증상으로 알려져 있다. 그런데 루이소체치매 환자는 흐릿한 형체보다는 뚜렷한 사람의 얼굴이나 모습이 보인다고 하는 등 매우 구조화된 환시를 경험한다. 이와 같은 시각증상은 다른 치매에서는 초기에 흔치 않은 증상이다(신경학, 2005).

렘수면행동장애(Rapid eye movement sleep behavior disorder)는 수면장애의

일종으로써, 여러 수면 단계 중 렘수면 단계에서 렘수면 중 정상적으로 나타나야 하는 근육의 무긴장이 소실되고, 꿈의 내용을 실제 행동으로 옮기는 질환이다. 특히 렘수면행동장애 환자에서 꿈의 내용은 대부분 쫓기거나 싸우는 등의 격렬한 행동을 보이는 경우가 많아 수면 중 행동도 주먹질이나 발길질을 하는 등 외상의 위험이 있기 때문에 적극적인 치료와 주의가 필요하다. 특히 렘수면행동장애는 최근 다양한 신경퇴행질환의 전구단계임이 밝혀졌으며, 50~80%의 특발성 렘수면행동장애 환자들이 진단 후 5~10년 이내에 파킨슨병, 루이소체치매 등으로 진행하는 것으로 알려져 있다(설순호, 임선영, 2016).

파킨슨증은 파킨슨병에서 흔히 보이는 운동장애 증상들로 서동증, 안정 시 떨림, 근육 강직 등이 있다. 서동증은 걸음이나 손동작이 느려지는 증상이며, 보행 시 구부정한 자세로 걷고 보폭이 좁아져 종종걸음을 걷고, 안정 시 떨림은 힘을 빼고 있을 때 발생하는 규칙적인 떨림으로 한쪽, 또는 양쪽에서 나타날 수 있다. 이와 같은 루이소체치매의 특징적인 증상들은 치매의 초기 단계에 특징적이며, 모든 종류의 치매가 진행하면 뇌의 전반적인 퇴행이 일어나게 되므로 다른 종류의 치매에서도 이 같은 증상들을 보일 수 있다.

(3) 진단 및 검사

다른 모든 치매와 마찬가지로 루이소체치매의 진단은 포괄적인 병력 청취와 신체 검진만으로도 가능하지만, 추가적인 검사들이 진단에 도움을 주는 경우가 있다. 즉, 인지기능검사는 인지기능 저하의 정도와 패턴을 파악하는데 도움이 된다. 이것은 루이소체치매의 경우 주로 기억력, 이름대기 영역보다는 시각 처리, 집중력, 실행 능력 영역의 장애가 두드러지게 나타나기 때문이다. 그리고 특수한 SPECT나 PET를 활용하여 기저핵의 도파민 수송체의 감소를 확인하거나, 심근 섬광조영술에서 신호 감소, 렘수면행동장애 확인을 위한 수면다원검사도 진단에 도움이 되는 검사들이다. 그 밖에 다른 이차적인 원인 확인을 위한 CT나 MRI, 뇌파 검사 등도 진단에 도움이 된다.

(4) 치료

현재까지 루이소체치매의 치료는 질병의 경과 및 진행 자체를 호전시키는 치료법은 없으며, 다만 증상의 조절을 하기 위해 치료를 하는 정도이다. 인지기능 저하에 대해서는 알츠하이머치매와 마찬가지로 항콜린에스테라아제(Cholinesterase inhibitor)를 사용한다. 환각이나 망상은 특별히 문제가 되지 않는다면 별도의 치료가 필수적이지는 않지만 치료가 필요한 경우에는 항정신병약제(Antipsychotics)를 사용할 수 있다. 그런데 루이소체치매 환자는 도파민 신호를 억제하는 항정신병약제에 대한 과민성이 있으므로 약제 사용에 있어서 각별한 주의가 필요하다. 파킨슨증에 대해서는 파킨슨병에서와 마찬가지로 레보도파와 같은 약제를 사용한다. 렘수면행동장애에 대해서는 멜라토닌이나 클로나제팜을 사용할 수 있고, 기립성 저혈압에 대해서는 미도드린, 플루드로코티손, 드록시도파를 사용하거나 비약물적 치료(물 많이 마시기, 천천히 일어나기, 하체 근력 운동)를 할 수 있다. 변비에 대해서는 물을 많이 마시고, 식이섬유를 충분히 섭취하거나, 약물치료를 고려할 수도 있다. 약물적인 치료 외에도 운동과 신체 활동을 충분히 하는 것이 좋고, 물리 치료, 작업치료도 도움이 된다(신경학, 2005).

5) 전두 · 측두엽 치매(frontotemporal dementia)

전두 · 측두엽 치매는 뇌의 앞쪽인 전두엽과 옆쪽의 측두엽에 발생하는 병리적 변화로 인해서 그 부위의 기능이 저하되어 나타나는 퇴행성 치매이다. 이 역시 점진적으로 서서히 진행되며 알츠하이머형 치매와는 달리 일반적으로 40~65세의 비교적 이른 나이에 나타나며 75세 이후의 발병이 드물다는 것이 특징이다. 보편적으로 인지기능 중에서 언어 및 집행기능(어떤 일을 계획하고 수행하는 기능) 등이 주로 손상되며, 기억력은 초기에 비교적 유지되지만 행동 및 성격의 변화가 나타나는 것도 특징이다.

즉, 전두엽이 이성적 판단. 계획수립, 의욕, 참을성, 언어표현능력, 신체운동능력의 기능을 하고, 측두엽이 기억력, 언어 이해력 등의 기능을 하고 있다. 그러므로 해당 부위의 국소적인 뇌 손상이 발생할 경우 주로 행동장애, 계획적인 일을 제대로 처리하지 못하는 집행기능 장애, 또는 언어장애 등이 나타난다. 초기에 두드러지게 나타나는 증상 중심으로 성격의 변화와 행동장애를 행동변이형(Behavioral variant frontotemporal dementia)과 언어능력 저하의 언어변이형(Language variant frontotemporal dementia)으로 분류할 수 있다.

(1) 전두 · 측두엽 치매의 원인

전두 · 측두엽 치매의 원인이나 기전은 아직까지 명확하게 밝혀진 것이 없지만 타우(Tau protein)나 TDP(TAR DNA binding protein)라는 세포 내 일부 단백질의 기능 이상과 17번 염색체의 변이 등으로 인해 전두엽-측두엽의 신경세포 손상이 초래되는 것으로 알려져 있다. 즉, 전두엽(인격기능)과 측두엽(언어기능)의 신경세포가 축소됨으로써 발병한다고 본다. 전체 치매환자의 약 5% 정도에서 관찰되고 발병연령은 주로 45~60세 전후이며, 전두 · 측두엽 치매환자의 약 20~40%에서 가족력이 나타낸다(대한치매학회, 2021).

(2) 증상

발병 초기에는 기억, 판단, 계산능력은 유지되나, 자제력 저하로 공격성이 나타나고, 상대의 이야기를 듣지 않고 일방적으로 말을 한다. 또한 과식, 낭비, 배회, 절도, 무엇이든지 입에 넣는 비정상적인 행동이 나타나고, 무욕과 무관심 등의 인격 변화가 증상으로 나타난다. 그런데 전두 · 측두엽 치매는 병의 발생 부위가 전두엽이냐, 측두엽이냐에 따라서 나타내는 증상이 다르고 측두엽이면 또 오른쪽 측두엽이냐 왼쪽 측두엽이냐에 따라서도 증상이 다르게 나타난다. 즉, 전두엽의 축소에 의한 증상은 다양한 자극에 대한 반응과 욕망을 억제하는 것이 어렵기 때문에 눈에 보이는 것을 갖고 싶은 욕망으로 그냥 가져가게 된다. 또한 일시 정지 신호위반 등 교통위반을 반복하고 매일 갑자기 외출하는 등 주위에서 멋대로 보이는 행동을 하기도 한다. 그리고 오른쪽 측두엽 축소에 의한 증상은 얼굴을 잘 못 알아보고, 성별이나 연령대는 구별하지만 누구인지 알아보지는 못한다. 심지어 그동안 알던 사람도 못 알아본다. 왼쪽 측두엽 축소에 의한 증상은 단어를 잘 말하지 못하거나 단어의 정확한 의미를 잘 알지 못하게 된다. 게다가 그 손상이 전두엽이건 측두엽이건 간에 공통적으로 나타내는 증상은 같은 행동을 반복하며, 틀에 박힌 행동을 한다는 것이다.

(3) 진단

전두·측두엽 치매의 진단을 위해서는 먼저 다양한 증상에 관한 문진을 시행한 후, 우울증이나 뇌졸중, 뇌종양 등 다른 질환들을 배제하기 위한 진찰, 혈액검사, 신체검사 및 신경학적 검사 등을 시행한다. 이후 CT, MRI를 통해서 전두엽 또는 측두엽 부위의 구조적 변화를 관찰하거나, 단일 광자 방출 컴퓨터단층촬영(SPECT) 또는 양전자 방출 단층촬영(PET) 등의 뇌기능 영상촬영으로 손상 부위를 확인하여 진단하게 된다.

(4) 치료

전두·측두엽 치매에 대한 치료방법은 없으며, 단지 증상에 따른 치료와 증상을 완화하기 위한 관리가 치료의 핵심이라고 할 수 있다. 그런 차원에서의 치료는 인지기능 개선제 또는 행동심리증상을 조절하는 항우울제, 항정신병 약물 등을 사용하며, 인지훈련 및 언어치료 등의 비약물적 방법으로 증상을 완화시킨다.

02 치매 치료에 대한 심리 · 사회적 접근

1) 심리 · 사회적 치료

치매환자의 심리사회적 재활을 위한 치료적 접근은 신경기능이 손상된 사람이 지역사회 내에서 생활하는 데 있어서 필요한 기술을 개발하고, 보유할 수 있게 하는 데 그 목적을 둔다. 이 치료접근은 치매환자 개인과 환자의 주위 환경까지를 고려해서 우선적으로 안전하고 일관된 상황의 개발을 강조하는 발달과 학습이론에 그 바탕을 두고 있다. 심리사회적 재활을 위한 치료법에는 지남력 증가와 의사소통증진을 위한 현실감각훈련, 인지치료, 행동치료, 활동치료, 작업치료, 오락치료, 인생회고 및 회상치료, 사회기술 훈련 등이 있다.

치매환자의 치료적 프로그램에서는 복잡한 것보다는 단순한 활동을 중요시하고 환자의 단점보다는 장점을 살리도록 노력하며 환자의 미세한 변화나 반응에 민감하게 대응하면서 격려와 지지를 해야 한다. 따라서 진행자 또는 치료책임자는 보다 수용적이고 지지적인 태도로써 환자의 긍정적인 사회행동을 증대시키도록 노력해야 한다.

2) 사회 · 환경적 치료

사회 · 환경적인 접근으로 치료하기 위해서는 먼저 치매환자와 가족의 문제를 이해하는 것이 중요하다. 다음으로, 약물치료 외에 적절한 자극이 있는 일상생활을 유지시키는 등 재활행동요법을 활용한다. 이때 사회 · 환경적치료는 치매환자의 재활을 위해서 가장 중요한 것으로 이는 치매의 원인을 가족 간의 갈등이나 주거환경 등 외부의 환경적 요인에 초점을 두어서 이를 개선시켜 나가는 방법이다. 여기에는 각종 지역사회서비스와 장기요양소, 양로원, 노인들을 위해서 고안된 주택 등과 같은 노인 주거시설이 포함된다.

치매환자의 심리·정신적인 치료는 정신건강 전문의의 치료적 개입 외에도 다양한 지역사회 치료계획 프로그램과 연계시켜 서비스를 활용하도록 하며, 무엇보다도 비공식 지지체계인 가족이나 친척, 친구, 성직자, 집배원 등의 도움을 받게 하는 것이 필요하다.

인지자극을 할 수 있는 다양한 교육활동도 도움이 된다. 예를 들면, 지점토놀이, 퍼즐 맞추기, 구슬꿰기, 달력 만들기, 동화책 소리 내어 읽기, 몬테소리 프로그램, 치료레크리에이션, 종이접기, 개념 기억훈련, 고리 끼우기 등이 현장에서 이뤄지고 있다(유순덕, 2018). 또한 치매환자 개인의 자존감 회복 및 정서안정을 위해 이야기 치료, 독서치료, 음악치료, 미술치료, 동물매개치료 등도 활용할 수 있다.

PART 04

현대인들의 정신건강 (정보산업과 정신건강)

13 CHAPTER 자기개념과 정신건강

학습목표

자아개념은 사회적인 맥락 속에서 능력, 태도, 느낌을 포함한 자신에 대한 주관적인 인식 개념을 의미한다.

본 장에서는 자기개념에 영향을 미치는 자아존중감, 자기효능감, 자기정체감, 자기조절감(자기통제감), 자기관찰성 등에 대하여 탐색하고 이와 연계한 정신건강에 대해서 이해한다.

01 정신건강의 개념

자아 개념(self-concept) 또는 자기개념이란 자기 자신에 대한 느낌, 능력, 태도 등을 모두 포괄하는 주관적인 자신에 대한 견해이다. 즉, 일상생활에서의 행동의 결과는 자기개념에 밀접한 영향을 끼치게 되고, 이렇게 형성된 자기개념은 또다시 행동에 영향을 미친다. 이처럼 자기개념은 평소 자기 자신에 대해 지니고 있는 생각과 신념에 따라 개인의 일상생활사에 대한 태도가 달라지기 때문에 행동과 상황의 적응에 중요한 영향을 줄 뿐 아니라 성격과 정신건강에 직접적인 관련이 있다.

게다가 자기개념은 타인으로부터 받은 평가의 정보로도 형성될 수 있다. 그러므로 교육현장에서는 교수자 역할의 중요성이 강조된다. 예를 들면, 어린 시절의 자기 개념이 주변 어른들의 반응이나 사회적 기준에 영향을 받는다면, 성장 이후에는 나만의 방식으로 나 자신을 바라보는 '자기지각'

이 자기개념의 상당 부분을 차지한다는 것을 들 수 있다. 이러한 자아 개념은 긍정적 자아 개념, 부정적 자아 개념으로 나누어 설명할 수 있다.

긍정적인 자아개념은 개인의 적응에 도움이 되며, 그만큼 정신건강 상태가 좋다. 게다가 긍정적이며 높은 자아개념을 소유한 사람은 자신의 생활 또는 대인관계에서 잘 적응하고 자아실현을 위해 노력하게 된다.

부정적 자아개념은 개인의 적응상의 어려움을 겪게 되어 스트레스 증가와 함께 질병에도 취약하게 한다. 게다가 부정적이며 낮은 자아개념을 지닌 사람은 비현실적으로 행동하고 부정적 태도로 의기소침하며 생활에 자신감을 잃어가게 된다.

그렇지만 자기개념은 일생 동안 동일하게 유지되는 것이 아니라 변화 가능하다. 왜냐하면 이것은 만족되지 않은 요구에 의해 변형되고 재조직되기 때문이다.

따라서 본 장에서는 자기개념에 영향을 미치는 요소인 자아존중감, 자기효능감, 자기정체감, 자기조절감(자기통제감), 자기관찰성 등에 대하여 탐색한다.

02 자아존중감

자아존중감이란 자기 자신을 가치 있고 긍정적인 존재로 평가하는 개념이다. 즉, 자아존중감은 자기 자신에 대한 보다 광범위하고 포괄적인 긍정 또는 부정적인 평가를 의미한다. 일반적으로 자기개념과 자아존중감은 혼용되어 사용되기도 하며, 자아존중감은 평가의 측면을 강조한 자기개념의 특별한 유형으로 설명되기도 한다.

사람들은 자신에 대한 정보를 경험을 통해 점차 쌓아가면서 자신에 대해 알게 되고, 이때 자신에 대한 정보들을 바탕으로 '나의 이런 점은 긍정적이다, 나의 이런 점은 부정적이다'와 같이 판단과 평가를 한다. 이처럼 자아존중감은 자신의 행동 결과로 성공감이나 성취감을 경험하거나 동료

·교사·부모들로부터 인정 또는 칭찬을 받아봄으로써 형성된다. 자신이 꾸준히 추진하는 일에 만족감을 느끼고 자신의 능력을 부단히 계발시킬 수 있을 때 자신감과 자아존중감은 더욱 육성될 수 있다. 자아존중감은 건전한 인간관계면에서나 삶을 누리는 면, 그리고 자아실현 면에서 필수적으로 요청되는 요소이다.

생애 초기 아동은 타인과의 의사소통 안에서 그들이 자신한테 보이는 언어나 행동을 통해 자신을 지각하고 자신의 가치를 평가한다(Harter, 2006). 또한 아동들은 자기에게 갖고 있는 기준이나 기대와 비교하면서 자신의 모습을 판단하기도 하는데(Harter, 2006), 이와 같이 자신의 특성을 긍정적이나 부정적으로 평가하는 요소를 '자아존중감(self-esteem)'이라고 한다. 이 자아존중감은 가치, 능력, 통제의 세 가지 차원으로 이루어져 있다(Curry & Johnson, 1990, 박경자 등에서 재인용).

첫째, 가치의 차원은 내가 나를 얼마나 가치 있다고 생각하고 판단하며 좋아하는지, 그리고 타인들이 자신에 대해 얼마나 가치 있다고 인정해주고 좋아하는지에 대한 평가의 차원이다. 예를 들면, '나는 내가 좋아' 혹은 '사람들은 나를 좋아해'와 같은 것이다.

둘째, 능력의 차원은 나에게 맡겨진 과제나 내가 정한 목표를 완수하고 성취할 수 있다고 생각하는 믿음을 말한다. 예를 들면, '나는 내가 목표한 일을 끝까지 꼭 해낼 수 있어'와 같다.

셋째, 통제의 차원은 내가 내 주변에서 벌어지는 상황에 영향을 미칠 수 있고 통제할 수 있다고 느끼고 믿는 정도이다. 통제 차원에서 자신을 긍정적으로 평가하는 사람은 '내가 이 상황에서 할 수 있는 일은 이거야. 이걸 내가 잘 해낸다면 상황이 나쁘게 흘러가지는 않을 거야'라고 생각하는 반면, 부정적으로 평가하는 사람은 '나는 무슨 일을 해도 안 돼. 운이 따라주지 않으니까'라고 생각하는 것이다.

이와 같은 세 차원에 대해 자신을 긍정적으로 판단하는 사람을 자아존중감이 '높은' 사람으로, 자신을 부정적으로 판단하는 사람을 자아존중감이 '낮은' 사람으로 본다(Damon& Hart, 1982). 그러므로 자아존중감은 나 혼자, 스스로 생겨나는 개념이 아니라, 인간관계 상황이나 사회적인 경험을 통해 생겨나며, 그것은 결국 다시 자신에게 영향을 미친다고 볼 수 있다.

1) 자아존중감 발달

사티어(Virginia Satir)에 의하면, 인간의 내면에는 항상 사랑과 인정을 받고자 하는 욕구와 자아존중에 대한 원초적 욕구가 있는데, 이런 욕구가 충족될 때 자기 가치와 자아존중감이 학습되고 발달된다고 보았다. 또한 자아존중감이 형성되는 데에는 인간 생애 초기의 가족구조와 부모와의 관계가 가장 큰 영향을 미친다고 하였다. 즉, 부모-자녀관계에서 부모가 자녀에게 적절하게 반응하지 못했거나, 역기능적인 의사소통을 보여주었거나, 의사소통의 내용이 부정적일 때 자아존중감은 손상된다. 이와 반대로 초기관계에서 신뢰하는 가운데 사랑을 받았다면, 자아존중감은 개인의 에너지원으로 작용하여 다른 사람들 혹은 환경과의 관계를 창조적이고 조화롭게 형성하도록 만들어 주어 주어진 상황에 현실적이고 유연하게 대처할 수 있게 된다는 것이다.

매슬로(Abraham Maslow)에 의하면, 욕구위계이론에서 타인으로부터의 인정과 칭찬, 성공과 같은 외적 자아존중감과 자기애, 자신감 등의 내적 자아존중감을 중요한 요소로 포함했으며, 이러한 욕구가 충족되지 않으면 자아실현을 이룰 수 없다고 보았다. 한편 칼 로저스는 인본주의심리학을 통해 많은 심리적 문제의 원인은 자신에 대한 무가치감에서 기인한다고 보고 치료 과정에서의 무조건적 수용을 통해 내담자의 자아존중감이 향상되는 계기를 제공할 것을 강조하였다.

이처럼 자아존중감은 우울증이나 불안과 같은 정신장애와의 관련성을 비롯한 다양한 심리학 이론에서 중요한 요인으로 연구되어 왔으며, 통제소재, 자기효율성 등과 함께 직업만족이나 직업수행과 같은 직무수행 예측을 위해서도 사용된다.

자아존중감은 나이가 들면서 그 수준과 성격이 달라진다. 박경자 외

(2011)의 역서는 연령대에 따라 자아존중감의 양상이 어떻게 달라지는지 설명한다.

(1) 유아기

출생 후 만 2세 정도의 시기가 인간의 자아존중감의 초기 발달단계라고 한다. 즉, 이 시기가 되면 자신을 긍정적으로 평가하는 느낌을 갖게 되는 자조기술이 발달하기 때문이다. 이때 영・유아는 밥 먹기, 옷 입기, 세수하기, 배변 가리기 등의 발달과업을 성공적으로 수행함으로써 자신의 능력에 대하여 신뢰감을 갖고 이에 따라 자아존중감이 발달하기 시작한다(상담학 사전, 2016). 게다가 걸음마기와 학령 전기의 영・유아들은 어떤 분야에서든지 자신이 타인보다 월등하며 능숙하게 해낼 수 있다고 생각한다(Harter, 2003). 따라서 이 시기의 영・유아들은 자신의 실제 능력을 과대평가하고 자신이 해야 하는 과제는 과소평가하는 경향이 있다. 그러나 이 시기의 자아 개념은 현재 상태에 중점을 두고 있기 때문에 상황에 따라 자신에 대한 평가가 달라진다. 예를 들면, 혼자 옷을 입을 수 있게 되어 엄마가 칭찬해 주면 '난 뭐든지 잘 할 수 있어'라고 생각하지만, 신발을 잘 못 신는 자신을 보고 누군가 놀리면 '난 할 수 있는 게 아무것도 없어'라고 생각하는 것이다. 이처럼 5~6세경의 영・유아는 안정된 자아존중감을 형성하지는 못하고, 초등학교 3학년 이후에야 비교적 안정적인 경향을 보인다. 그리고 취학 전 아동은 자신과 또래의 능력, 옷차림, 소유물, 가정배경, 친구관계 등을 비교하는 사회적 비교를 통해서 자아존중감을 형성해 나간다. 이때 사회적 비교가 긍정적인 평가가 이루어질 때는 자아존중감을 향상시킬 수 있지만 그렇지 않을 때는 낮은 자아존중감을 형성하게 된다(상담학 사전, 2016).

(2) 학령기

학령 전기와 학령 초기의 아동들은 다양한 영역에 따라 자신을 다르게 평가한다(Harter, 2006). 예를 들면, 만 5~7세 아동들은 자신을 긍정적으로 평가하기 때문에 자신의 능력을 실제 또는 기대보다 높게 평가하지만, 타인과의 관계나 학교생활에서 부정적인 경험을 하면 과대평가했던 자신의 가치와 능력을 낮게 평가하기 시작한다. 그러나 만 8세가 되면 자신의 능력을 더 현실적으로 평가하기 시작하며 다양한 분야에서의 자기지각을 바탕으로 자기평가를 한다. 이 시기에는 학업성적과 같은 인지적 능력과 또래관계의 인기도와 같은 사회적 능력에 따라서 자아존중감의 발달에 영향을 받는다. 즉, 아동은 학업과 관련된 학업적 자아존중감이 형성되고 급격하게 발달한다. 예를 들면, 자신이 학업과 관련된 분야에서는 유능하다고 긍정적인 평가를 하지만, 신체 활동 분야에서는 유능하지 않다고 평가할 수 있다. 그러나 유능하지 않다는 자기평가로 인해 자아존중감이 낮아지는 것이 아니며, 특정 영역에 대한 자기평가가 분화된다는 의미이다(Harter, 2006).

(3) 청소년기

자아존중감은 자신의 행동 결과로 성공감이나 성취감을 경험하거나 동료·교사·부모들로부터 인정 또는 칭찬을 받아봄으로써 형성된다. 즉, 자신이 꾸준히 추진하는 일에 만족감을 느끼고 자신의 능력을 부단히 계발시킬 수 있을 때 자신감과 자아존중감은 더욱 육성될 수 있다. 그런데 청소년기가 되면 전반적으로 자아존중감이 떨어지는 경향이 있다(Robin et al., 2002). 아이들의 성(gender)에 따라 이 시기의 자아존중감 패턴이 달라지기도 한다. 예를 들면, 클링 등(Kling et al., 1999)은 청소년기의 남자아이들보다 여자아이들이 자아존중감이 더 크게 떨어지는 경향이 있음을 발견했다. 이러한 현상은 청소년기가 입시 위주의 학교교육으로 이해 학생들 간의 학업 경쟁이 심화되는 시기이기도 하고, 자아정체감 형성 등의 과업들로 인한 인간발달과정의 과도기 및 변환기에 있음을 나타낸다고 볼 수 있다.

2) 자아존중감의 영향

자아존중감은 학업수행, 사회적 관계, 자기판단 및 통제, 행복감 등과도 연관되어 있다. 또한 자아존중감이 낮은 경우 부정적 사건에 더 민감하고 자신을 과소평가하거나 실패할 것이라고 기대하며 목표치를 낮게 설정하는 경향이 있다. 반대로 높은 경우 부정적 상황에서도 자신에 대해 긍정적으로 평가하고 효과적으로 대처하며, 삶에 대해 진취적인 태도를 보인다.

(1) 학업

캐나다 아이들을 대상으로 학업적인 자아존중감이 어떤 영향을 끼치는지를 알아본 종단 연구는 초등학교 때 학업적으로 자아존중감이 높은 아이들은 이후 성인이 되었을 때 학업적인 성취를 더 잘했음을 보고했다(Guay, La Rose, & Boivin, 2004). 또한 이렇게 학업적인 자아존중감이 높은지, 낮은지에 따라 아이들이 학업에 얼마나 노력하는지, 학교 수업에 얼마나 흥미를 느끼는지도 달라진다(Denissen, Zarrett, & Eccles, 2007).

(2) 사회적 관계

자아존중감은 학업 성적, 리더십, 위기극복능력, 대인관계 등 삶의 많은 영역에 영향을 미친다. 특히 사회적 관계는 자아존중감과 정비례하는 모습을 보인다.

리어리와 맥도널드(Leary & Mcdonald, 2003)의 연구에 따르면 자아존중감이 높은 사람의 경우는 친구와 긍정적인 관계를 맺는 경향이 높으며 더 친사회적인 성격을 가지고 있지만, 자아존중감이 낮은 사람의 경우는 이와는 반대로 외로움을 잘 타고 친구가 적다고 한다. 또한 자신이 이미 갖고 있는 관계가 있을지라도 그 관계에 만족하기보다 자신이 타인에게 더욱 수용 받기를 원하기 때문에 기존의 관계가 악화되는 경우도 있다. 이러한 연구 결과는 위에서 리어리 등(Leary et al., 1995)이 설명한 주장을 지지한다고 볼 수 있다.

(3) 자기판단 및 통제

자아존중감이 높은 아동의 경우는 어떤 가치관이나 원칙에 대하여 굳은 신념을 가지고 있고, 그 반대되는 것이 나타나도 지키려는 준비가 되어있으며, 경험에 따라 그것을 수정할 만큼 안정감을 갖고 있다. 그리고 자신의 능력을 믿고 높게 평가하며, 사교적이면서 자기 주장적인 경향이 있으며(Leary & Mcdonald, 2003), 자신이 자기 삶과 운명을 통제할 수 있다고 믿기 때문에 도전적인 상황에서 잘 해낼 수 있다는 자신감이 높다(Baumeister et al., 2003). 이러한 높은 자신감 때문에 타인과의 상호작용에서 긍정적인 기능을 한다고 보는 학자들도 있다(Leary & Baumeister, 2000). 이들의 긍정적이고 낙천적인 생각과 신념은 장애에 직면하는 상황에서도 발휘된다.

장애나 한계에 부딪히는 상황에서 자아존중감이 높은 사람들은 자신의 생각과 판단에 확신을 가지고 타인에게 이를 표현한다. 이들은 나이가 들어 경험이 점점 쌓여갈수록 자신의 능력에 대해 정확하게 평가하며 자신이 잘하는 영역과 잘못하는 영역을 현실적으로 구분하여, 성공하지 못했을 경우 그 안에서 자신이 발견한 장점과 능력에 초점을 맞춰 긍정적인 감정을 지속시키도록 한다(Harter, 2006). 위의 내용을 종합해 보면 높은 자아존중감은 자신의 삶의 만족도, 행복, 정신건강에 긍정적인 영향을 미친다.

반대로 자아존중감이 낮은 아동의 경우는 비판이나 공격받는 느낌으로 인한 분노와 함께 보이는 비판에 대한 과민반응을 하는 경향이 있고, 만성적 우유부단과 실수에 대한 지나친 두려움을 갖고 있으며, 타인을 지나치게 기쁘게 해야 하거나 요청을 거절하지 못하는 경향이 있다. 따라서 우울, 자살과 같이 부적응적인 삶과 관계가 높으며(Baumeister et al., 2003; Harter, 2006), 반사회적인 행동이나 비행과 연관이 높을 가능성이 있다(Donnellan, Trzesniewski, Robins, Moffitt & Caspi, 2005). 이들은 자신에 대해 부정적인 평가를 하기 때문에 타인에게 거부당할 것을 두려워하며 자신의 능력을 늘 의심한다. 자신이 갖고 있는 능력을 현실적이고 객관적으로 파악하지 않고 과소평가하고 부정적으로 평가하기 때문에 장점보다는 약점에 초점을 둔다(Brown, 1998). 또한 장애나 한계에 직면하는 상황에서 자신의 실패에 초점을 두며 자신이 타인이나 상황에 대해 영향을 주기 힘들다고 생각한다.

바우마이스터 등(Baumeister et al., 2003)의 연구에 따르면 자아존중감이 낮은 사람은 성공을 좌우하는 것은 자신의 통제 밖의 요소들이기 때문에 아무리 열심히 노력할지라도 운이 따라 주지 않으면 실패하게 될 것이라고 제언한다. 또한 상처받기 쉬운 자신을 위해 다른 사람과 거리를 두거나 타인을 비방해 자신을 높이기, 혹은 반대로 자신을 극심하게 낮추는 등 여러 방법을 통해 정교한 방어책을 만들기도 한다(Dreikurs, 1991). 즉, 낮은 자아존중감은 행복하고 긍정적인 삶에 방해가 된다.

(4) 행복

자아존중감은 자기 자신에 대해 어떻게 생각하는지, 또는 자신이 무언가를 성취할 수 있는 능력이 있다고 느끼는지, 그리고 다른 사람들이 나에 대해 어떻게 생각하고 반응할지 등 개인의 전반적인 삶의 영역에서 중요한 역할을 한다(Baumeister, Campbell, Kruger & Vohs, 2003). 따라서 자아존중감이 높은지, 낮은지에 따라 개인이 삶에서 느끼는 행복감이 달라질 수 있다(Furnham & Cheng, 2000). 즉, 자아존중감이 높은 사람은 타인들 혹은 우정을 나누고 있는 사람들에게 있어, 자신이 어떻게 관심을 일으키고 가치 있는 사람이 될 수 있는지를 잘 알고 있으며, 다양한 활동들을 즐길 줄을 안다. 그리고 타인과의 감정과 욕구에 민감하므로 널리 수용되고 있는 사회적 규칙을 존중하며, 타인에게 손해를 끼칠 정도로 자신의 권리나 번영할 욕구를 주장하지 않는다. 무엇보다도 고난이 닥쳤을 때 해결책을 찾으려 노력하거나 자신의 불만을 언어로 표현할 줄 알지만, 자신이나 타인을 과소평가하지 않는다. 반면에 자아존중감이 낮은 사람은 엄중한 자기비판과 불만족감에 사로잡혀서 행복을 느낄 줄 모르며, 일시적 고난도 영원히 지속되거나 참을 수 없는 것으로 여긴다.

3) 자아존중감에 영향을 미치는 요인

아동은 부모를 비롯해서 주변 사람들과 함께 나누는 대화나 문화권마다 중요하게 생각하는 가치의 차이, 그리고 아동의 성차와 같이 여러 가지 요인들이 아동의 자아존중감에 영향을 미칠 수 있다.

(1) 부모와 관계

아이의 자아존중감에 주된 영향을 미치는 요인들이 여러 가지가 있지만 가장 첫 번째가 부모와의 관계이다. 이는 아이가 미래를 건설해나가는 과정에서의 주춧돌을 만드는 것이라 할 수 있다. 즉, 부모는 아이에게 어떻게 하면 타인들과 좋은 관계를 맺고, 유지할 수 있는지를 가르치는 것과 같다. 이때 중요하지만 간과하기 쉬운 부모의 태도에 대해 몇 가지 정리한다.

첫째, 가정, 학교, 사회에는 규칙과 한계가 있다는 것을 가르치고 일관성 있는 태도로 양육한다.

둘째, 단호하고 일관적이되, 버팀이 되어주는 훈육을 하자. 예를 들면, "참으로 든든한 우리 아들! 내 아들로 와줘서 고마워!", "노는 참으로 사랑스러운 놈이야!", "엄마, 아빠는 우리 아들 덕에 세상살이 힘겨움도 모르겠어!"

셋째, 부모 자신의 자아존중감 수준을 높이자. 예를 들면, 자녀는 부모의 친절, 노력, 건강관리, 자신감, 결단력 등을 그대로 자신의 것으로 삼으려 하는 경향이 있다. 왜냐하면 부모는 자녀의 거울이므로 자녀는 분명 부모의 자아존중감 수준을 그대로 받아들일 가능성이 크기 때문이다.

(2) 가족과 주변인들과의 관계

인간의 자아존중감이 형성되는 과정에서 가족과 주변 환경의 영향을 적지 않은 영향을 줄 수 있다. 특히 가족의 영향은 때로는 치유하기 어려운 상처로 남기도 한다. 즉, 자기 자신을 사랑한 적이 없는 부모에게서 부정적인 영향을 받고, 자신의 필요에 부응하지 못하고, 격려를 하거나 마음을 편하게 해주지 못하는 사람들에 의해 인간은 부정적인 영향을 받을 수밖에 없다. 게다가 성인들과 자기 자신 간에 오가는 대화를 통해서도 자기 자신을 평가하는 데 영향을 받는다. "네가 책상 정리를 말끔히 잘해 주었구나. 모모는 정리정돈 하는 걸 아주 잘 하는 것 같구나"와 같은 성인이 아동에게 건네는 대화 방식은 아동이 자신을 어떻게 생각하는지, 또한 미래의 자신에 대해 어떻게 평가하는지에 영향을 미친다(Nelson & Fivush, 2004; Thomson, 2006). 즉, 위와 같이 성인과 아동 간의 대화가 어떻게 이루어졌느냐에 따라 현재 아동의 자기 평가뿐만 아니라 이후 자신의 어릴 적 기억에 대한 주관적인 느낌에도 영향을 미치며 더 나아가 아동이 특정 상황에서 성공할지, 아니면 그렇지 못할지를 판단하는 데 사용한다는 것이다(Laible & Thomson, 2007).

(3) 문화(culture)

문화권마다 강조하고 중요하게 생각하는 가치가 다르다. 그런데 이 역시 아동이 자신을 평가하는 방식에 영향을 미칠 수 있다(Nelson, 2003). 즉, 아동이 자신에 대해 어떻게 생각하는지는 아동이 자란 문화에 따라 달라질 수 있다는 것이다. 예를 들면, 타인과 비교하는 것이 강한 아시아권 문화와 그렇지 않은 북미 문화권의 아이들이 자아존중감 정도가 다르다는 연구 결과가 있다(Twenge & Crocker, 2002). 이 연구에서는 중국과 일본의 아이들이 학업 성적이 높음에도 불구하고 타인과 비교하는 문화 분위기 때문에 자기에 대한 평가를 북미 아이들보다 훨씬 낮게 한다는 결과를 보고했다.

(4) 성차(gender difference)

아이들의 성 차이가 자아존중감에 영향을 미치기도 하는데, 일반적으로 여자아이들보다는 남자아이들이 자기에 대한 평가를 더 높게 하는 경향이 있으며(Young & Mroczek, 2003), 여자아이들은 외모에 대한 높은 관심 때문에 타인과 자신의 외모를 자주 평가하고 비교하게 된다. 물론 외모에 대한 평가는 상대적이긴 하지만 이 과정에서 자아존중감이 점차 떨어질 가능성이 있다(Dohnt & Tiggemann, 2006).

03 자기효능감

1) 자기효능감의 개념

자기요능감의 사전적 의미는 자신이 어떤 일을 성공적으로 수행할 수 있는 능력이 있다고 믿는 기대와 신념을 뜻한다. 그리고 사회인지이론에서는 인간이 내부의 힘이나 외부자극에 의해 자동적으로 조종되는 존재가 아니라, 자신이 속해 있는 환경과의 상호작용에서 행동하는 자기조절체계(self-regulatory system)로 기능하는 존재로 설명하고 있다. 반두라(Bandura, 1977)는 인간 기능 모형으로 삼자 상호작용론(triadic reciprocality)을 제시하면서 행동, 환경 속에서 일어나는 사건, 개인의 인지적 요인에 대해 설명하면서, 여기서 개인의 인지적 요인으로 지각과 행동 간의 관계를 중재하는 것이 자기효능감이라고 주장한다. 즉, 개인이 자기효능감에 대한 정보를, 첫째, 자신의 수행을 관찰함으로써, 둘째, 모델이 수행하는 것을 관찰함으로써, 셋째, 타인의 설득을 통해서, 넷째, 생리적 지표를 통해서 얻을 수 있다고 하면서 이러한 정보원을 통해서 효능기대를 향상시킬 수 있다는 것이다(김광웅, 2007).

자기효능감은 일반적 자기효능감과 특수적 자기효능감으로 나누어 생각할 수 있다. 일반적 자기효능감은 전반적인 영역에서 자신의 능력에 대한 믿음을 의미하는 것으로 지속적이고 개인적인 특성으로 볼 수 있으며, 그 반면에, 특수적 자기효능감은 특정 영역 또는 과제에 국한되는 것으로 가변적인 특징을 지닌다. 따라서 자기효능감은 특정 성취상황에서 자신이 얼마나 효율적으로 기능할 수 있는가에 대한 기대 또는 신념을 의미하며, 수행수준을 결정하는 데 직접적인 영향을 미치는 동기요인이다(현성용 외,

2008). 즉, 자신을 얼마나 가치 있게 여기는가에 대한 판단 기준인 자아존중감과는 달리, 자기효능감은 한 개인이 특정 과제를 얼마나 확신을 갖고 수행해 나가는지가 반영되어 있다. 자기효능감은 자신에 대한 전반적인 지각을 의미하는 자기개념이나 자아존중감보다는 구체적 상황이나 과제에 국한된 능력에 대한 신념이다. 따라서 특정 과제에 대한 이 같은 자신의 수행예측은 일반적인 수행상황에서의 예측보다 훨씬 정확할 수 있기 때문에 성취상황에서의 수행수준에 대한 강력한 예측 변인이 된다.

자기효능감은 그 구성이 수준, 강도, 일반성의 세 가지 차원으로 이루어져 있다. '수준'은 과제의 난이도에 따른 자신감의 정도를 말하고, '강도'는 각 과제에 대하여 어느 정도 자신 있게 수행할 수 있는지에 대한 자신감의 정도를 말하며, '일반성'은 특정 대상에 대한 효능감이 그 상황이나 대상을 넘어 어느 정도 일반적으로 적용될 수 있는지에 관한 것이다. 그렇지만, 어느 한 영역에서 높은 효능감을 지녔다고 해서 다른 영역에까지 높은 효능감을 지녔다고는 할 수 없다. 자기효능감이 높은 사람은 긍정적인 자아상을 촉진하고 목표 중심적으로 행동하여 높은 성취수준에 도달하는 반면, 자기효능감이 낮은 사람은 부정적인 자기평가가 주를 이루어서 자신감이 결여되어 있고 목표 지향적 행동이 부족하다. 같은 능력을 가지고 있어도 자신의 능력에 대한 효능기대가 높은 사람은 낮은 사람보다 실제 수행수준이 높다. 이것은 훈련을 통해서 자기효능감을 증진시킬 수 있음을 시사한다고 본다.

2) 자기효능감의 특징

자기효능감이란 특정 과업을 성공적으로 완수하게 될 가능성에 대한 개인의 신념을 말한다. 즉, 자기효능감은 행동의 변화를 일으키는데 중재역할을 하며, 행동과 환경의 선택에 영향을 미친다. 어떤 상황에 직면하여 개인이 그 상황에 대처할 수 있는 능력이 없다고 여길 때는 그 상황을 피하지만, 자신이 그 상황에 대처할 수 있는 능력이 있다고 여길 때는 자신감을 가지고 행동을 수행한다(Bandura, Adams, Hardy, & Howells, 1980). 그러므로 자기효능감은 현재 진행 중인 행동에 영향을 미칠 뿐만 아니라 미래의 행동에도 영향을 미친다. 예를 들면, 자신의 행동 조절능력에 회의를 갖는 사람은 자기효능감이 높은 사람보다 훗날 그 행동이 쉽게 소거되거나 재발한다. 또한, 디클레멘트(Diclemente, 1981)는 금연에 대한 강한 자기효능감을 가진 사람들이 그렇지 않은 사람보다 훗날 금연을 더욱 지속시킨다고 하였다고, 브라운과 이노우에(Brown & Inouye, 1978)와 슝크(Schunk, 1981)는 자기효능감이 높을수록 노력의 양과 지속성이 높으므로, 어려움에 직면한 상황에서 자신의 능력에 불안을 느끼는 사람은 노력을 덜 하거나 아예 포기하는 반면, 자기효능감이 높은 사람은 더 많은 노력을 기울인다. 따라서 자기효능감이 높은 사람은 자신의 능력을 의심하는 사람들보다 더 분발할 뿐 아니라 그 노력을 더 오래 지속하며, 수행수준도 높다.

그러나 한 개인이 모든 것이 될 수 없듯이 자기효능감도 인간능력의 다양성을 인정한다. 따라서 자기효능감은 무수한 목표를 수행하기 위해 인지적이고 정서적이며 행동적인 기술이 조직화 되고 효과적으로 배합되어야만 하므로, 자기효능감 형성에는 생성적인 능력(generative capability)이 중요하다(Bandura, 1997; 김의철 외, 1999). 그러므로 탄력적인 자기효능감을 갖추면 불가항력적인 장애물에 직면했을 때 자기의 기술을 생산적으로 사용하여 임무수행을 완수할 수 있다(White, 1982). 그래서 자기효능감이 높은 사람은 어려운 과제에 직면했을 때, 이를 회피해야 할 위협으로 받아들이기보다는 수행해야 할 도전으로 접근한다.

반두라에 의하면 자기효능감은 유아기에서 노년에 이르기까지 인간의 각 발달단계별로 발달한다고 하였다. 즉, 가족, 또래집단, 학교, 청소년기의 다양한 경험들은 개인의 자기효능감과 관련이 있음을 언급하며, 환경만이 인간의 삶을 결정하는 실재가 아니라, 각 발달단계에서의 개인이 자기의 삶을 형성하는데 결정적인 역할을 한다는 것이다. 이처럼 자기효능감 이론은 개인이 '왜 어떤 행동을 시도하거나 회피하는지', '왜 어떤 행동은 힘겨워도 오래 지속하면서 어려워 보이지 않는 또 다른 것은 중간에 쉽게 포기하는지' 와 같은 문제 상황을 설명하는 데 적절한 이론이다. 반두라는 이에 대해 성취경험(performance accomplishments), 대리경험(vicarious experience), 언어적 설득(verbal persuasion), 정서적 각성(emotional arousal)과 같은 몇 가지 정보를 기초로 하여 개인의 효능감을 형성해 간다고 보았다.

3) 자기효능감의 형성요소

자기효능감은 특정한 문제를 자신의 능력으로 성공적으로 해결할 수 있다는 자기 자신에 대한 신념이나 기대감이다. 높은 자기효능감은 과제에 대한 집중과 지속성을 통하여 성취수준을 높일 수 있으므로 긍정적인 자아상을 형성하는 데 도움이 된다(권석만, 2012). 따라서 자기효능감 형성에 영향을 줄 수 있는 요인으로 성취경험, 대리경험, 언어적 설득, 정서적 각성에 대해 정리한다.

(1) 성취경험(performance accomplishments)

어떤 사람이 목표를 달성하기 위하여 시도한 결과 성공과 실패를 얼마나 했느냐에 따라 자기효능감이 달라진다.

자기효능감은 특정 성취상황에서 자신이 얼마나 효율적으로 기능할 수 있는가에 대한 기대 또는 신념으로, 수행수준을 결정하는 데 직접적인 영향을 미치는 동기요인이다(현성용 외, 2008). 자신을 얼마나 가치 있게 여기는가에 대한 판단 기준인 자아존중감과는 달리, 자기효능감은 한 개인이 특정 과제를 얼마나 확신을 갖고 수행해 나가는지가 반영되어 있다. 자기효능감은 자신에 대한 전반적인 지각을 의미하는 자기개념이나 자아존중감보다는 구체적 상황이나 과제에 국한된 능력에 대한 신념이다.

이와 같이 성취경험은 자기효능감 판단에 근거한 정보에 가장 중요한 자원을 제공해준다. 왜냐하면 성취경험은 지난 과거 행동의 성공적인 경험에 기초하고 있기 때문이다. 이들 경험은 정보의 인지적 과정을 통하여 자기효능감 판단에 영향을 준다. 만일 성공했던 경험이 반복적으로 이루어졌다면 개인의 효능기대감(efficacy expectation)이 높아질 것이며, 실패했던 경험이 많으면 반대로 낮은 효능 기대감을 갖게 될 것이다. 그러나 경험에 따라서 실패는 장애물을 극복하고자 노력을 하게 만드는 동기로 작용할 수도 있다. 이런 경우 실패에도 불구하고 계속되는 노력은 경험의 형태나 시기 등에 따라 다르게 작용될 수 있다. 반두라는 한번 형성된 자신감의 증가는 다른 상황에 접하는 경우에도 일반적으로 적용된다(Bandura, Jeffery, & Gaidos, 1975)고 본다. 따라서 수행성취로 작은 일부터 성공을 경험함으로써, 자신감을 높이고 아주 사소하게 보이는 비교적 작은 목표들부터 경험하여 성공에 대한 신념을 향상시켜야 한다. 비교적 작은 일부터 점점 큰 일로 단계적으로 성공을 경험할 때 자기효능감은 상승되며, 처음부터 너무 큰 목표를 잡으면 그런 상황에 따른 실패가 불안하게 만들어 다른 일들도 도전하지 못하게 만들게 된다. 자기효능감을 높이기 위해서는 우선 작은 일이라도 성공을 경험해야 한다. 반복된 성공을 통해서 성공경험이 누적되면 자기효능감이 증가된다. 따라서 개인이 충분히 달성할 수 있는 작용 목표를 부여하고 이를 성취할 수 있도록 격려하면 자기효능감이 증가한다.

(2) 대리경험(vacarious experiences)

타인의 상공과 실패를 얼마나 그리고 절실하게 목격했느냐에 따라서 달라진다.

대리경험은 과거에 대한 간접적인 정보나 이미지에 따라서 효능감 정보를 얻을 수 있다는 것이다. 즉, 어떤 과제가 전혀 경험해보지 못한 것이라 할지라도 눈으로 보는 것에 의한 간접적인 대리정보가 자기효능감에 영향을 주게 된다. 이 정보에 의한 영향은 수행성취에 따른 영향보다는 약하지만 수행기대감에 영향을 미치는 하나의 요인으로 작용하게 되며, 과제나 상황에 대한 경험이 적을수록 개인의 능력에 대한 판단은 다른 요소에 더 의존하게 된다. 즉, 자신이 시도하고 있는 것을 이전에 성공한 다른 사람들을 찾아야 그런 성취의 모델을 찾은 후에 자신이 그 모델에 가깝게 동일시시키는 정도에 따라 자기효능감의 효과가 차이가 생긴다. 타인의 성공을 목격하는 것은 개인의 능력을 평가하는데 비교 근거가 될 뿐만 아니라 개인의 관찰경험이 자기효능감의 중요한 결정이 된다는 것이다. 다른 사람이 특정 과업에서 성공을 거두는 것을 보게 되면 "나도 할 수 있어."라는 자기효능감이 증가하게 된다. 따라서 이미 성공한 사람들이나 위인들을 모델로 하여 대리경험을 하게 해주면 자기효능감이 증가한다.

(3) 언어적 설득(verbal persuasion)

타인으로부터 무엇인가를 잘 해낼 수 있다는 말을 얼마나 자주 듣는지에 따라 달라진다.

언어적 설득은 교사나 코치 또는 영향을 미치는 동료 등에 의해 널리 이용되는 방법이다. 이는 결과기대감을 일으켜 주는 데 목적이 있다. 언어적 설득에 의한 효과는 설득하는 사람의 지위, 전문성, 권위, 신뢰성 등에 영향을 받게 된다. 그러므로 자신의 강점을 알아보는 사람들과 가까워지는 것이다. 타인으로부터 격려와 지지를 받을 때, 우리의 강점과 자기효능감은 상승되며, 누군가 해주는 격려에 말들에 더욱 집중하고 받아들이게 된다. 특히 의미 있는 타인의 격려나 칭찬이 자기효능감을 증가시킨다. 따라서 나 또는 상대방이 잘할 수 있다는 것을 확신시키고 설득시키는 것으로 자기효능감이 높아지게 할 수 있다. 격려의 말이나 수행에 대한 구체적인 피드백 등을 통해 당사자가 새로운 전략이나 성공하기 충분할 정도로 노력하게 만들 수 있게 하고 자기효능감이 증진된다.

(4) 정서적 각성(emotional arousal)

불안, 좌절 등과 같은 정서적 반응 그리고 그것을 적절히 조절하는 능력에 의해서 영향을 받는다.

정서적 각성은 생리적 상태로 본다. 왜냐하면 억압적이고 부담을 주는 상황은 정서적 흥분을 일으키며 이는 개인의 행동을 변화시키기 때문이다. 정서적 각성에 대한 인지적 판단은 행동에 대한 동기의 유인 방향이나 수준을 결정한다. 즉, 정서적 각성에 대해 무엇 때문이라고 지각하는가에 따라서 그 상황은 달라진다(Bandura, 1977). 그러므로 개인의 자기효능감은 어떤 주어진 수행상황에서 개인이 느끼는 정서적 각성의 정도와 질에 영향을 받는다. 즉, 개인이 느끼는 어려움, 스트레스 등 과제가 어떻게 해석하느냐에 따라 자기효능감에 영향을 준다는 것이다. 불안이나 공포가 있으면 원래의 목적을 달성하기 어렵기 때문에 내담자가 중요한 일을 앞두고 불안해하면 정서적으로 안정을 취할 수 있도록 격려해주어 자기효능감의 증가를 도울 수 있다. 따라서 실패에 대해 개선 가능한 것이라는 긍정적인 마인드를 통해서 과제를 접하고 해석하여 정서적 각성을 통해 불안에서 탈피해야 자기효능감이 높아질 수 있다.

4) 자기효능감이 높은 아이의 특징과 자기효능감을 높이는 방법

(1) 자기효능감이 높은 아이의 특징

① 진취적으로 공부하며 오랫동안 지속하고 성공적으로 수행한다.
② 어떤 일에 실패했을 때는 그대로 포기하지 않고 더 많은 노력을 기한다.
③ 자신에 대한 신뢰감을 가지고 있기 때문에 공부를 잘한다.
④ 공부할 내용이 어려워도 금방 포기하지 않는다.
⑤ 매사에 긍정적 사고로 임하므로 공부에 대해서도 긍정적인 성과를 나타낸다.

(2) 자기효능감을 높이는 방법

① **성취경험**: 과거에 목표를 달성하기 위해서 시도했을 때 성공한 경험
(예 예전에 국가자격증 취득에 성공한 경험이 있다면 또 다른 국가자격증 취득을 시도할 때 훨씬 효능감이 높아짐)
② **대리경험**: 유사한 상황에서 타인의 성공을 목격하는 것
(예 국가자격증 취득을 시도할 때 자신과 비슷한 상황과 나이의 사람이 성공한 경험을 보면 더욱 의지가 생기고 할 수 있다는 믿음이 생김)

③ **언어적 설득**: 타인으로부터 어떤 과제를 숙달할 수 있는지 듣는 것(예 "넌 할 수 있어!", "잘할 거라고 믿어!"라는 말을 들으면 어떤 수행에 앞서 두려움이나 걱정이 없어지고 효능감이 생기게 됨)

④ **정서적 각성**: 어떤 수행상황에서 개인이 느끼는 정서적 각성의 정도나 질(예 수업시간에 과제 발표를 하기 전에 긴장이 되어 심장이 두근거리고 땀이 날 수 있다. 이럴 때 "이건 누구나 겪는 일이야, 나는 더 잘할 수 있어!"라는 다짐으로 받아들인다면 좋은 영향을 미침)

04 자아정체감

자아 정체감은 자신을 시간의 흐름에 따라서 본질적으로 불변하는 실체로 인식하는 개인의 느낌이다. 즉, '나는 누구인가'에 대한 총체적인 느낌 및 인지를 뜻하는 심리학적 용어로, 유아기의 자기에 대한 개념에서 발달하여 청소년기에 특히 중요하게 대두된다. 에릭슨은 청소년기 자아 정체감 형성을 핵심 발달과제로 강조하고 있다(권석만, 2012).

물론 청소년기가 자아 정체감 확립에 매우 중요한 발달적 시기인 것은 분명하지만, 자아 정체감이 청소년기에 갑작스럽게 형성되는 것은 아니다. 자아 정체감은 유아기와 아동기를 통해 자기(self)에 대한 개념의 발달로 시작해서 청소년기 이르러 다양한 사회적 갈등과 생물학적 성숙 간의 거리감을 해결하려는 노력으로 형성된다. 게다가 청소년기 이후의 인생에 있어서도 끊임없이 개인의 삶에 영향을 끼친다.

1) 유아기와 아동기의 자기에 대한 이해

경험적 연구들을 종합하면 자기(self)는 생후 2개월 정도의 영아도 자신의 신체 능력과 행동의 결과를 예측하는 능력을 보이며(Rochat & Striano, 2000), 이는 영아들이 자기에 대해 암묵적으로 이해하고 있다는 것을 의미한다. 예를 들면, 3개월 된 영아가 자신의 움직임을 거꾸로 찍은(오른쪽과 왼쪽을 바꾸어 거울상으로 제시한) 영상을 보고 놀라는 반응을 보이는 것(Rochat & Morgan, 1995)은 영아들에게 자신의 움직임에 대한 이해가 있음을 시사한다고 본다.

영·유아기의 자기에 대한 이해는 특히 거울상에 대한 연구로 많이 진행되어 왔다. 만 20개월 정도 된 영·유아는 이제 거울에 비친 영상이 타인이 아니고 자신이라는 사실을 이해한다(Asendorpf, Warkentin, & Baudonniere, 1996; Nielsen, Suddendorf, & Slaughter, 2006). 이것은 자기인식이 완성되는 시점에 다다랐다는 것을 의미한다.

영·유아의 자기에 대한 이해는 3세가 넘은 아이들의 언어나 행동을 관찰하면 더욱 명백해진다. 예를 들면, 당황이나 수치심 등의 2차 정서는 유아기 후반부부터 발견되기 시작하는데(Lewis, 1995), 이러한 정서는 다른 사람이 자신을 어떻게 평가하느냐와 관련이 있다. 그러므로 유아들이 이와 같은 정서를 보인다는 것은 이젠 자신을 평가하는 연령이 되었다는 확실한 증거가 되는 것이다.

아동기에 접어들면 자기에 대한 개념이 더욱 복잡해진다. 즉, 3세 유아에게 자기 자신에 대한 소개를 시키면 이미 이들도 구체적인 신체적 특징부터 능력, 심리적 속성, 사회적 관계 등에 대해서 자신을 나타내기 시작한다(Harter, 1999). 이후 학교에 들어가고 다른 또래와의 비교가 자연스럽게 진행되면서 아동의 자신에 대한 개념은 더욱 확장된다. 게다가 인지발달 역시 자기에 대한 이해를 더욱 확장시킨다. 즉, 나이가 든 아동들은 자신에 대한 단순히 파편적인 정보를 나열하는 것을 넘어, 이러한 지식들을 통합하여 하나의 총체적인 유기체에 대한 평가를 한다(Harter, 1999). 이처럼 영·유아기와 아동기의 자기 이해의 발달은 이들이 청소년기에 이르러 자아정체감의 확립을 시도하는 주요 바탕이 된다.

2) 청소년기 자아 정체감: 에릭슨의 이론

인간의 전 생애 발달 중에서 청소년기의 주요 발달과업은 자아 정체감의 형성이다. 대부분의 정체감 연구자들은 청소년기 자아 정체감 연구의 근원을 에릭슨(Erik Erikson, 1902~1994)으로부터 찾고 있다. 에릭슨에 따르면 청소년기 자아 정체감이란 "개인과 세상에 대한 단일성(sameness) 및 지속성에 대한 주관적이면서도 관찰 가능한 의식"이며, "개인에게 주어진 되돌릴 수 없는 기정사실들(신체적 특성이나 기질, 유아기의 경험 등)과 미래의 다양한 선택 영역들(가치, 우정 및 대인관계, 성적인 경험, 직업적 가능성 등)을 통합한 독특한 단일화"이다(Erikson, 1968). 이러한 언급에서도 알 수 있듯이 에릭슨은 자아 정체감을 매우 현상학적이고 주관적인 경험이 포함된 개념으로 보고 있다(박아청, 2003). 그러므로 청소년기가 사회적 요구와 생물학적 성숙이 최고조에 이르는 시기이며, 이에 따른 역동의 결과로서 정체감 형성이 요구된다는 주장이다(Erikson, 1968). 그 이유는 첫째, 청소년기는 신체적·성적인 성숙이 급변하는 시기이며, 이러한 급격한 성숙을 정신분석학적 관점으로는 자아가 위협을 감지하는 근본적인 생물학적 원인으로 기능한다고 본다. 둘째, 이와 동시에 사회·문화에서 요구하는 가치에 대한 갈등이 늘어난다. 즉, 아동도 아니고 성인도 아닌 중간에 낀 단계에 있는 청소년들에게 상충적인 요구와 모호한 기대가 늘어난다. 예를 들면, 같은 행동을 하더라도 어떤 때는 "나이도 어린 것이…"라는 반응을 받는가 하면, 어떤 때는 "다 큰 녀석이…"라는 반응을 받기도 한다. 이러한 생물학적, 사회·문화적 변화 때문에 청소년들은 "나는 누구인가"라는 고민에 빠지게 되고, 이로써 청소년들은 다양한 맥락을 통해 자신이 누구인지를 실험해 나간다.

3) 청소년기 자아 정체감: 마샤의 이론

청년기에는 종종 나는 누구이며 어떤 사람이 될 것인가(who am I? & who am I to be?), 나는 어떤 사람이 되고 싶은가(who do I want to be?) 등에 대한 고민에 빠진다. 그러나 이런 고민에 대한 해답은 쉽게 발견되지 않으므로 갈등과 불안을 겪게 되며, 이러한 과정은 곧 자기탐색과 자기 확립의 과정으로서 자아정체감(ego identity)이 형성된다.

에릭슨은 자아정체감에 대해 개인적인 독특성의 의식적 지각이며, 성격의 연속성이나 일관성을 유지하려는 무의식적 노력, 그리고 집단구성원과 그들의 이상 또는 이념과의 결속성 등을 의미한다고 설명한다. 따라서 정체감이 강하다는 것은 비록 타인과 유사한 가치, 동기, 흥미 등을 지녔어도, 타인과는 다른 사람이자, 독특한 개인으로서의 자기일관성(self consistency) 또는 전체성(全體性, feeling of wholeness)을 가지려고 애쓰게 되는 것을 의미한다. 이것은 곧 자기통합성(integrity of self)을 이루려는 노력이 되어 타인과 다른 자기의 통일성을 확립 · 유지하게 되는 것이다. 그러므로 자아정체감은 어느 특정 순간이나 단기간에 이루어지는 것이 아니고 오랜 기간 동안 자기 지각적 일관성을 획득하려는 노력 끝에 확립되는 것이다. 따라서 자아정체감에 대한 에릭슨의 많은 후속 연구들 중에서 가장 널리 알려지고 경험적 연구도 많이 축적된 대표적인 접근은 마샤(Marcia, 1966)의 반구조적 면접에 바탕한 네 가지 범주의 정체감 지위 이론을 탐색한다.

제임스 마샤(James Marcia)는 에릭슨의 정체감 개념 중 두 요소에 주목했다. 첫째, 개인이 자신의 정체감 확립을 위해 얼마나 큰 위기(crisis)를 겪었는가, 즉 자아 정체감 형성의 기회를 제공받았는가 여부이고, 둘째, 자아 정체감의 확립을 위해 개인이 실제로 노력을 개입(commitment)시켰는가의 유무이다. 마샤는 이것에 바탕을 둔 정체감 지위를 '정체감 성취(achievement)', '정체감유예(identity-moratorium)', '정체감 유실(identity-foreclosure)', '정체감 혼미(identity-diffusion)'의 네 가지로 범주화하여 설명하였다.

① 정체감 성취(identity-achievement)

정체감 성취는 위기와 수행을 모두 경험한 청소년들이 직접 위기를 성공적으로 극복함으로써 개인적 신념체계와 역할, 미래, 직업 등에 대해 스스로 의사결정을 내리고 참여를 통해 역할을 수행할 수 있는 상태를 말한다. 특성으로는 자기주도적이고 확신감이 강하고 인격적으로 성숙한 것을 들 수 있다.

② 정체감유예(identity-moratorium)

정체감유예는 참여의 안정성과 만족이 결핍된 상태에서 다양한 역할과 신념, 행동, 대안들을 실험하고 선택적으로 참여하는 노력을 통해서 정체감 위기를 경험하는 상태이다. 그렇지만 아직 의사결정에 도달한 상태가 아니기 때문에 정체감 성취 상태의 청소년들보다는 참여의 안정성과 만족도가 부족한 편이다. 현재가 위기상황이지만 성공을 위해 노력하는 청소년들이 여기에 속하며, 대부분 정체감을 성취한다. 그러나 때로는 정체감 혼미에 빠지는 경우도 있다.

③ 정체감 유실(identity-foreclosure)

정체감 유실은 정체감 위기를 전혀 경험하지 않은 상태에서 부모나 주변의 어른들에 의해 내려진 결정 상황이기 때문에 명확한 소신이 없고 독립적 사고도 부족한 것이 특징이다. 따라서 정체감 유실의 청소년들은 자신의 신념과 역할, 직업선택 등의 중요한 의사결정에 개인적 탐색과정도 없이 그저 부모나 영향력 있는 타인들에 의존하고 동조해서 자아정체감이 조기 완료된 상태이다.

④ 정체감 혼미(identity-diffusion)

정체감 혼미는 자아정체감 수준에서 가장 낮은 수준에 해당된다. 이 또한 정체감 유실과 마찬가지로 정체감 위기를 경험하지 않았을 뿐만 아니라 직업이나 자신의 신념에 대한 의사결정도 해본 적이 없는 상태이다. 게다가 자아정체감에 대해 전혀 관심이나 필요성을 느끼지 못하고 있기 때문에 정체감 유실과 구별된다. 따라서 정체감 혼미 청소년들은 자기존중감과 자기주도성, 자제력이 뒤떨어져 있으며, 자신의 삶에 대해서도 관심이 없고 사회적응력도 매우 저조한 편이다.

4) 자아정체감 형성요인

청소년의 자아정체감 형성에 영향을 미치는 요인으로는 개인적 요인과 사회문화적 요인이 있다. 개인적 요인으로 연령과 성별, 출생순서에 따라 자아정체감 형성에 차이가 있으며, 사회문화적 요인에는 가정적 요인, 사회문화적 요인 등이 있다.

(1) 개인적 요인

자아정체감 형성과 개인적 연령관계에서 청소년기 초기에는 정체감 혼미나 정체감 유실을 경험하고 청소년기 후기로 갈수록 안정된다. 성별에 따라 여자 청소년은 14~15세경에, 남자 청소년은 16~17세경에 정체감 위기를 경험하는 것으로 나타났다. 이처럼 정체감 위기에 있어서 남녀가 차이를 나타내는 것은 남녀의 사춘기 발달의 시기가 다르기 때문인 것으로 본다. 또한 남자 청소년에게는 위기가 중요한 반면에 여자 청소년은 안정성이 더 요구되는 것으로 나타났다. 특히 남자 청소년들에게 위기로 작용할 수 있는 군 복무 경험은 자아정체감 확립에 촉진작용을 하는 것으로 나타났다. 이외에도 청소년들의 자아정체감은 출생순위에도 차이가 있어서 가정에서 첫째가 둘째나 막내보다 정체감 발달이 빠르고 높은 수준을 보이는 경향이 있다(김창곤, 2006).

(2) 사회문화적 요인

청소년들의 자아정체감 형성과 관련된 가정적 요인에는 부모의 양육태도, 가족의 친밀도, 가정의 사회경제적 수준 등이 있다. 보편적으로 부모의 민주적 양육태도와 함께 가족과의 친밀한 관계를 유지하면서 의사소통이 자유로운 청소년들의 자아정체감이 비교적 안정되고 조기에 성취되는 것을 보고되었다. 또한 가정의 사회경제계층 역시 청소년들의 정체감 발달과 관련이 있어서 하위계층 청소년이 중·상위층보다 정체감 발달수준이 높았으며, 그 이유는 중산층 가정의 전형적인 특성인 고등교육이 정체성 유예기간을 연장하는 것으로 나타났다(Adams, Gullotta, & Markstrom-Adams, 1994).

또한 국가별로 청소년들의 자아정체감 발달에 차이가 있는 것으로 나타났으며, 그 이유는 한국가의 사회문화적·교육적 환경이 다르기 때문인 것을 가정하고 있다. 그 예로 한국과 독일 청소년들의 정체감 발달을 비교한 연구에서 정체감 척도의 득점이 높은 집단과 낮은 집단으로 구분해서 위기경험의 연련을 고찰한 결과 한국 청소년의 경우에는 상·하위 집단 모두 14~15세에 정체감 위기를 나타내는 반면에 독일 청소년의 경우에는 하위집단에서만 위기를 보였으며, 또한 두 집단 간의 차이도 크기 않은 것으로 나타났다. 이러한 차이는 아마도 한국 청소년의 경우 이 시기에 고조되는 사회적 압력, 특히 학업의 압력이 상·하위 집단에 모두 가중되면서 정체감 혼미가 심화되는 것으로 볼 수 있다. 반면에 독일 청소년의 경우에는 하위집단에서도 심한 위기현상이 일어나지 않은 것으로 나타났다. 이는 독일의 사회문화적 환경과 교육적 여건 등이 청소년들에게 압력으로 작용하지 않을 뿐만 아니라 정체감 발달을 저해하는 요인이 적기 때문인 것으로 설명할 수 있다(허정철, 2005).

청소년기에는 친구와의 친밀한 관계형성 역시 정체감 발달에 영향을 미치게 된다. 청소년기는 다양한 동년배 친구들과의 우정관계를 통해 친밀감과 애정을 형성하고 서로의 가치관과 미래를 토론하는 과정에서 개인의 정체감이 발달하게 된다. 특히 친밀한 친구관계는 청소년들이 서로를 지지하고 격려 및 피드백을 제공할 뿐만 아니라 자신을 가치 있는 인간이라고 생각할 수 있는 자아존중감 형성에 기여하기 때문에 긍정적인 정체감 형성에 매우 중요한 요인으로 보고되었다(송주미, 강경미, 2010).

05 자기통제감

1) 자기통제감 개념

자기통제감은 장기적인 보상을 얻기 위해 혹은 처벌을 받지 않기 위해 자신의 감정, 행동, 욕망을 통제하고 단기적인 쾌락과 만족을 미루는 능력을 일컫는 말이다. 즉, 자기통제력은 장기적인 목표를 위해 눈앞의 유혹이나 충동을 억제하거나 그것에 저항하는 능력, 단기적인 만족을 지연시키는 능력을 말하며, 때로는 자기조절(self-regulation)이라고 한다(김형태, 2003).

자기통제감은 매우 이른 시기부터 발달하기 시작한다. 즉, 자기통제를 필요로 하는 상황은 규칙에 맞게 행동해야 하거나, 서로 충돌하는 욕구나 행동을 억제해야 하는 상황에서 자기통제는 보통 자신의 행동과 감정을 조절하는 노력이 뒤따르지만 노력을 필요로 하는 모든 행동이 자기통제라고 볼 수는 없다. 예를 들면, 영어 숙제를 하는 것 자체는 개인의 노력을 요구하지만 영어 숙제를 함으로써 다른 행동이나 욕구를 억제할 필요가 없을 때에는 자기통제라고 볼 수 없는 반면 지금 놀고 싶은데 숙제를 안 하면 선생님한테 혼나니까 놀고 싶은 욕구를 참고 영어 숙제를 하는 것은 자기통제라고 볼 수 있다. 이러한 자기통제의 발달은 여러 요소(아동의 기질, 유전자 요인, 양육자와의 관계, 문화 등)에 의해 영향을 받지만 그중에서도 양육자의 양육 태도 가장 큰 영향을 미친다. 또한 초기 아동의 자기통제 능력은 이후 아동의 발달 상태와 사회적 관계에 영향을 미치기 때문에 발달 과정에서 중요한 의미를 지닌다.

2) 자기통제의 발달과정

(1) 영 · 유아기

자기통제는 생후 2년이 지나면 생긴다(Berk, 2013). 자기통제를 위해서는 아동들은 자기 자신을 자율적이고 분리되어 있는 존재로 생각할 수 있어야 하며, 양육자의 지시나 대화를 기억하는 기억 능력, 그리고 이러한 기억을 자신의 행동에 적용시키는 능력 또한 갖추고 있어야 한다(Kopp, 1987). 이러한 능력이 생겨나기 시작하면서 처음으로 생기는 자기통제의 한 면모는 '순응(compliance)'이다. 약 12~18개월의 아동들은 양육자의 기대나 바람을 자각할 수 있으며, 자발적으로 이들의 요구에 복종하려고 하기 시작한다(Kaler & Kopp, 1990). 그러나 때로는 아동들이 순응하지 않기도 하는데 이는 아동에게 자율성이라는 개념이 생겨나기 때문이다. 그러나 양육자가 아동에게 따뜻하고 민감하게 반응하는 경우 순응에 반대하는 행동이 덜 생기며(Kochanska, Aksna, & Koenig, 1995), 대부분의 아동들은 순응에 반대하는 행동을 점점 정중히 거절하는 방법으로 바꿔 사용하며 학령 전기쯤이 되면 양육자가 원하는 것과 아동 자신이 원하는 것 간의 타협을 시도하기도 한다(Kuczynski & Kochanska, 1990). 이처럼 영·유아들이 사회적으로 적절한 행동을 하거나 부적절한 행동을 억제하는 능력을 보임에 따라 양육자의 기대 역시 증가한다.

(2) 유아기

학령 전기가 되면 유아들은 자기통제를 위해 여러 가지 책략을 사용하기 시작한다. 미셸(Mischel, 1996)은 이 시기의 아동이 유혹에 빠지지 않기 위해 자기 자신에게 어떻게 말하고 어떤 생각을 하는지 알아보고자 했다. 학령 전기 유아들은 만족 지연과 같은 상황에서 자신이 원하는 것에 주의를 두지 않고 덜 원하는 것에 주의를 두는 책략을 썼다. 예를 들어, 먹고 싶은 사탕이 앞에 있다면 자신의 주의(attention)를 사탕에 두지 않도록 노래를 부르거나 잠을 청하는 방법을 사용했던 것이다. 그러나 이 시기의 모든 유아들이 만족 지연을 잘하는 것은 아니다. 그러나 만족 지연 상황에서 아동이 유혹을 뿌리치게 돕는 방법을 가르쳐 주면 유아들은 만족 지연을 더 잘했다(Mischel & Baker, 1975). 예를 들면 유아들이 좋아하는 마시멜로를 앞에 두고 어떤 유아들에게는 마시멜로를 '하얀 구름'으로 상상하는 방법을 가르쳐 줬고, 다른 유아들에게는 마시멜로를 '맛있는 간식'과 같이 현실적인 것으로 생각하도록 가르쳐 줬다. 그 결과 현실적인 것으로 생각하는 법을 배운 유아들보다는 구름으로 상상하는 법을 배운 유아들이 더 높은 만족 지연을 보였다. 게다가 장기 종단 연구를 실시한 연구자들은 학령 전기 때 자기통제를 잘 보였던 유아들이 이후 수학능력 시험에서 더 높은 점수를 얻었다고 보고했다(Mischel, Shoda, & Peake, 1988). 또한 학령 전기 때 높은 만족 지연을 보였던 아동들은 사회적 단서를 더 적절하게 해석하며 이러한 능력은 교우 관계에서도 긍정적으로 작용했다는 연구 결과를 도출했다(Gronau & Waas, 1997). 이러한 연구 결과들은 유아기 동안 자신의 행동을 얼마나 잘 통제할 수 있는지가 학령기와 그 이후 학업 수행이나 인간관계에 영향을 미친다는 것을 의미하며 이는 자기통제 능력의 중요성을 시사한다.

3) 자기통제 발달에 영향을 주는 요인들

(1) 기질(temperamen)

기질은 외향성, 부정적 감정을 쉽게 느끼는 성향, 자기 규제와 같은 세 가지 기질 차원으로 설명하며 자기통제와 특히 관련성이 많다(Gartstein & Rothbart, 2003). 아동의 기질이 주의 깊고 쉽게 두려워하는 편이라면, 자기 통제력이 더욱 높아질 가능성이 있다. 즉, 낯선 상황이나 물체에 두려움을 갖게 되어 탐색하는 데 신중하기 때문에 자기통제가 높을 수 있는 것이다. 만족 지연 과제에서 억제된 영아들은 더 잘 기다리고, 성을 잘 내고 성급한 영아는 기다리기 힘들어 한다(Kochanska & Knaack, 2003). 따라서 두려움과 관련된 억제 반응은 유아기와 청소년기의 행동 통제 능력과도 관계가 있다(Kagan, 1998).

(2) 환경적 요인(가족, 문화 등)

초기 영아들의 자기통제적인 행동은 가시화되거나 명백하게 드러나지는 않는다. 그렇지만 이 시기의 영・유아들은 가정환경(양육자와의 관계)을 통해 자기통제를 일정 수준 갖추기 시작한다. 이후 영・유아가 생리적・인지적으로 발달하면서 물리적이거나 사회적인 자원이 자기통제 능력을 향상시키는 데 도움을 줄 수 있다. 기질과 상관없이 부모의 다정함과 격려를 경험한 영・유아는 더 우수한 자기통제 능력을 보인다(Kochanka, Murray, & Harlan, 2000). 또한 이중 언어를 사용하는 영・유아는 그렇지 않은 영・유아들보다 과제에 집중하고 그 밖의 방해물에 주의가 가는 것을 통제하는 능력이 더 높은 경향이 있다(Carlson & Meltzoff, 2008). 왜냐하면 자신이 사용해야 하는 언어에 따라 인지적인 모드를 다르게 작동시켜야 하므로 이 과정에서 인지적 자원을 적절한 모드에 작동시키고 부적절한 언어 모드를 억제하는 능력이 키워지기 때문이다. 이뿐만 아니라, 문화적인 영향 역시 자기통제 발달에 영향을 준다. 자기통제 능력을 강조하는 문화에서 아동들은 자기통제를 더 빨리 습득하는 것으로 나타났다(Markus & Kitayama, 1991).

(3) 생물학적 요인

현대의 뇌과학의 발달은 주의집중, 충동조절 능력과 관련된 유전자와 뇌 부위가 밝혀지면서 자기통제가 생물학적 요인의 영향을 받을 수 있다는 가능성을 밝히고 있다(Krisch & Allet, 1982; Posner, Rothbart, Sheese, & Tang, 2007). 연구에 따르면 이러한 유전자가 도파민 수치에 영향을 주고, 이 도파민 수치는 다시 뇌의 전전두엽, 전측 대상회의 활성화에 영향을 준다. 뇌의 전전두엽이나 전측 대상회와 같은 부위는 계획을 세우고 이를 실행하는 통제적인 기능을 하는데, 예를 들면, 과제에 집중하고 방해가 될 만한 요소를 억제하거나 자신의 정서 반응을 조절하는 등의 고차원적인 행동을 담당한다. 이 부위는 영아기와 유아기(만 4~7세), 이렇게 두 번에 걸쳐 급격하게 발달하는데, 특히 유아기(만 4~7세)는 아동의 자기통제 능력이 급격하게 발달하는 시기와 맞물린다(송길연, 2001).

06 자기관찰성(조해리의 창)

'조해리의 창(Johari's window)'은 자아 노출이 이루어지는 방식에 따라 커뮤니케이션이 어떻게 확대되는가를 보여준다. 즉, 우리의 내면(자아)에는 네 가지 영역의 창을 갖고 살고 있다는 것으로 설명하고 있다(노안영, 2005).

표 13-1 조해리의 창

구 분	자신에게 알려진	자신이 모르는
타인에게 알려진	열린 자아(open-self) (개방형)	눈먼 자아(blind-self) (자기주장형)
타인이 모르는	숨겨진 자아(hidden-self) (신중형)	모르는 자아(unknown-self) (고립형)

1) 열린 자아(open-self)

상대방도 알고 나도 아는 '열린 창'이다. 굳이 따로 노출하지 않아도 사람들이 쉽게 알 수 있는 부분(의식적으로 하는 말과 행동, 성별, 나이, 외모, 출신 학교, 직업에 관한 정보 등)이다. 예를 들면, 서로 숨기고 말고 할 게 없는 오랜 친구를 만나면 참 편안함을 느끼는 것이다. 이처럼 열린 창이 크면 삶이 참으로 편안해진다는 의미이다.

2) 눈먼 자아(blind-self)

상대방에게는 보이지만 나에게는 보이지 않는 '보이지 않는 창'이다. 예를 들면, 점심을 먹다가 치아 사이에 고춧가루가 낀 것도 모르고 누군가와 웃으면서 대화를 한 경우이다. 이런 경우는 참으로 난감하지만 나는 모르는데 상대방에게는 보이는 경우이다. 이 창이 큰 사람들은 의외로 자기 스스로를 호탕하다고 여기는 경우가 많다. 그러면서 남의 말은 귀담아듣지 않으면서 자기주장이 강한 편이다.

3) 숨겨진 자아(hidden-self)

나는 알지만 상대방은 모르는 '숨겨진 창'이다. 본인 스스로 공개를 꺼리고 비밀에 부치는 부분(단점, 성적, 애정관계나 소득에 관한 정보 등. 때에 따라 학력이나 직업도 이 영역에 속할 수 있다)이다. 이 창이 큰 사람들은 자기 속내를 잘

드러내지 않는 경우가 많다. 예를 들면, 상대방의 얘기는 다 듣고, 정작 본인의 얘기는 안 하는 경우이다.

4) 모르는 자아(unknown-self)

아무도 모르는 '미지의 창'이다. 이것은 자신은 물론 남들도 알 수 없는 미지의 부분으로 이 부분은 우리의 내면에 있는 빙산 중에서 바닥에 가라앉아 있어서 수면 위로 떠오르지 않는 영역이다. 즉, 감정일 수도 있고, 미처 몰랐던 재능일 수도 있다. 예를 들면, 대인관계에서는 드러나지 않는 이른바 무의식의 세계가 이것에 해당한다.

이상과 같이 조해리의 창이 우리에게 던지는 메시지는 인간이 살아가면서 내면이 성숙해지고 지혜로워지는 것은 바로 '열린 창'을 키우는 것이다. 그만큼 '열린 창'이 커질수록 인간들은 타인들과의 소통을 더 잘 하게 될 뿐 아니라 자신의 강점을 더 잘 발휘하는 삶을 살 수 있다는 것이다. 따라서 열린 창을 키우는 데에는 크게 두 가지 방법으로 설명할 수 있다.

첫째, 다른 사람의 피드백을 통해 '보이지 않는 창'을 움직이는 것이다. 즉, 상대방이 주는 피드백을 얼마나 잘 수용해서 내 것으로 만드느냐이다. 이것에 따라서 스스로를 점점 더 성장시켜 나갈 수 있게 된다.

둘째, 자기 자신을 개방해서 '숨겨진 창'을 움직이는 것이다. 즉, 타인들에게 스스로에 대한 이야기를 하면서 '자기노출'을 하는 것이다. 예를 들면 타인들이 지적하는 본인의 단점을 받아들이고 인정을 하게 되면 그것이 '보이지 않는 창'을 움직여서 '열린 창'을 키우는 것이라고 볼 수 있다. 그러므로 자신을 돌아보고 성장시킬 수 있는 기회가 될 수 있게 된다.

삶에서 누구나 인간관계적인 상황을 만나기 전에는 중립적인 상태이며 네 가지 자아 영역이 모두 같은 크기를 지닌다. 그러나 인간관계적인 상황 진행되면서 각 영역의 크기가 변화한다. 상대방과의 상호작용 결과 긍정적인 느낌과 함께 공감대가 형성되면, 숨겨진 자아가 줄고 대신 열린 자아가 늘어난다. 자신에 대한 정보를 타인에게 제공하는 양이 많아지는 것이다. 또한 상대방의 반응을 통해 전달되는 정보를 바탕으로 눈먼 자아가 줄어들고, 그만큼 열린 자아의 영역이 넓어진다. 즉 자아 노출과 반응이라는 두 가지 요소가 열린 자아의 영역을 크게 확장시키는 것이다. 물론 상호작용이 부정적인 느낌을 주거나 생소한 관계에서는 숨겨진 자아의 영역이 더 증가하게 되어 인간관계적인 상황이 원활하게 진행되지 않는다.

14 CHAPTER 인간관계와 정신건강

학습목표

인간관계는 일생을 살아가는 동안 사회성의 발달만이 아니라 지적능력과 정서적 특징의 발달에 지대한 영향을 미친다. 즉, 인간의 성장과정에 따라서 점차로 가족관계, 동료관계·이성관계, 직장에서의 인간관계 등이 중요한 의미와 역할을 지니게 된다.

본 장에서는 인간관계의 요소와 특성, 인간관계에 영향을 미치는 요소, 인간관계에서 빠질 수 없는 의사소통에 대해서 탐색하고 이와 연계한 정신건강에 대해서 이해한다.

01 인간관계와 정신건강

1) 인간관계의 개념

인간은 태어날 때부터 타인의 도움과 보호를 필요로 하는 의존적 존재이기도 하고, 사회적 존재이기도 하다. '인간은 사회적 동물이자 정치적 동물이'라고 설파한 아리스토텔레스의 말에서 나타내듯이 인간은 태어나서부터 죽을 때까지 다른 사람과 관계를 맺으며 살아간다. 즉, 인간은 가족, 연인, 동료 등 사회를 구성하여 서로 상호작용하면서 살아가는 사회적 존재이기 때문에 다양한 인간과 상호작용을 맺어가면서 살아갈 수밖에 없다. 현대사회에서는 그 중요성이 더 높아지면서 인간관계의 도구와 기술, 관리 방법에까지 관심이 높아지고 있다(김현호, 2004).

이것은 대인관계에 있어서도 대인관계능력에 해당된다고 볼 수 있다. 대인관계의 능력에 대한 심리학의 주장은 '다른 사람의 생각이나 감정을 잘 이해하며 조화롭게 관계를 유지하고, 갈등이 생겼을 때 이를 원만하게 해결할 수 있는 능력'이라는 것이다. 한편 대인관계에 있어서 주요하게 거론되는 요소는 자신과 타인과의 관계형성에서 갈등의 긍정적인 해결을 위한 선행적인 자신에 대한 이해와 타인에 대한 감정의 공감 그리고 공감형성의 자산적 가치에 대한 인식이 언급된다(노안영, 2005). 즉, 대화, 공감능력, 행동하는 용기, 사회적 지지 등을 다른 사람에게 해줄 수 있다는 자신의 인적 자원으로서의 가치에 대한 인식이 중요한 요소로 작용한다.

특히, 타인과의 상호작용을 통해서 이루어지는 사회화 과정으로서 효과적인 인간관계는 그 관계에 참여하는 개인들에게 매우 중요한 역할을 할 뿐 아니라 한 인간으로서 생존하기 위하여 정체감을 확립하고 건강한 성격 발달들을 위하여 타인과 상호작용하는 데 필요한 요소이다(김종재, 2006).

이러한 대인관계를 자산으로 인식하는 인적 네트워크와 사회관계망은 사회생활을 영위하는 데 필요한 인간관계를 포함하는 사람과 사람 사이의 사회적 행동과 교섭이 반복됨으로써 생기는 관계로까지 확대해서 볼 수도 있다. 예를 들면 사회의 법이 개정을 통해서 변화하는 사회에 동질감을 유지한다든지 국어 언어의 표준이 계속해서 변화에 발맞춘다든지 하는 제도적 문화적 현상도 넓은 의미에서의 인간관계에 포함해 볼 수 있다(설기문, 2002).

그러나 다른 시각에서는 대인관계가 형성되는 체계 내에서 그 목표로 하는 결과를 만들어내는 능력이 대인관계의 핵심인 것으로 바라보는 면도 있으므로 대인관계는 일방적인 것이 아니라 상대적이자 사회적이라는 인식이 중요하다 하겠다.

2) 인간관계의 목적

인간은 한평생을 살아가면서 수많은 사람들과 만나면서 다양한 인간관계를 맺는다. 이는 아동의 사회성 발달만이 아니라 지적(知的) 능력과 정서적 특징의 발달에도 지대한 영향을 미치는 것으로 밝혀졌다. 이것은 우리 인생이 어떤 시기에 어떤 사람들을 만나서 인간관계를 맺는가에 따라서 결정되며, 인생의 각 시기마다 새로운 인간관계를 맺으면서 그때마다 새로운 위치에서 새로운 역할을 담당하게 된다. 즉, 인생의 발달단계에서 변화해 가는 인간관계의 양상은 우리 인생에 있어서 중요한 영향을 미치는 의미 있는 타인에 의해서 결정된다고 볼 수 있다(이재창, 2000).

특히 인간관계 중에서 가장 중요한 것으로 간주되는 가족관계는 지능·창의력·학력·가치관·인격·성격 등의 발달과 밀접한 관계가 있으며, 생산적이면서 서로의 관심을 통해서 협력하여 상호 간의 관계를 통해 만족감을 얻게 된다. 그리고 성장과정에 따라 점차로 인간관계의 확장이 일어난다. 이성 관계, 동료관계를 비롯한 직장에서의 중요한 의미와 역할을 지니는 인간관계가 형성되는 것이다. 이런 현상은 깊은 의미의 배움을 얻기 위한 목적도 담고 있다(홍용기, 2003). 상대방이나 주변의 인간관계로부터 희로애락을 배우면서 나아가 모든 인간관계로부터 변화를 배우게도 된다. 최근에는 가정, 학교, 직장, 지역사회 등에서 인간관계의 개선과 향상을 위한 교육·훈련 프로그램의 개발과 실행이 활발해지고 있다. 이런 노력들은 인간관계의 장애를 극복하기 위한 것이라기보다는 적극적으로 긍정적 인간관계의 지식과 능력을 육성하여 종국에는 건강한 정신을 획득하려는 데 그 목적을 두는 것으로 본다.

3) 인간관계의 요소

(1) 자신에 대한 이해

자신에 대한 이해는 먼저 자기개념을 갖는 것으로 자신이 누구이며, 자신이 어떤 감정을 가졌고, 왜 그렇게 행동하는가 등 자신에 대해 제대로 이해하는 능력을 갖는 것이기도 하다. 무엇인가를 이해하거나, 의식하거나, 인지하거나 하는 것은 그 자체의 독자적인 행위가 아니라, 무의식적인 욕구의 영향을 받고 있거나 이해 그 자체가 자아의 방어에 의해 조작되고 있을 가능성도 있다. 즉, 자신의 지각, 감각, 정서, 인식, 사고의 작용을 통해 자기의 주관적 현실과 객관적 현실의 지각을 명확하게 하면서 주체적 자기, 객체로서의 타자(他者), 객체로서의 자기, 자기와 타자와의 상호관계를 파악하는 태도이다. 건강한 인격의 요소인 자기수용에 이르기 위해서는 자기이해가 필요하며, 원만한 대인관계를 위해서도 선행되어야 하는 능력이다. 이러한 자기이해 능력이 높은 사람은 자기존중감과 자기향상뿐만 아니라 자신이 처한 문제를 적극적으로 긍정적이고도 훌륭하게 해결하는 능력을 갖게 된다(김종재, 2006).

또한 자신을 잘 이해하는 사람은 확실한 자기도식의 특성도 갖게 된다. 자기도식이 있으면 정보를 빨리 처리할 수 있을 뿐 아니라. 새로운 정보를 자신에게 맞게 여과하는 능력을 발휘할 수 있다. 예를 들면, 타인들에게 인상이 좋고, 예쁘고, 친절해 보인다는 자기도식을 가지고 있다면 누군가가 자신에게 부정적이고 모순된 말을 한다 해도 개의치 않고 무시해 버릴 수 있다는 것이다. 이처럼 자신에 대해 긍정적인 자기도식을 가지면 자기존중감으로 자신을 보호할 수 있다.

자신에 대한 이해는 대인관계에서도 긍정적인 역할을 한다. 자기이해능력이 높은 사람은 주변환경으로부터 스스로를 독립된 존재로 인식하며 자율적으로 판단하고 행동한다. 반면에 자기이해능력이 낮은 사람은 쉽게 마음의 문을 열지 못할 뿐 아니라 폐쇄적으로 행동하며 진정한 인간관계에 몰입할 수가 없다(박연호, 2007). 왜냐하면 자신의 감정과 행동에 대한 해석력이 없기 때문에 감정 자체에 쉽게 휩쓸리기 때문이다. 이런 태도는 오히려 대인관계를 악화시키게 된다.

(2) 타인에 대한 공감적 이해

타인에 대한 공감적 이해는 상대방의 지각세계로 들어가서 완전히 익숙해지고 상대방이 경험하고 있는 감정과 생각의 변화흐름에 순간순간 민감해져서 상대방이 자신을 보는 것처럼 그를 보고 상대방이 자신을 받아들이는 것처럼 그를 받아들이고 상대방의 모든 숨겨진 부분까지 자유롭게 탐험하고 의식적·무의식적으로 느끼는 모든 부분을 함께 느끼는 것이다.

이것에 대해 심리학자 로저스(Rogers)는 공감이란 '마치 ~인 것처럼'의 특성을 지닌 '내적 준거틀(internal frame of reference)'이라고 했다. 즉, 공감은 '내가 마치 상대방인 것처럼'이란 가정을 유지한 채 상대방의 내적 준거틀에 근거해서 파악한 그의 내면세계를 그에게 되돌려 주는 것을 의미한다. 그리고 타인에 대한 공감은 정지된 상태가 아니라 몇 가지 국면을 지니는 일련의 과정으로 보고 있다. 즉, 상대방의 지각세계로 들어가 머물고 → 비판단적이면서 일시적으로 느끼고 → 그 느낌을 전달하는 등의 과정을 거친다. 이처럼 타인에 대한 공감적 이해는 상대방이 자연스럽게, 그리고 깊이 있게 자신을 탐색하고 자신에 대한 이해를 증진하도록 조력한다. 인간은 타인에 대한 공감적 이해를 통해 상대방으로 하여금 소외와 외로움을 덜도록 하고, 그 모습 그대로가 가치 있다는 느낌을 갖도록 하게 된다.

4) 인간의 특성과 인간관계

사회적 동물인 인간은 다양한 사람들과의 관계 속에서 살아가므로 인간관계는 인간존재의 본질인 동시에 인간을 인간답게 하는 근본이다. 그럼에도 불구하고 현대사회를 살아가고 있는 모든 사람들은 사회가 점차 다양화, 복잡화, 세분화되어감에 따라 인간 본연의 가치상실을 염려하고 있다. 또한 빠른 사회변화에 대한 불안감, 익숙한 지식과 기술의 도태, 기계화와 규격화에 의한 개성상실, 지나친 경쟁유발의 사회구조, 불신과 대립과 갈등에 기초한 피상적 거래관계 등 진정한 인간관계를 해치는 요소들이 인간을 점점 관계로부터 멀어지게 하고 있다. 그러나 인간은 기본적으로 관계 속에서 살 수밖에 없으며 참된 관계를 회복함으로써 인간다운 삶을 추구할 수 있다(권석만, 1995; 이재창 외, 2000; 이형득, 1982). 게다가 인간의 특성을 유희적 존재, 문화적 존재, 사회적 존재, 사회화로 가치관과 문화를 정립하며 세상에서 인간이란 존재의 가치를 높여 가고 있다.

(1) 인간의 특성

① 유희적 존재

유희적 존재로서의 인간의 특성은 인간으로서의 삶에서 재미를 찾고자 하는 것이다. 유희를 찾는 활동은 의도적, 목적적 활동이기 때문에 동물과 다른 유희적 존재로서의 인간은 삶의 기쁨을 표현하고, 스트레스를 해소하며, 생활상의 피로감, 자신감 상실 등을 극복해가는 것이다.

② 문화적 존재

문화는 인간 삶의 과정에서 형성된 생활양식의 모든 것에 해당하는 언어, 사상, 기술, 예술 등이다. 물론 문화가 시대와 장소에 따라서 다양하게 나타나겠지만 보편적으로는 자연 환경의 적응과 극복 과정에서 형성되는 것이다. 이렇게 형성된 문화를 언어나 문자 등을 활용하여 다음 세대에 계승하고 발전시키게 된다. 즉, 문화가 그 시대의 사회 현상이나 문화적 상황에 영향을 받으면서 다음 세대로 전승하게 되기 때문에 인간이 각 문화를 이해하는 데에는 상대적 사고가 필요하게 된다.

③ 사회적 존재

인간은 사람들 사이의 관계를 형성함으로써 사회를 구성하게 되는 사회적 존재이다. 즉 인간은 사람들 속에서만 인간일 수 있고, 그 가치를 인정받을 수 있게 되는 것이다. 그러므로 인간이 그 사회 속에서 성장하고 발전해나가기 위해서 그 사회가 가지는 지식, 기술, 언어 등을 학습하게 되는데 그것은 "인간은 교육을 통하지 않고서는 인간이 될 수 없는 존재이다."라는 켈렌의 말에서 사회화의 중요성을 엿볼 수 있다.

④ 사회화

인간이 사회적 존재라는 말의 의미는 '인간은 다른 사람과 더불어 사는 삶을 통해서 사회적 존재로 성장해 나간다'는 것이다. 즉, 사회화란 인간이 태어나 자신이 속한 사회에서 살아가는 데 필요한 지식,

사회적 역할, 규범, 문화적 가치와 신념을 받아들이고 이해하는 과정이다. 그러므로 사회적 존재로서의 인간은 사회 구성원이 되는 데 필요한 언어와 행동 양식을 배우고 그 사회에서 해야 할 일과 해서는 안 될 일들이 무엇인지 배우게 되는데 이것이 곧 사회화인 것이다. 이러한 사회화는 평생에 걸쳐 진행되지만 각 사회마다의 특성과 여러 가지 요인에 따라 사회화의 내용은 각각 다르게 나타난다.

(2) 인간관계의 특성

인간관계는 다른 사람에 대한 관심에서부터 시작된다. 상호 관심을 통해 협력하게 되며, 그들의 관계를 통해 만족을 얻게 하는 것이다. 사람들이 경제적, 심리적, 사회적 만족을 가지고 생산적으로 일할 수 있도록 동기를 부여하는 것이 무엇보다 중요하며, 인간관계는 생산적이고 만족스러운 집단 노력에 의해 이루어진다(David, 1972). 인간은 다른 사람과 지속적인 신뢰관계를 바탕으로 한 만남을 통해 인간다워지고, 삶의 보람도 느끼며, 개인의 잠재능력을 발휘하여 성취감을 맛볼 뿐 아니라 공동체의 성장과 발전을 도모하게 된다.

인간관계는 이처럼 사람과 사람 간의 복잡한 관계 속에서 일어나는 일에 대한 긍정적 해결책을 찾을 수 있는 방법으로, 인간관계의 특성을 살펴보면 다음과 같다(Makay, Davis & Fanning. 1995; 이영실 외, 2005).

① 다른 사람에 대한 관심을 다룬다.

인간관계는 타인에 대한 관심으로부터 시작된다고 할 수 있다. 더불어 사는 삶 속에서의 인간은 일방적인 돌봄을 받기만 하거나, 주기만 하지는 않는다. 왜냐하면 인간이 본인만의 잇속을 챙기며, 본인만을 생각하는 이기적인 삶을 산다면 인간의 삶이라 할지라도 그것은 다른 동물의 본능적 삶과 별반 다르지 않을 것이기 때문이다. 이것은 한 개인이 존재감을 느끼는 데에 타인과의 관계를 무시할 수 없다는 의미이다.

인간관계의 문제는 상호관계를 통해 더불어 사는 삶 속에서 발생하고 해결되는 것이지 분리나 구별의 관계는 아니다. 즉, 인간은 상대방에 대해 어떤 관심을 어떻게 보이느냐에 따라 그 관계가 사랑으로, 우정으로, 신뢰를 바탕으로 한 인간관계로, 나아가 건전한 사회인으로 발전될 수 있다.

② 인격과 인격의 관계에서는 형식을 배제한다.

한 개인이 사람과 관계를 맺는 것은 그 자체가 목적이 되어야 하지, 다른 목적을 위한 수단이나 형식적 관계가 이어서는 안 된다. 즉, 사람에 대한 관심으로 서로 간에 수평적인 관계를 유지하고 상호 존중해야 한다.

③ 조직에서의 긍정적인 관계를 지향한다.

조직에서의 긍정적인 인간관계는 그렇지 못한 인간관계보다 생산성이 높다고 한다(Deep, 1978). 왜냐하면 조직에서의 인간관계는 구성원들이 서로 만족감을 느끼며 행복해하는 데 목적을 두는 것이 아니라 인간관계를 통해 조직의 목표와 개인의 목표를 조화롭게 통합하는데 1차적인 목적을 두기 때문이다. 그러므로 조직의 균형적인 발전을 위해서는 조직원들의 기여와 노력 그리고 기업에서 제공하는 임금, 복지혜택, 종업원의 능력 인정, 자기계발의 기회부여 등에 대한 균형을 이루는 것이 바람직하다.

5) 인간관계에 영향을 미치는 요소

사람들은 복잡한 사회에서 참으로 여러 가지의 관계를 맺고 생활해 가는 것이다. 부자관계, 모자관계, 형제관계, 부부관계, 사제관계, 친구관계, 상하관계, 고용관계, 이웃관계 등 헤아릴 수 없을 정도의 다양한 관계를 맺고 그 관계들 속에서 늘 생활하고 있다.

그러나 여러 가지 관계를 자세히 관찰해볼 때, 어떤 관계는 장기간에 걸쳐 계속될 수 있고, 또 어떤 관계는 상호 간에 인격적 측면이 고려되지 않고 서로가 주관적 측면에서만 이루어지고, 또한 어떤 역할이나 매개에 의존하여 이루어지는 관계가 있음을 알 수 있다. 전자에 속하는 관계인 친자관계, 부부관계, 형제관계, 사제관계들은 상호 간에 인격적 작용이 이루어지면서 상대에 대하여 건강과 행복을 빌면서, 서로는 좋아하고 관심을 가져주면서 그 관계를 장기간 계속 유지하는 것인데 이러한 관계를 대인관계라고 한다(김춘경 외, 2006).

(1) 대인지각

사실 인간관계의 시작은 실로 우연히 또는 무관심 속에서 비롯되는 경우도 있지만 대부분의 인간관계는 인지과정이 개재되어 형성되는 것이다. 서로가 비록 관심을 가졌다 하더라도 상대에 대한 개념은 모두가 자폐적이고 한정적이어서 정확한 것이 되지 못한다. 때문에 그들은 끊임없이 상대를 검증하여 관찰하게 된다. 우리가 낯모르는 사람과 사귀게 될 때 이모저모로 관찰하고 있는 것은 바로 그러한 검증을 위한 관찰행동인 것이다(권석만, 2004). 흔히 이에 따라 형성된 개념을 토대로 사귀게 되는 것인바, 만일 그 개념이 객관적으로 혹은 주관적으로 자기의 기대에 맞게 될 때 비로소 관계가 형성되는 것이고 그에 대하여 관심을 두게 되고, 의사소통이 이루어지는 것이다. 그러나 타아개념을 형성하는 데는 첫인상이 크게 영향을 미친다. 우리는 흔히 사람을 처음 만났을 때 외모가 행동을 보고 그를 관찰하며, 그 관찰결과를 두고 인상이 좋다든가 나쁘다든가를 결정하고, 혹은 여성 같다든가 어린이 같다든가를 판별한다. 물론 때로는 그에 대한 약간의 정보가 거기에 기여하기도 한다. 그러나 이러한 관찰결과나 정보를 토대로 형성된 타아개념은 기대와 추측을 낳게 하는바 대부분은 정확하지 못하다고 하더라도 타아개념이 형성되는 것은 인상으로 인한 것이다. 이러한 인상을 결정하는 중요한 요인은 투사(projection)와 속성(attribution) 욕구(needs) 및 동조에 대한 사회적 압력(social pressure to conformity) 등이다.

① 투사와 인상

사람들은 누구나 자기 나름대로의 심상을 비롯하여 독특한 성격구조와 동기, 가치, 태도, 목적과 과거 경험을 가지고 있어서 그것을 근거로 하여 타인에 대한 관찰결과를 평하게 된다. 가령, 어떤 사람이 부잣집 맏며느리, 깍쟁이, 학자 등에 대하여 어떤 심상과 태도를 가지고 있다면 그것을 근거로 남을 보게 되는 것은 우리 모두가 경험하는 바여서 생긴 것이 "부잣집 맏며느리 같다", "어린이처럼 행동한다", "학자풍이다"라고 남을 보게 되는 것이다. 여기서 카메론과 마가렛은 이를 동화적 투사라고 불렀으며 이와는 반대로 자기의 우월성이나 강한 신념을 내세워 남의 약점을 통해 악의적이고 적대적으로 보려는 행동, 가령 우리가 소수집단이나 외국인, 혹은 반대 종교에 대해 가지고 있는 편견과 같이 미묘한 입장과 인상을 가지려는 것은 부정적 투사라고 하였다. 그러나 잘못과 편견이 있을지 모르지만 누구나 다른 사람들에게서 투사되는 것을 보고 그렇게 인사를 결정해 가는 것은 분명하다.

② 속성

사람마다 나름대로의 어떤 속성을 가지고 있다. 속성이라 함은 흔히 그가 가지고 있는 특성을 지칭한다. 남자, 여자, 한국사람, 이탈리아 사람, 대학생, 군인, 교사, 예술인 등 아주 평범한 것에서부터 광범위하고 특수한 것까지 다양하다.

사람들은 일반적으로 사람의 속성과 관련하여 판에 박은 듯한 고정관념을 가지고 있다. 예를 들어 독일인은 철두철미하다, 흑인을 두고는 게으르고 무지하다, 예술가를 창조적인 사람이다와 같이 보는 것은 그러한 속성 때문이다. 때문에 다른 사람에 대하여 인상지을 때, 그에 대하여 어떤 속성으로 정보가 주어지느냐 하는 것은 인상을 결정하는데 있어서 아주 중요한 의미를 갖게 된다. 왜냐하면 그와 같이 그가 갖고 있는 어떤 속성을 일반화해서 인상지어져 버리기 때문이다.

③ 욕구

배가 고플 때에는 김치만 있어도 밥을 맛있게 먹는데 배가 부를 때에는 반찬이 없다고 투정을 하게 된다. 즉, 욕구가 충족되면 맛을 찾으려고 하지 않는다. 이와 같이 개인의 욕구와 동기는 인간의 지각과 인지에 영향을 준다. 특히 인간은 복잡하고 애매한 자극에 영향을 받기 때문에 욕구만이 아니라 흥미나 정서와 같이 주관적인 요인들도 자극이 애매할 때 지각에 영향을 미친다. 때문에 고용인들은 고용주가 폭군적이라고 보아야 하는 것이다. 그렇지 않으면 고용주는 합당하고 온화한 사람이 되고 고용인 스스로는 자기존중감을 상실하게 되는 것이다.

또 젊은 남성들은 항상 이상적인 여인을 필요로 하고 있어서 한 여자를 만나게 되면 그녀를 이상적인 여인으로 생각하게 된다. 그러나 그 후 생활 현실에서 그녀에 대해 행동 하나하나를 관찰해 보면 불행하게 된 그녀는 이상적인 여인이 되지 못한다는 것을 곧 깨닫게 된다. 또 정서와 죄의식도 마찬가지로 타아개념에 영향을 준다. 죄의식에 사로잡힌 사람들은 남들이 자기를 미워한다고 믿고 싶어 한다. 결국 이러한 것들은 상대에 대한 인상을 결정하는 데 상당히 깊게 작용한다.

④ 타인에의 동조

우리들이 가진 타아개념 중에는 대부분이 직접 관찰에 의하여 형성되는 것이지만 때로는 타인에 의하여, 즉 사회적 압력이나 동조에 기인된 것이 있다. 켈리의 실험은 그러한 경향성을 증명하고 있다. 그는 일단의 여학생을 두 개의 집단으로 나누고, 같은 교수로 하여금 같은 강의를 똑같이 하도록 하되 강의를 시작하기 전에 한 집단에게는 그 교수를 냉정하며, 비판적이고 조직적인 인물로 소개하고, 다른 집단에게는 온정적이며 동정적인 인물로 소개하였다. 강의 후 학생들에게서 얻은 반응을 통해 재미있는 차이가 밝혀졌다. 즉, 냉정하여 사무적이고 비판적이라는 것이었으며, 다른 집단에서는 정반대의 결과를 얻었다. 우리의 실제 생활에서도 신사임당의 다양한 업적에 대한 정보와 인상들이 '한국의 훌륭한 어머니' '혹은 한국적 여인상'으로 말하고 있어 흔히 그렇게 믿고 있으며, 그래도 따르는 것이 타인이나 권위에의 동조 혹은 사회적 압력이 지대하게 작용하고 있었기 때문이다.

(2) 타인에 대한 호감

건전한 인간관계의 특징 가운데 하나가 서로가 상대를 좋아한다는 것으로 지적한 바 있다. 사실 서로가 좋아하지 않고서는 인간관계가 형성될 수 없는 것이다. 친자관계, 교유관계, 부부관계, 사제관계 등 어느 것이든 서로가 서로를 좋아하는 관계인 것이다. 좋아한다는 것은 자극에 대한 즐겁고 유쾌한 감정적 반응이며 누구나 알아볼 수 있도록 항상 외부로 표출되는 것이다. 그런데 서로를 좋게 만드는 조건은 무엇인가?

① 신체적 매력

인간관계에서 잘생기고 못생긴, 또는 몸매가 어떻다는 등의 신체적 매력은 대부분의 경우 전체를 보고서 좋다 나쁘다고 말하기보다는 그것의 일부를 보고 전체를 일반화하여 좋다든가 싫다든가 하는 반응을 나타내는 것이다. 우리는 개인적으로 지적 능력이나 성격 등에서 우수한 사람이라도 머리단장이라든가 옷 입은 것만을 보고 싫어지는 경우를 경험했고, 단순히 키 작은 것이 흠이 되어 집단에서 어울리지 못하는 것을 보아 왔다. 이러한 사실은 버시드, 웰스터의 연구를 비롯하여 많은 실험적 연구를 통하여 실증되었던 것인데, 그들의 연구결과는 외부로 나타난 것 일부에 따라서 전체적으로 좋아지거나 싫어지는 것으로 생각된다고 하였다. 외적으로 표시된 것에는 객관적인 판단기준이 결여되어 있음에도 불구하고 잘 생긴 사람을 보다 지적으로 보고하였으며, 또 즐거워하는 것으로 보며, 보다 더 행복한 사람으로 보고하였다는 것이다. 이러한 것은 신체적인 매력이 작용을 한다는 것이며, 신체적으로 건강하고 얼굴이 잘생겼다든가 하는 남보다 나은 신체적 특징을 가졌을 때는 많은 사람들이 호감을 갖게 되고 좋아한다는 것이다.

② 능력

사람을 좋아하게 되는 또 하나의 조건은 어떤 일을 수행함에 있어서 충분한 능력을 발휘하기 때문인 것으로 보인다. 교사들이나 학생집단에서는 흔히 지능이 우수하다든가 혹은 학업성적이나 그 밖의 뛰어난 재주를 가진 학생을 더 좋아하며 가정에서도 부모들은 여러 자녀 가운데에서도 능력 있는 자녀에게 기대를 두며 편애를 한다거나 빚을 지면서 학업적 기회를 제공하기도 하는 것을 그들이 가지고 있는 능력 때문이다. 그러나 주어진 일을 실수 없이 완벽하고 빈틈없이 해낼 수 있는 완전한 능력을 가졌다고 하여 더 좋아하는 것은 아닌 듯 싶다. 일상생활에서 보면 오히려 그런 것을 경계하며 두려워하는 경향이 있는 것 같다.

가정에서나 학교에서는 최상급을 기대하고 보다 완전하게 되기를 강조하며, 하찮은 실수조차 용서될 수 없는 것으로 지도하고 있는 것을 보면 그렇게 자라는 아동은 기계조정이나 능력은 인정될지 모르나 인간성은 상실하게 되고, 경직성만 보여 남으로부터 포용성의 대상은 되기 어려울 수도 있기 때문이다.

③ 유사성

사람들은 여러 가지로 동호인을 찾아서 모이고 활동을 하면서 가까게 지내기도 하고, 목적한 바를 이루여고 한다. 운동을 좋아하는 사람은 축구회, 농구회 등을, 춤을 좋아 하는 사람들은 댄스 동아리, 노래를 좋아하는 사람들은 노래동아리 등을 조직하고 서로 가까이 지낸다. 그것은 그들의 취미가 비슷하기 때문인 것이다. 사실 인간관계에서는 서로의 유사성 때문에 좋아하게 된다.

(3) 상대에 대한 관심

건전한 인간관계에서는 서로가 상대에 대하여 건전한 이해와 관심을 갖고 있으며, 상대의 행복과 만족을 배려함으로써 자신도 만족을 추구한다. 즉, 서로는 관심과 이해를 주고받으면서 실망과 좌절이 아닌 만족을 경험하는 것이다.

사람들은 항상 만족이나 쾌락을 찾아 행동하기 때문에 타인은 항상 만족의 공급원으로서의 존재이다. 대문에 자기가 만족하려면 타인이 행복하고, 충분한 만족의 공급원이 되어야 하는 것이고, 그것에 관심을 갖는다는 것은 자기만족을 보장받는다는 측면이 있는 것이다. 그러함에도 어떤 관계에서는 타인의 행복, 만족, 성장은 질시와 공격의 대상이 되고 있다.

여기서 우리가 주시해야 할 것은 상대와의 동일시이다. 건전한 인간관계에서 일방은 상대의 감정이나 욕구에 밀접히 동일시하고 있는 것이다. 아들이 아버지를 동일시하며 배우자끼리도 그렇다. 이러한 현상이 나타나는 곳에서는 항상 타인의 만족이 마치 자기의 만족인 것처럼 철저하게 느껴질 뿐만 아니라, 자시에 대해 관심을 보이는 것이 아니라 상대의 행복이나 성장에 항상 관심을 나타낼 뿐이다.

① 긍정적인 영향 관계

상대에게 긍정적 영향을 주고받는 관계는 항상 상대에게 관심을 보이면서도 그의 복지를 위하여 노력할 뿐만 아니라 능동적으로 행동하면서 네 가지 정도의 조건을 구비하고 있을 때일 것이다(장성화, 2009). 그것은

첫째, 연령 수준에 맞는 행동을 한다.

우리는 사회적으로 상대가 그의 연령 수준에 맞지 않게 어른인 척하는 행동을 하는 경우 혹은 어린이와 같이 유치한 행동을 하는 경우를 흔히 경험한다. 그럴 때면 놀라움과 실망, 때로는 좌절을 겪는다. 어린이가 어린이답지 않거나 어른이 어른답지 못하다거나 여성이 여성답지 못하다거나 남성이 남성답지 못하다거나, 부모가 부모답지 못하다고

생각되면 상대는 경악과 탄식, 실망과 좌절을 느끼게 된다. 그런 행동에 대하여 어떻게 건전하게 대하여야 할지 모르게 되고 크게 가졌던 관심도 사라질 것이 분명하다. 따라서 상대가 연령 수준에 맞게 행동하여야 상대도 그에 맞는 긍정적 관심과 영향을 미치게 되는 것이다.

둘째, 자아개념이 정확하고 자아이상이 사회적 인습과 조화를 이룬다.

자아란 흔히 한 사람의 행동이나 의식의 주체로 표시된다. 만약 이러한 자아가 발달하지 못하였거나 부정적이거나 혹은 정확하지 못하고 사회적 인습과 거리가 있어서 생소하고 특이한 것이라면 상대에게는 결코 관심을 불러일으키지 못하게 된다. 우리는 일상생활에서 어떤 사람의 행동이나 생각을 도저히 이해할 수 없는 경우를 흔히 경험하기도 하고, 집단생활에서 조화되지 못하는 행동으로 문제를 야기하여 집단의 조화나 분위기를 깨는 사람도 많이 보아왔다. 그래서 때때로 그런 사람들과 인간적인 관계를 맺는 것을 기피하려는 경향이 있다. 이런 점에서 볼 때 자아이상이 사회적 인습과 일치될 때만이 관심을 갖게 될 수 있고 보다 가까워질 수 있는 것은 당연한 것이다.

셋째, 유효하고 광범위한 활동을 할 때이다.

유효하고 광범위한 행동을 한다 함은 하나에만 집착하지 아니하고 단순하지 않음을 의미한다. 일상생활에서는 여러 사람과 어울리면서 많은 이야기를 하게 된다. 그런 경우 항상 아무 말 없이 남의 이야기를 경청하기만 하는 사람이 있는가 하면 극히 한정된 이야기, 가령 그의 직업에 관한 이야기라든가 그가 좋아하는 한두 가지의 화제 이외에는 결코 말하지 않는 사람들이 있기도 하다. 또 어떤 사람은 관심 영역이 광범위하여 여러 가지 취미, 사회문제, 운동 나아가서는 정치, 경제, 역사 등에 대하여 풍부하고도 광범한 화제로 대화가 계속되는 경우를 보게 된다. 우리 학생들의 경우를 보면 오직 학업에 열중하여 친구의 영향권에서 벗어나는 경우가 있는가 하면 학업 외에도 친구들과 어울려 운동장에서 각종 운동을 하기도 하며 그들과 어울려 관심 있는 문제를 토론하고 상대에 긍정적인 영향을 주고받으며 광범한 활동을 하게 되는 경우를 보게 된다. 누가 더 긍정적인 영향을 주고받는 관계인지는 불문가지이다.

넷째, 진정한 자아에 의하여 행동한다.

행동의 주체가 항상 피동적으로 행동한다든가 혹은 남을 의식하기 때문에 행동이 부자유스럽다든가, 나아가서는 타아의 강요에 의하여 행동을 하게 되었다면 그것은 진정한 자아에 의한 행동이 아니다. 우리는 부모 윗사람들에 의해 강요될 때 반항심이 생기고, 불만과 적개심이 야기되는 것임을 알고 있다. 행동은 자기가 스스로 동기화했을 때 즉, 진정한 자아에 의해 행동할 수 있을 때 긍정적인 효과를 가져올 수 있다.

② 불건전한 인간관계의 예방

불건전한 인간관계를 예방하기 위해 필요한 조건은 여러 가지가 있다.

첫째, 필요한 것은 능력과 기술이다.

흔히 의존적인 사람들은 친구를 구하건 배우자를 택하건 대체로 무분별하며, 자기의 욕구와 관련된 특성만을 의식하고 찾게 될 뿐이다. 결과적으로 그것을 충족시키는 대상에게 의존하게 되지만 욕구가 충족되었을 때에는 필연적으로 또 다른 욕구가 대두되어 혼란을 경험하게 된다.

둘째, 풍부한 만족을 경험해야 하는 것이다.

만족의 경험이 많은 사람들은 보편적으로 상대를 보다 잘 판단하고 선택하며 좌절의 경험이 많은 사람들은 판단이나 선택의 기준이 모호하여 잘못을 범하게 되는 것으로 지적된다.

셋째, 자기존중감이 있어야 한다.

건전한 인간관계에서는 스스로가 자율적으로 자기존중을 하며 그것에 의하여 자신의 행동을 평가한다. 이러한 자율성은 건전한 자기이상과 양심을 낳는 초기의 친자관계에서 비롯된다. 만약 부모가 어린이에게 애정적이고 일관성이 있으며 사려 있는 동일시 대상으로 존재하였다면 그 어린이는 건전한 자아이상을 형성할 수 있을 것이며,

이러한 사람들은 타인에게서 계속 이해와 사랑 또는 아첨 따위를 바라지 않는다. 그는 호의적으로 자기에게 주의를 해주기를 바라지도 아니하며, 남에게 우월감을 갖지도 않고, 무력감에 빠지지도 않는다. 건전한 인간관계에서는 바로 이러한 것에 기초하여 형성된 관심이 있을 때 비로소 시작되고 유지된다.

우리가 살아가는 삶은 여러 가지 형태의 인간관계가 이루어진다. 한 인간으로서 생존하기 위하여, 자신의 정체감을 확립하기 위하여 상호작용할 수 있는 타인을 필요로 한다. 따라서 만족스럽고 효과적인 인간관계의 경험은 풍부하고 완성된 인간으로 성장 발달하게 하는 데 도움이 된다. 그 과정을 살펴본다.

(4) 건전한 인간관계의 형성

건전한 인간관계의 형성을 위해서는 그 관계를 저해하는 요소와 건전한 인간관계의 특성 및 자세 그리고 여기에 따른 기술을 터득해야 한다(장성화, 2009). 이것을 차례로 살펴보기로 하자.

① 건전한 인간관계의 저해 요인

쥬라드(Jourard, 1971)에 의하면 모든 인간은 두 가지 측면의 '나'를 가지고 살아가고 있다고 한다. 이른바 '있는 그대로의 나'와 남에게 보이기 위하여 꾸며진 '가식적인 나'이다. 그러므로 우리는 있는 그대로의 자신을 부적절하다고 생각하거나 부끄러워함으로써 숨기거나 방어하려고 한다. 즉, 있는 그대로의 자기를 용납하고 받아들이거나 남에게 개방하기보다는 거부하거나 은폐하려는 수단으로 남을 대할 때 가면을 쓰고 나오거나, ~체하려고 하게 된다.

그렇다면 왜 우리는 '있는 그대로의 나'를 숨기려고 하는가? 포웰(Powell, 1969)에 의하면, 우리가 남에게 '있는 그대로의 나'를 은폐하고 가식적인 나를 나타내려고 하는 유일한 이유는, 만약 있는 '그대로의 나'를 상대에게 이야기한다면 상대는 나를 좋아하지 않을 것이며, 또 배척당하게 될지도 모른다는 것을 두려워한 나머지 그렇게 된다는 것이다. 이것은 우리가 다른 사람들을 신뢰하지 못하고 있다는 것을 의미한다. 그래서 우리가 있는 그대로의 나를 숨기고 위장하기를 배운다. 그러나 그러고 있는 동안 우리는 진정한 의미에서 남과 서로 주고받음이 없는 외로움을 경험하게 될 뿐만 아니라 자기 성장에도 방해를 받게 되는 것이다. 이와 같은 자기 노출의 기피와 자기 이해의 부족 등이 이유가 되어 건전한 인간관계의 발달이 잘 이루어지지 않게 되는 것이다.

우리는 상호 간의 불신 때문에 우리 자신을 더 이상 상처받지 않도록 보호하려고 여러 가지 방어기제를 사용하고 있다. 우리가 판에 박힌 말을 주고받거나 제3자에 관한 험담으로 시간을 보내고 있는 한, '있는 그대로의 자신'은 노출되지 않기 때문에 우리는 상처받을 위험 없이 안전한 것이다. 사실 우리들이 진정으로 바라는 것은 이와 같은 가면 관계나 역할 관계에서 벗어나 보다 깊이 진실된 만남의 관계를 원하고 있다. 그러나 정직한 자기 노출로 인하여 당하게 될 위험이 너무나 강력하리라는 우려 때문에 우리는 역할 놀이를 통한 가면 관계를 지속하게 되는 것이다.

또 하나의 이유는 내가 나 자신을 오해하고 있으므로 진정한 나를 정확하게 평가하지 못하고 있거나 상대방이 나 자신에 대하여 어떻게 느끼고 있는지를 깨닫지 못한 채 그 상대방과의 관계를 발달시키려고 하기 때문이다.

② 건전한 인간관계의 특성 및 자세

인간 사이에 형성되는 관계성에는 대인관계와 역할관계가 있다. 대인관계는 서로의 생활에 대하여 주관적이고 인간관계 측면에서 상대방에게 예민한 관심을 보임으로써 형성되는 관계이다. 역할관계는 어떤 사회적 의무나 역할로 인하여 형성된 두 사람 사이의 관계를 말한다. 이러한 관계 속에 있는 사람들은 여러 해 동안 서로 접촉하기도 하고, 또는 전혀 알지도 못하기도 한다.

건전한 인간관계 특성 및 자세는 다음과 같다(김혜숙, 2000; 원호택, 1999; 이영식, 임정문, 2005).

㉠ 확실하게 서로를 알고 있다.

㉡ 서로가 가지고 있는 특성을 싫어하기보다는 더 좋아한다.

㉢ 서로가 상대방의 행복과 성장에 관심을 가진다.

㉣ 서로는 상대방의 행복이나 성장을 증진시키려는 방향으로 행동하고 노력하려고 애쓴다.

㉤ 서로는 효과적으로 의사를 전달할 수 있으며 상대방에게 자기 자신을 알게 하고 이해시킨다.

㉥ 상대방에게 분수에 맞는 요구를 한다.

㉦ 서로의 자주성과 개성을 인정하며 존중한다.

이상과 같이 건전한 인간관계에서 그 관계를 지속하기 위하여 상대에게 부과하는 요구는 현실적인 것이어야 하며, 상대의 행복에 일치되는 것이어야 한다.

③ 건전한 대인관계의 유지 조건

다음으로 대인관계를 원만하게 유지하기 위하여 우리가 갖추어야 할 가장 기본적인 사항(김혜숙, 박선환, 박숙희, 신은영, 2003; 이영실, 임정문, 2005)들을 간단히 지적해 보고자 한다.

㉠ 수용적인 태도를 가지도록 한다.

㉡ 따뜻한 관심을 가진다.

㉢ 자신을 이해시키도록 노력한다.

㉣ 공감을 느끼도록 힘쓰자.

㉤ 지나친 요구를 하지 않아야 한다.

02 인간관계와 의사소통

인간관계에서 의사소통은 필수적이며 대인 의사소통은 인간에게 매우 필요하고도 소중한 것이다. 사람들 간 만남의 첫 단계는 형식적이고 의례적인 의사소통을 하지만 그 후 호감으로 이어지게 되면 관계 진전이 된다. 단, 친밀감의 표현이나 유형은 남녀 차이 또는 문화적 차이에 따라 다르게 나타나긴 하지만 어쨌거나 의사소통은 사람 간 친밀도에 지대한 영향을 미친다.

1) 의사소통의 개념

의사소통은 사람들 간에 생각이나 감정 등을 교환하는 총체적인 행위로서 인간이 일상생활에서 매우 중요한 인간관계 역시 의사소통을 통해 이루어진다. 즉, 상호 간 소통을 위해 사용되는 매체로는 구어(口語)와 문어(文語)는 물론 몸짓, 자세, 표정, 억양, 노래, 춤 등과 같은 비언어적 요소들까지 포함된다.

의사소통은 결코 혼자 하는 것이 아니며, 누군가와 나누는 것임을 알 수 있다. 실제로 의사소통 없는 공동체, 또는 공동체 없는 의사소통은 상상하기 어렵다. 의사소통은 인간으로 하여금 사회적 존재로서 살아가게 만드는 도구가 된다.

또한 사회학자인 찰스 호튼 쿨리(Charles Horton Cooley)가 '인간관계가 존재하고 발전하게 되는 메커니즘(mechanism)'이라는 표현으로 의사소통을 설명한 것도 이러한 맥락에서다(배용우, 2004).

인간은 일상생활에서 의사소통을 행하는 가운데 관계를 형성시키고 발전시키며 이것을 역사와 문화로 계승시키고 있다. 이것이 의사소통의 가장 중요한 개념인 '과정(process)'이라는 것이다. 과정은 정지된 하나의 단순한 행위가 아니고, 시간의 경과와 더불어 진행되며 상대방과의 상호 연결되는 일련의 행위인 것이다.

2) 의사소통의 요소

(1) 송 · 수신자

송 · 수신자(sender-receivers)는 두 사람 또는 그 이상의 사람들 사이에서 일어나는 의사소통의 가장 기본적인 형태이다. 즉, 의사소통의 주체는 '나'이지만, 상대방의 관여가 없다면 무의미해지는 것을 의미한다. 이처럼 사람들이 서로의 정보와 생각, 감정을 공유하는 행위는 일방향적으로 일어나지 않는다. 예를 들면, 누군가 얘기를 하면, 이어서 다른 사람이 얘기하고 싶어지는 것['캔터베리 효과(Canterbury Effect)']이 자연스러운 의사소통의 과정이자, 상호작용(interaction)이다(권석만, 2004).

(2) 메시지

의사소통에서 주고받는 것이 '메시지(messages)'이다. 메시지는 자신의 의견이나 태도를 상대방에게 이해시키려는 의도에서 만들어 내는 신호라고 할 수 있다. 이것에는 언어가 가장 손쉽고 효과적인 방편이긴 하나, 손짓이나 발짓, 얼굴 표정과 같은 비언어적인 메시지도 있다. 그리고 문자나 그림, 상징 등도 훌륭한 의사소통의 수단이 된다.

(3) 채널

채널(channels)은 메시지가 전송되는 통로다. 면 대 면(face-to-face) 의사소통 상황에서는 음성과 시각이 주요한 채널이 되고, 매스 커뮤니케이션 상황은 우리에게 보다 익숙한 채널의 형태를 보여준다. 즉, 라디오, TV, 신문, CD, 잡지 같은 매스미디어가 바로 그것이다.

(4) 피드백

피드백(feedback)이란 일반적으로 행동에 대한 어떠한 반응을 말한다. 즉, 송 · 수신자가 서로에게 반응하는 것을 일컫는다. 우리는 서로에게 수없이 많은 피드백을 하면서 살아가고 있는 만큼 피드백은 인간의 일상에서 의사소통의 활력소가 되고 있으며, 또한 상대방이 자신의 의견이나 감정을 공유하고 있다고 느끼게 만드는 확실한 단서로 작용하기 때문에 중요하다.

(5) 잡음

잡음(noise)은 송・수신자 상이에서 메시지를 정확하게 이해하는 데 방해가 되는 요소이다. 이것에는 물리적・심리적・의미적 잡음의 세 가지 종류가 있다.

① 물리적 잡음은 실제 외부 환경에서 물리적으로 발생하는 잡음이다. 예를 들면, 지하철의 소음 때문에 객실 내에서 전화통화를 제대로 못하는 경우를 들 수 있다.

② 심리적 잡음은 송・수신자의 마음속에 일어나는 잡념을 말한다. 즉, 의사소통 행위에 집중을 못 하는 심리적 상황을 말한다. 예를 들면, 상대방에 대한 선입견으로 그 사람이 하는 말의 부분들을 놓치는 것을 들 수 있다.

③ 의미적 잡음은 전달되는 메시지의 의미를 전혀 몰라(생소한 표현이나 외국어 등) 의사소통 자체가 이루어질 수 없는 경우이다. 어떤 특정한 단어에 대한 감정적 대응도 의미적 잡음을 야기시킨다.

(6) 세팅

세팅(setting)은 의사소통이 이루어지는 공간, 환경, 장소로서, 때로는 의사소통에 중대한 영향을 미친다. 예를 들면. 중요한 일을 의논해야 하는 상황이면 소란스러운 커피숍이 적합하지 않고 조용한 공간인 사무실이 필요하다.

3) 의사소통의 유형

의사소통은 상황에 따라 여러 가지 형태를 보인다. 이것에는 의사소통에 참여하는 사람의 숫자, 같은 공간을 사용하는지, 송・수신자의 역할이 정해져 있는지 등에 따라 의사소통 유형이 분류된다. 물론 가장 기본적인 형태는 상대방과 마주하는 대인 의사소통이다(권석만, 2004).

(1) 자기 내 의사소통

자기 내 의사소통(intrapersonal communication)은 의사소통 주체가 송·수신자를 겸하므로 다른 사람과 상호작용이나 교류를 하는 것은 아니지만, 스스로에게 매우 중요하다. 이때 메시지는 자신의 생각과 감정으로 만들어지며, 채널은 자기의 뇌가 된다. 따라서 자신을 긍정적으로 바라보는 행위나, 실패나 분노의 감정에 치우치는 행위 등이 일어날 수 있다.

(2) 대인 의사소통

대인 의사소통은 의사소통의 본질을 가장 잘 나타낸다. 예를 들면, 두 명의 친구가 대화할 때, 서로의 경험과 배경을 동원해 송·수신자 역할을 주고받는 상황이므로 대인의사소통은 비공식적이고 구조화되지 않은 상황에서 자유롭게 일어난다. 이때 상대방을 주시할 수 있는 상황이기 때문에 심리적 잡음도 거의 일어나지 않으면서, 메시지가 의도한 대로 잘 전달되었는지도 수시로 점검할 수 있다.

(3) 소집단 의사소통

소집단 의사소통(small-group communication)은 3인부터 12인 또는 15인 정도에서 일어난다. 소집단은 게임, 스포츠 등에서 보듯이 더 많은 재미와 기쁨을 얻을 수 있으므로 일상생활에서의 자연스러운 사회활동이라 할 수 있다.

M. Shaw는 소집단에서 일어나는 상호작용 패턴, 즉 의사소통 네트워크를 다섯 가지로 분류하였다.

첫째, 집단 구성원 한 명당 의사소통하는 사람이 두 명이면서 서로 연결되어 있는 경우이다.

둘째, 개방적인 형태의 의사소통 형태로 집단 내에서 특정한 리더가 없고, 구성원 모두가 자유롭게 동등한 위치에서 의사소통하는 경우이다.

셋째, 구성원 사이에 사슬 형태의 릴레이식 의사소통이 이어지는 경우다. 즉, 지위나 연령이 낮은 구성원이 그다음 단계의 구성원을 향해 의사소통하면 다시 그보다 높은 단계 구성원에게 전달되는 형태다.

넷째, 권력 핵심에 있는 사람에게 직접 의사소통하는 경로 외에, 한 사람을 거치는 경로가 존재하는 Y 형태이다.

다섯째, 구성원 모두와 의사소통하는 사람은 한 명뿐인 수레바퀴 형태다. 나머지 사람들 간 의사소통 역시 모두 한 사람을 거쳐 일어난다.

(4) 조직 의사소통

조직 의사소통(organizational communication)은 소집단 의사소통 참여자보다 소속 자격과 경계가 뚜렷하다. 즉, 일상적인 업무 수행을 위한 명령 전달 기능, 업무 만족도와 생산성 향상에 기여하는 인간관계 기능, 평소 조직에 영향을 미칠 수 있는 환경 요소 등을 파악하고 이와 관련한 정보를 수집하며 분석하는 불확실성 관리 기능이다. 따라서 업무적 요소가 강하므로 계약적이고 공식적인 의사소통 특성이 따르고, 생명력이 길며 지속성이 있다. 또 구성원이 어디에 존재하고, 그 범위가 어디까지인지 확실하다.

(5) 공중 의사소통

공중 의사소통(public communication)은 말하는 사람은 한 명이지만 듣는 사람은 여럿인 상황에서 일어나는 의사소통이다. 그래서 '공중 스피치(public speech)' 또는 '공중 연설'이라고도 한다. 예를 들면, 강의실에서의 수업장면이 이것에 속한다.

공중 스피치는 대중 앞에서 발표와 평가를 받게 된다는 점에서 불안감을 유발할 수 있지만, 그 정도의 차이는 개인마다 다르다. 그리고 대개의 경우 의사소통 자체에 대한 불안이기보다 대인공포증으로 인한 불안감으로 본다.

(6) 매스 커뮤니케이션

매스 커뮤니케이션(mass communication)은 엄청난 규모의 대중을 상대로 빠르고 쉽게 의사소통을 할 수 있다는 것이 그 특징이다. 이 유형은 인쇄기술이나 전자기술을 비롯한 다양한 첨단장비가 동원되기도 하기 때문에 '기계 매개 커뮤니케이션(machine-mediated communication)'이라고 부르기도 한다.

그러므로 매스 커뮤니케이션의 메시지는 시공간을 넘어서, 동시에 메시지가 전달될 수 있다. 그러나 이런 뛰어난 장점에도 불구하고 메시지 전달의 일방향성 때문에 피드백은 그다지 풍부하지 못하여, 최근에는 또 다른 기술들이 이런 점을 보완하고 있다. 그것은 상호작용성을 갖춘 새로운 의사소통의 방법이 개발되어 보다 대인 의사소통에 가까워지고 있다(조경덕 외, 2013).

(7) 유형에 따른 의사소통의 특성 변화

첫째, 메시지의 계획성이 높아진다. 왜냐하면 의사소통에 참여하는 인원의 규모가 대인 의사소통 수준을 벗어나면 공적인 성격이 강해지기 때문이다. 이때 송신자 역할은 커지는 반면에 수신자 역할은 축소되기 때문에 활발한 교류나 상호작용을 기대하기는 어렵다.

둘째, 대인 의사소통은 송신자와 수신자 간 친밀감을 강하게 형성하고 메시지에 대한 서로의 반응(피드백)을 원활하게 하는 것이 특징이다. 그러나 참여 인원의 규모가 커지면서 친밀감은 떨어질 수밖에 없고, 송신자 위주의 전문적이고 공식적인 의사소통 방식이 되어 상호작용과 피드백이 감소된다.

03 인간관계의 효과적인 의사소통

대인관계에서 서로를 알게 되고 이해하며 접촉하는 데 매개가 되는 중요한 수단은 서로의 의사나 감정 또는 사상을 표현하는 언어이다. 언어를 가지고 의사를 나누며 감정을 이해하는 과정을 통틀어서 의사전달과정 또는 의사소통의 과정이라고 한다.

이러한 과정은 크게 나누어서 자기의 의사를 상대에게 알리기 위해서 표현하는 과정과 상재가 표현한 의사, 즉 전달 내용을 이해하고 파악하는 과정이 있는바 이 두 개의 과정에서 내용의 전달에 문제가 있거나 또는 전달된 내용을 이해하는 데 어떤 방해가 있거나 잘못이 있을 때에는 서로 오해와 문제가 발생하게 된다.

1) 의사소통의 방해요인

인간관계에서 의사를 전달하는 방법은 보편적으로 언어나 문자를 통하는 것이 전형적인 방법이지만 그것만으로 의사가 전달되지 못하는 경우가 허다하다(조현춘, 2003). 의사소통을 제대로 하지 못하게 되는 경우는 다음과 같은 경우이다.

첫째, 자기 의사를 솔직히 나타내지 못할 때이다.

의사표현의 수단을 언어나 문자로 할 때 일차적으로 언어의 구사력이나 문장력이 문제가 되는 것은 자명한 일이다. 어린이의 옹알이를 듣고 무슨 뜻인지 이해하지 못하는 것처럼 자기의 의사를 충분히 표현할 수 있는 기술을 갖지 못했을 때에는 상대가 그의 말을 이해할 수 없는 것이다. 뿐만 아니라 우리의 경험으로도 심한 긴장하에서는 말문이 막혀버려서 자기의 의사를 표출시키지 못하는 경우도 있는가 하면, 때로는 잘못된 학습으로 인하여 발음이 불량하다거나 또는 표현기술상의 문제가 있을 때에도 상대가 오해하기 쉬우므로 정확한 의사소통을 방해하는 것이다.

둘째, 자기 의사를 나타내기 싫은 경우이다.

사람에 따라서는 자기 의사를 나타내는 것에 두려움을 느껴서 표현하지 않기도 하며, 때로는 갈등과 불만으로 자기 의사를 전달하려 하지 않는다. 어린이들만이 아니라 성인들조차도 상대에게 분노의 표현을 삼가거나 사실을 위장하는 경우는 바로 여기에 해당한다. 때문에 상담가들은 내담자가 적개심이나 애정 또는 권태로움을 자유스럽게 표현할 수 있는 정도에 따라 그의 병상을 가늠하기도 한다.

셋째, 행동이 제한당할 때에는 솔직히 전달할 수 없는 것이다.

건전한 인간관계에서는 화제가 다양하고 허용적이나 그렇지 못한 경우에는 금기와 제한이 가해져서 자기의 애정, 적개심 또는 욕구 따위를 자유로이 표현하지 못하게 된다. 우리가 현실적으로도 경험하는 바와 마찬가지로 모자간에, 부부간에 또는 사제 간에 할 말과 못할 말이 있는 것은 그러한 금기와 제한이 자유로운 의사발표를 방해하는 요인이 되는 것이다.

넷째, 강한 의존심을 가졌을 때이다.

고립무원한 사람은 자기 의사를 나타내기 꺼린다. 왜냐하면 남이 자기를 외면하고 있다는 것을 두려워하기 때문이다. 그래서 흔히 남에게 의존하려 하고 있어서 강한 의존심은 독자적인 행동이나 충분한 의사전달을 방해하는 요인인 것이다. 의존심이 강한 사람은 어느 누구에게 의존해서 만족을 추구하는 것이어서 자기의 감정, 욕구, 의견을 잘못 발표함으로써 상대로부터 배척을 당하지 않을까 하고 두려워하는 것이다. 해고를 두려워하는 피고용인은 고용주에게 자기의 불만이나 고용주의 잘못을 지적하지 못하는 것이며 남편에게 버림받을 것을 두려워 말도 못 하고 억압받고 지내는 옛날의 어머니들, 야단맞을 것을 겁내어 부모에게 자기의 요구를 제시하지 못하는 자녀들의 모두가 의존심 때문인 것이다. 그들이 고용주에게 남편이나 아버지에게 의존되어 있지 않다면 할 말을 모두 표현할 수 있겠으나 그것들이 가지고 있는 의존심은 의사표현을 방해하고 있는 것이다.

다섯째, 엄격한 양심을 가졌을 때이다.

사람들은 수많은 욕구를 가지고 있는바 사회적으로 수용될 수 있는 것이 있기도 하고 때로는 죄책감과 수치감 따위를 수반하는 것이 있기도 하다. 이러한 수치감이나 죄책감은 양심에 의한 것이어서 타인에게도 그러려니와 자신에게도 그러한 요구를 억압할 것을 강요한다. 청소년들의 성적 욕구는 매우 강렬한 것이면서도 그에 수반하는 죄책감은 성적 욕구 표현을 억압하는 것이어서 자기표현을 어렵게 만든다. 또, 때로는 자기의 의사를 표현함으로써 상대에게 위협감이나 불쾌감을 주지 않을까 하고 지나치게 조심하게 되는 경우도 진정한 자기 의사를 전달할 수 없게 만드는 것이기도 하다.

2) 의사 불통의 해소

대인관계에서 의사소통을 방해하는 요인은 위에서 설명한 바와 같이 다양한 것이지만 그것을 해결하는 길은 전달과정과 수용과정에서 그러한 요인들을 현실과 어떻게 조화시켜 나가느냐에 따른 것이다.

건전한 인간관계에서는 진정한 자기를 사실대로 모든 것을 털어놓는 것이 무엇보다 중요하다. 그럼에도 사람들은 자기의 생각, 느낌, 기대, 요구와는 거리가 먼 행동을 하면서 진정한 자기의 표현을 꺼리고 있다. 그것에 자기를 두려워하고 자기 자신에 대하여 불만을 갖고 있기 때이다(홍용기, 2003). 호나이가 말하듯 성격치료는 소외된 자아를 원상태로 회복하기 위한 노력이다. 불건전한 성격을 가진 사람과 전문가 사이의 의사소통을 하는, 즉 환자로 하여금 진정한 자기를 표현하도록 권장하며 비판하게 하면서 장벽을 최소화시키는 과정이라면 진정한 자기를 수용하지 못하고 두려워하고 당황하기보다는 자기를 수용하고 나타낼 수 있는 것은 건전한 의사소통을 할 수 있다는 증거가 된다.

우리는 솔직히 자기를 표현하지 않기 때문에 오해를 낳게 되는 경우가 있다. 아무 일도 아닐 것을 가지고 오해를 하지만 사실을 털어놓게 되면 그 오해가 잘못된 것임을 알고 서로가 멋쩍어함을 경험하고 있다. 그것은 서로가 신뢰하지 못하고 솔직하게 말하지 못한 것에서 비롯된 것이다. 때문에 자기를 은폐한다고 하는 것은 외부로 자기를 노출하여 해결하려는 노력만 같지 못하다.

상대가 무엇을 어떻게 생각하고 느끼고 있는지를 모를 때는 불안한 것이고, 그들의 관계에 위해를 가져온다. 만약 변화무쌍한 일기의 변화를 당하며 천재를 두려워하게 되고, 다른 사람의 마음속을 조금도 모를 때는 두려워 안정을 찾을 수 없는 것이나 조금도 다를 바 없다(조현춘, 2003).

이와 같이 인간관계에서도 감정의 표현이 전혀 없고 욕구나 행동의 예상이 불가능해지면 상대에 대하여 불안감을 갖게 될 뿐만 아니라 방어적이 되므로 거기에서 벗어나기 위해서는 솔직하게 자기를 표현하고 자기 의사를 표시하며 있는 그대로를 받아들여야 하는 것이다. 특히 자기를 충분히 명확하게 발표하기 위하여서 타인에 대한 지각, 정서적 안정과 자기 존중감이 있어야 한다.

우리는 여행 중이나 어떤 좌석에서 낯선 사람에게 자기를 자연스럽게 노출시키며 소탈하며 가식이 없는 행동을 하는 사람과 만날 때가 있다. 혹자는 그러한 사람을 보고 실없는 사람으로 오해하기도 하나 사실 그런 사람들은 건전한 인간관계를 맺을 수 있고 충분히 의사를 소통할 수 있는 성숙된 사람인 것이다(임승권, 2005).

3) 의사소통의 과정

대인관계에서 서로를 알게 되고 이해하며 접촉하는데 매개가 되는 중요한 수단은 서로의 의사나 감정 혹은 사상을 표현하는 언어이다. 언어를 가지고 의사를 나누며 감정을 이해하는 과정을 통틀어 의사전달과정 혹은 의사소통의 과정이라고 한다.

(1) 의사소통의 과정

의사소통은 생명체들 사이에서 감정, 태도, 사실, 신념, 생각 등을 전달하는 대화 과정이다. 언어가 의사소통의 일차적인 수단이지만 결코 유일한 수단은 아니다. 비언어적 의사소통은 얼굴 표정, 침묵, 몸짓, 감촉, 입모습,

눈짓, 그리고 사람들이 서로 의미를 주고받는 데서 사용하는 기타 다른 비언어적 기호와 단서 등을 이루어진다. 즉, 대인 간의 의사소통은 어느 한 사람이 타인에게 영향을 주고 타인을 이해하는 데에 사용되는 모든 수단을 포함한다(박성수, 2002).

의사소통에서 야기되는 많은 문제점들은 사람들이 의사소통이 쌍방적 과정이라는 사실을 망각하는 데서 유래한다.

몇 가지 측면에서 의사소통은 암호의 송신과 비슷하다고 할 수 있다. 왜냐하면, 여기에 암호화(encoding)와 암호 해독(decoding)의 과정이 포함되기 때문이다. 송신자는 자신이 의도하는 메시지를 결정하고 정보를 이해 가능한 언어로 바꿈으로써 메시지를 암호화한다. 그리고 그것을 수신자에게 보내고 수신자는 이를 받아서 암호 해독을 한다. 모든 사람들은 자신의 경험, 욕구, 감정, 가치, 신념, 그리고 자신에게 아주 사적이고 독특한 다른 사항들에 비추어서 메시지를 수용한다.

(2) 피드백의 중요성

메시지가 수신자에 의하여 적절하게 해석되었는지 아닌지를 결정하기 위해서는 피드백의 과정이 있어야 한다. 피드백은 지각과 정보를 전달하고 자신의 이해를 명료화하는 과정이다(김경중, 2002).

그렇지만 타인이 자신에게 위협이 될지도 모르는 정보를 제공해 주면 대개 방어적인 자세를 취하게 한다. 그래서 다음의 내용은 피드백을 비위협적이고, 건설적인 방식으로 제공하기 위한 몇 가지 방법들이다.

① 성격보다는 구체적 행동에 대해서 말하라.

자신의 메시지가 타인을 공격하는 것으로 지각되면 상대방은 분명히 방어적이 되므로, 메시지가 비난이나 고발에 비중을 두거나 상대방의 성격을 모욕하는 인상을 주게 된다면 그것은 적절한 피드백이 아니다. 그러므로 친구나 타인의 실제 모습이 어떻다고 생각하기보다는/타인의 행동이 어떻다는 데 관심을 집중하는 것은 타인의 방어 의식을 감소시키는 데 도움을 준다.

② 판단하기보다는 정보를 교환하라.

정보를 교환하는 것은 일어난 일을 보고하고 동기를 평가하고 행동을 기술하는 것과 관련이 크다. 그러므로 대화 시에 딱 잘라 말해 주는 것보다는 규모, 범위, 전체적인 윤곽에 대해서 말해 주는 것이 더 효과적이다.

③ 충고나 해결 방안보다는 대안을 제시하라.

어떤 일을 의논할 때는 선택 안, 생각, 지각 등에 대하여 서로 의견을 교환하는 것은 다른 사람으로 하여금 자신이 고려해야 할 대안에 관한 정보 제공의 기회가 된다. 그리고 여기서 중요한 것은 의사결정은 반드시 당사자에게 맡기는 것이 바람직하다는 것이다.

④ 타인에게 자유로운 제안을 하되 강요는 말아라.

피드백이란 자신을 위한 감정표현이나 정화를 위한 것이 아니라, 피드백을 받으려는 사람의 욕구를 채워 주기 위한 것이다. 여기서 주의할 것은 한 번에 받아들일 수 있는 피드백의 양에는 한계가 있다는 사실을 인식해야 한다는 것이다. 만일 여러분이 더 많은 정보를 받아들이도록 강요한다면 그것은 타인의 욕구를 위한 것이 아니라 여

4) 바람직한 인간관계와 의사소통

좋은 대인관계에는 대인관계를 유지하는 필수적인 커뮤니케이션 요소들이 잘 갖추어져 있다는 공통점이 있다(권석만, 2004). 이를 살펴보면 다음과 같다.

(1) 언어적 기술

어휘와 언어 사용 능력도 중요하지만 보다 중요한 언어적 기술은 말하려는 동기를 갖추는 것이다. 좋은 대인관계에서는 서로가 대화를 지속하려는 동기를 함께 찾으며, 갈등을 감소시키고자 노력한다. 상대방과 어떻게 하면 의사소통을 잘할 수 있는지에 대해 지속적인 관심을 갖는 것도 언어적 기술을 갖추는 것이다.

(2) 감정 표현과 자아 노출

무조건 갈등을 회피하는 것은 대인관계에 악영향을 준다. 특히 여성보다는 남성이 듣기 싫어하는 말을 하는 것은 옳지 않다는 의식 때문에 자신의 감정을 표현하지 않는 경우가 많지만, 이는 대인관계를 더욱 어렵게 만든다. 따라서 자신의 감정 상태를 드러내고 때때로 자신의 숨기고 싶은 감정을 노출하는 것("시험에 떨어져서 기분이 정말 엉망이야" 등)이 대인관계 형성에 도움이 된다.

(3) 대화 참여와 지속 의도 표현

상대방과 함께 나눌 수 있는 화젯거리를 찾고 그의 감정과 관계에 초점을 맞추려는 노력에 대한 것이다. 상대방이 계속 말할 수 있도록 피드백을 보내고("아", "음", "네", "재미있네요", "그래서요" 등) 관심을 나타내는 것이 필요하다.

(4) 비언어 분석

대인관계에서 상대방 대화의 행간 의미를 읽는 것은 중요하다. 이때 도움이 되는 것은 비언어 단서를 포착하는 것이다. 명백한 시각적 단서(고개 끄덕임, 미소, 눈 맞춤, 목소리 등)나 목소리 단서(크기, 억양, 고저 등)를 놓치지 않고 알아채는 것이 그것이다. 통상 비언어 분석 능력은 남성보다 여성이 우수하다.

(5) 배려, 감사, 칭찬의 사용

상대방과의 관계를 진전시키기 위해서는 배려와 감사("지난밤 정말 즐거웠어", "다시 만나고 싶어", "우리가 친구인 게 기뻐" 등)가 필수적이다. 이는 서로가 감정적으로 연결되어 있음을 느끼게 한다. 칭찬("네 말은 정말 재미있어", "오늘 근사한걸!" 등) 또한 대인관계를 진전시키는 의사소통 형태이다.

참고문헌

강경미(2016). **발달심리학**. 서울: 학지사.

강길호 · 김현주(2003). **커뮤니케이션과 인간**. 한나래.

강봉균(2006). **신경과학 뇌의 탐구 제3판**. 바이오메디북.

곽금주(2013). **흔들리는 20대**. 서울: 서울대학교출판문화원.

권석만(2003). **이상심리학**. 서울: 학지사.

권석만(2004). **젊은이를 위한 인간관계의 심리학**. 서울: 학지사.

권석만(2012). **현대심리치료와 상담이론**. 서울: 학지사.

권석만(2014). **이상심리학의 기초: 이상행동과 정신장애의 이해**. 서울: 학지사.

권준수 외(2015). **정신보건사회사업실천론**.

김경수(2017). 외상후스트레스장애 후유증 극복을 위한 시네마테라피 활용에 관한 고찰 이해와 치유 중심으로 한 <레인오버미(Reign Over Me> 등장인물의 동일시 과정 분석. **애니메이션연구**, 13(2), 7-31.

김광웅(2007). **현대인과 정신건강**. 서울: 시그마프레스.

김규수(1999). **정신보건사회사업실천론**. 형설출판사.

김근영(2012). 청소년기 자아 정체성 연구의 대안적 접근: 서술적 정체성 발달. **청소년학연구**, 19(3), 85-108.

김상윤(2005). **신경학**. 서울대학교출판문화원

김영훈(2018). **연령별 뇌발달 적기교육**.

김영태(2013). 영유아 언어발달검사(SELSI) 개발연구: 문항 및 신뢰도 분석. **언어청각장애 연구** 2002(7), 1-23.

김윤정(2013). 조절초점-해석수준 부합에 따른 자기조절 유지 효과성. 성균관대학교 대학원.

김예림(2020). **뇌기반 부모교육**. 서울: 동문사.

김정호 · 김선주(2002). **스트레스 이해와 관리**. 서울: 시그마프레스.

김종재(2006). **인간관계론(제2판)**. 서울: 박영사.

김춘경 외(2016). **청소년 상담**. 서울: 학지사.

김태련 · 강우선 · 김경은 · 김도연 · 김문주 · 박랑규 · 서수정 · 양혜영 · 이경숙 · 장은진 · 정은진 · 정은 정 · 조현섭 · 허묘연(2003). **발달장애 심리학**. 서울: 학지사.

김현정(2012). 긍정적 정신건강 모형의 타당화 연구. 고려대학교 대학원 박사학위논문.

김현호(2004). **인간관계론**. 문학마을사.

김형태(2003). **21세기를 위한 상담심리학**. 서울: 동문사.

김혜숙 · 박선환 외 3(2016). **인간관계론**. 경기: 양서원.

나동석 · 서혜석 · 이대식 · 곽의향 · 김미혜(2008). **정신건강론**. 서울: 정민사.

나은영(2002). **인간 커뮤니케이션과 미디어**. 한나래.

노안영(2003). **성격심리학**. 서울: 학지사.

노안영(2006). **상담이론과 실제**. 서울: 학지사.

대한신경정신의학회 청소년특임위원회(2019). **팩트체크, 아이 정신건강**. 서울: 대한신경정신 의학회 출판부.

대한신경정신의학회(2017). **신경정신의학 3판**. 서울: 중앙문화사. 309-311.

민성길(2015). **최신정신의학**. 일조각.

박동수 · 이희영 · 정성한(2011). **조직행동**. 경기: 경세원.

박성연 · 백지숙 · 안지영 · 오미경 · 이사라 · 이주연 · 임희수 · 전춘애 · 지연경 · 한세영(2011). **인간발달**. 서울: 파워북.

박아청(1994). Marcia의 아이덴티티 지위면접을 활용한 연구에 대한 비판적 고찰. **한국심리학회지: 일반**, 13(1), 167-185.

박아청(2003). 한국형 자아 정체감 검사의 타당화 연구. **교육심리연구**, 17(3), 373-392.

박연호 · 이종호 외(2016). **현대 인간관계론**. 서울: 박영사.

설기문(2002). **인간관계와 정신건강**. 서울: 학지사.

손매남(2020). **뇌치유상담학**. 앤트북.

송길연 외(2001). **발달심리학**. 서울: 시그마프레스.

송동호 · 이정섭 · 홍현주(2017). **신경정신의학** 3rd edition. 대한신경정신의학회편. 서울: 아이 엠이즈컴퍼니. 177-207.

송명자(2008). **발달 심리학**. 서울: 학지사.

신민섭 · 김융희(1998). 한국형 아동기 자폐증 평정척도의 표준화연구: 신뢰도, 타당도 및 진단분할점 산출. *Korean J Clin Psychol, 17*, 1-15.

신현균 · 김진숙(2016). **주의력결핍 과잉행동장애: 주의산만하고 유별난 아이**. 서울: 학지사.

안동현 · 홍강의(1990). 주의력결핍장애아동의 치료. **소아청소년정신의학**, 1, 77-88.

오수성 · 김정호 · 김해숙 · 김희경 · 신기숙 · 이숙자 · 정정화 · 채숙희 · 한은경 · 홍창희(2013). **정신병리학**. 서울: 학지사.

유순덕(2018). **가족과 사회가 함께 치매를 알아야 예방할 수 있다**. 서울: 휴먼북스.

유희정 · 곽영숙(2014). **DSM-5에 준하여 새롭게 쓴 소아정신의학**. (홍강의 편저). 서울: 학지사. 145-166.

윤가현 등 14인 공저(2011). **심리학의 이해**. 서울: 학지사.

윤명숙 · 김성혜 · 채완순(2008). 기초생활수급자들과 일반인의 문제음주와 정신건강 비교. **한국알코올과학회지**, 9(2), 13-26.

윤성자 · 황주희 · 박은하 · 최명희(2019). 대학병원 간호사의 정신건강에 영향을 미치는 요인. **한국디지털콘텐츠학회논문지**, 20(6), 1215-1224.

이경화 · 김연진 · 고진영 · 박숙희(2010). **유 · 아동기 정신건강의 이해**. 서울: 동문사.

이나림 · 홍영은 · 김예니(2019). 자폐 스펙트럼 장애 선별 도구에 대한 고찰. *J Korean Neuropsychiatr Assoc, 58*, 192-201.

이명자 · 류정희(2008). 완전한 정신건강 모형검증. **교육연구**, 31, 47-68.

이무석(2003). **정신분석에로의 초대**. 서울: 이유.

이봉건(2009). **이상심리학**. 서울: 시그마프레스.

이부영(2003). **분석심리학**. 서울: 일조각.

이상복 외 2명(1996). **주의력결핍 과잉행동 아동의 행동지도 방법**. 대구대학교출판부.

이영실 외(2012). **정신건강론**. 서울: 창지사.

이연실 · 이윤로 · 유영달(2011). **정신건강론**. 서울: 창지사.

이현수(1997). **건강과학개론**. 서울: 중앙대학교출판부.

이인정 · 최해경(2007). **인간행동과 사회환경**. 경기: 나남출판.

이인혜(1991). 스트레스 및 대처가 신체지각에 미치는 영향. **한국심리학회지: 건강**, 4(1), 80-93.

이재창 외(2000). **인간관계론**. 문음사.

이태연 · 최명구(2006). **생활 속의 정신건강**. 서울 : 신정.

임승권(1993). **정신위생**. 양서원

임승권(2003). **인간발달과 행동이해를 위한 정신위생**. 경기: 양서원

임영진 · 고영건 · 신희천 · 조용래(2010). 특별 심포지엄: 한국인의 행복 및 정신건강 지수: 한국인의 정신건강. **한국심리학회 연차학술발표대회 논문집**.

장연집 · 박경 · 최순영(1997). **현대인의 정신건강**. 서울: 동문사.

장현갑 · 강성군(2003). **스트레스와 정신건강**. 서울: 학지사.

장휘숙(2012). 성인발달 및 노화심리학. 서울: 박영사.

정옥분(2005). 발달 심리학. 서울: 학지사.

정옥분 (2013). 아동발달의 이해. 서울 : 학지사

조현춘 외(2004). 심리상담과 치료의 이론과 실제. 서울: 시그마프레스.

조흥식 · 김혜래 · 신은주 · 우국희 · 오승환 · 성정현 · 이지수(2010). **인간행동과 사회환경**. 서울: 학지사.

천덕희(2006). "노인정신건강" 제10기 정신보건사회복지사 수련 이론 교육. 한국정신보건사회복지학회.

최진명(2013). 조절초점 동기가 의사결정 수단 선택에 미치는 영향. **마케팅논집** 21(2).

한국성인ADHD 임상연구회, J.Russell Ramsay & Anthony L. Rostain 저(2019). **성인 ADHD의 대처기술 안내서**. 서울:하나의학사.

한경혜 · 손정연(2012). 베이비붐 세대의 은퇴 과정, 경제적 · 관계적 · 자원과 심리적 복지 감: 남녀차이를 중심으로. **한국가족복지학**, 38(12), 291-330.

홍강의(2014). **소아정신의학**. 서울: 학지사.

홍용기 외(2003). **인간관계론**. 서울: 한울.

홍진표(2016). 정신질환실태역학조사. 266-274.

Abrahams B.S., Geschwind D.H.(2008). Advances in autism genetics: on the threshold of a new neurobiology. *Nat Rev Genet 2008*(9), 341–55.

Adams, G. R., & Shea, J. (1979). The relationship between identity status, locus of control, and ego development. *Journal of Youth and Adolescence, 8*, 81–89.

Adler, A. (1931). *What life shouls mean to you*. Boston: Little, Brown.

American Psychiatric Association(1968). *Diagnostic and Statistical Manual of Mental Disorders, 2nd edition* (DSM-II). Washington DC: APA press.

American Psychiatric Association(1980). *Diagnostic and Statistical Manual of Mental Disorders, 3rd edition*(DSM-III). Washington DC: APA press.

American Psychiatric Association(2000). *Diagnostic and Statistical Manual of Mental Disorders, 4th edition* text revision(DSM-IV-TR). Washington DC: APA press.

American Psychiatric Association(2013). *Diagnostic and Statistical Manual of Mental Disorders, 5th edition*. Washington DC: APA press.

American Psychiatric Association(2013). *Diagnostic and statistical manual of mental disorders* (DSM-5). Washington, DC: American Psychiatric Pub.

Asendorpf, J. B., Warkentin, V., & Baudonnière, P. M. (1996). Self-awareness and other-awareness. II: Mirror self-recognition, social contingency awareness, and synchronic imitation. *Developmental Psychology, 32*, 313-321.

Association AP(2013). *Diagnostic and statistical manual of mental disorders* (DSM-5®). Washington, DC: American Psychiatric Pub. p.50-59.

Bandura, A.(1982). Self-efficacy mechanism in human agency. *American Psychologist, 37*(2), 122-147.

Bandura, A.(1986). The explanatory and predictive scope of self-efficacy theory. *Journal of Social and Clinical Psychology, 4*(3), 359-373.

Bandura, Albert (1991). "Social Cognitive Theory of Self-Regulation". Organizational Behavior and Human Decision Processes.

Bandura, A.(1997). *Self-Efficacy: The Exercise of Control*. New York: Freeman.

Bandura, A. (2006). Guide for constructing self-efficacy scales. *Self-Efficacy Beliefs of Adolescents, 5*, 307-337.

Bandura, A., Barbaranelli, C., Caprara, G. V., & Pastorelli, C. (1996). Multifaceted impact of self-efficacy beliefs on academic functioning. *Child Development, 67*(3), 1206-1222.

Bandura, A., Reese, L., & Adams, N. E. (1982). Microanalysis of action and fear arousal as a function of differential levels of perceived self-efficacy. *Journal of Personality and Social Psychology, 43*(1), 5.

Baumeister, Roy; Schmeichel, Brandon; Vohs, Kathleen. "Self-Regulation and the Executive Function: The Self as Controlling Agent". Social psychology: Handbook of basic principles.

Baumeister, R. F. (1998). The self. In D. T. Gilbert, S. T. Fiske, & G. Lindzey (Eds.), Handbook of Social Psychology (4th ed.). New York: McGraw-Hill Press, 680-740.

Barling, J., & Beattie, R. (1983). Self-efficacy beliefs and sales performance. *Journal of Organizational Behavior Management, 5*(1), 41-51.

Baumeister, R. F., Campbell, J. D., Krueger, J. I., & Vohs, K. D. (2003). Does high self-esteem cause better performance, interpersonal success, happiness or healthier lifestyles?. *Psychological Science in the Public Interest, 4*(1), 1-44.

Baio J, Wiggins L, Christensen DL, Maenner MJ, Daniels J, Warren Z, et al. Prevalence of autism spectrum disorder among children aged 8 Years - Autism and developmental disabilities monitoring network, 11 Sites, United States, 2014. MMWR Surveill Summ 2018

Barbaro J, Dissanayake C. Developmental profiles of infants and toddlers with autism spectrum disorders identified prospectively in a community-based setting. *J Autism Dev Disord 2012*, 42, 1939–48.

Bayley N(2006). *Bayley scales of infant and toddler development. 3rd ed.* San Antonio, TX: Harcourt.

Berk, L. E.(2009). **생애발달 II**.(이옥경 · 박영신 · 이현진 · 김혜리 · 정윤경 · 김민희 역, 원제: *Development through the lifespan*). 서울: 시그마프레스.

Berk, L. E. (2014). **아동발달**. (이종숙 · 신은수 · 안선희 · 이경옥 · 역, 원제: *Child development*). 서울: 시그마프레스.

Blasi, A., & Milton, K. (1991). The development of the sense of self in adolescence. *Journal of Personality, 59*, 217-242.

Blustein, D. L., Devenis, L. E., & Kidney, B. A. (1989). Relationship between the identity formation process and career development. *Journal of Counseling Psychology, 36*, 196-202.

Bowers, K. (2009). Making the most of human strengths. In S. J. Lopez (Ed.), *Positive psychology: Exploring the best in people*(pp. 23-36). Westport, CT: Praeger.

Brown, J. D. (1998). *The Self.* New York: McGraw Hill.

Carlson, Stephanie M.; Meltzoff, Andrew N. (March 2008). Bilingual experience and executive functioning in young children. *Developmental Science. 11*(2): 282–298.

Cannon, W. (1932). *The Wisdom of the Body*. New York: Norton.

Cohen,S., & Hoberman, H. M. (1983). Positive events and social supports as buffers of life change stress. *Journal of Applied Social Psychology, 13*(2), 99-125.

Chesney, M., & Darbes, L. (1998). Social support and heart disease in women: Implications for intervention. In K. Orth-Gomer, M. Chesney, & N. K. Wenger (Eds.), *Women, Stress, and Heart Disease* (pp. 165-182). Mahwah, NJ: Erlbaum.

Charles Cooley(1909). *Social Organization*. New York: Scribner. 61.

Cote, J. E., & Levine, C. (1988). A critical examination of the ego identity status paradigm. *Developmental Review, 8*, 147-184.

Dohnt, H., & Tiggemann, M. (2006). The contribution of peer and media influences to the development of body satisfaction and self-esteem in young girls: A prospective study. *Developmental Psychology, 42*(5), 929-936.

Dreikurs, R. (1991). *The Challenge of Child Training: A Parent's Guide*. New York: Hawthorn Books, Inc.

Eagle, J. (2008). Families that work. In S. J. Lopez(Ed), *Positive psychology: Exploring the best in people* (pp. 111-130). Westport, CT: Praeger.

Erikson, E. H. (1968). Identity: Youth and Crisis. New York, NY: Norton.

Furnham, A., & Cheng, H. (2000). Lay theories of happiness. *Journal of Happiness Studies, 1*, 227-246.

Gartstein, M. A., & Rothbart, M. K. (2003). Studying infant temperament via the revised infant behavior questionnaire. *Infant Behavior and Development, 26*(1), 64-86.

Gottlieb, G. (1991). Experimental canalization of behavioral development. *Theory Developmental Psychology, 27*, 4-13.

Gordon, R. & A.G.(1978). Jacobson The shaping of tissues in embryos. *Scientific American, 238*(6), 106-113, 160.

Grant,J.E., & Petenze,M.N. (2010). *Young adult mental health.* NY: Oxford University Press.

Green J, Gilchrist A, Burton D, Cox A.(2000). Social and psychiatric functioning in adolescents with Asperger syndrome compared with conduct disorder. *J Autism Dev Disord, 30*, 279–93.

Gronau, R. C., & Waas, G. A. (1997). Delay of gratification and cue utilization: An examination of children's social information processing. *Merrill-Palmer Quarterly, 43*, 305-322.

Gross, J. J., & Munoz, R, F. (1995). Emotion regulation and mental health. *Clinical psychology. Science and Practice, 2*, 151-164.

Harter, S. (1999). *The Cognitive and Social Construction of the Developing Self.* New York: Guilford Press.

Harter, S. (2006). The self. In N. Eisenberg, W. Damon & R. M. Lerner (Eds.), *Handbook of Child Psychology* (pp. 505-570). Hoboken, NJ: John Wiley & Sons.

Hewitt, PL., Flett, GL., Sherry, SB., Habke, M., Parkin, M., Lam, RW., McMurtry, B., Ediger, E., Fairlie, P., Stein, MB. (2003). The interpersonal expression of perfection: Perfectionistic self-presentation and psychological distress. *Journal of Personality and Social Psychology, 84*(6), 1303-1325.

Higgins, ET. (1987). Self-discrepancy: a theory relating self and affect. *Psychological Review, 94*, 319-340.

Hobfoll, S. E. Watson, P., Bell, C. C., Bryant, R. A.,Brymer, M. J., Friendman, M. J., ··· & Ursano, R. J. (2007). Five essential elements of immediate and mid-term mall trauma intervention: Empirical evidence. *Psychiatry: Interpersonal and Biological Processes, 70*(4), 283-315.

Holmes, T. H., & Rahe, R. H. (1967). The social readjustment rating scale. *Journal of Psychosomatic Research, 11*, 213-218.

Howlin P, Magiati I, Charman T.(2009). Systematic review of early intensive behavioral interventions for children with autism. *Am J Intellect Dev Disabil, 114*, 23-41.

Jahoda, M. (1958). *Current Concepts of Positive Mental Health*. New York: Basic Books.

Lazarus, R. S. (1976). *Patterns of adjustment*(3rd ed.). Tokyo: McGraw-hill, Kogakusha.

Lazarus, R. S. (1993). From psychological stress to the emotions: A history of changing outlooks. *Annual Review of Psychology, 44*, 1-21.

Lazarus, R. S., & Folkman, S. (1984). *Stress, Appraisal, and Coping*. New York: Springer. (**스트레스와 평가 그리고 대처**. 김정희 옮김. 2001. 서울: 대광문화사)

Jones, R. M., & Hartmann, B. R. (1988). Ego identity: Developmental differences and experimental substance use among adolescents. *Journal of Adolescence, 11*, 347-360.

Jourard, S. M. (1974). *Healthy Personality*. An Approach From the Viewpoint of Humanistic Psychology.

Jung, C. G (1992). **융 심리학 해설** (설영환 옮김). 서울: 선영사.

Kagan, J.(1998). Biology and the child. In W. S. E. Damon & N. V. E. Eisenberg(Eds.), Handbook of Child Psychology: Vol. 3. *Social, Emotional, and Personality Development* (5th ed., pp. 177-235). New York: Wiley.

Kaler, S. R., & Kopp, C. B. (1990). Compliance and comprehension in very young toddlers. *Child Development, 61*, 1997-2003.

Kendell, R. E. (1975). *The role of diagnosis in psychiatry*. Oxford, England: Blackwell Scientific Publication.

Kim YS, Leventhal BL, Koh Y-J, Fombonne E, Laska E, Lim E-C, et al.(2011). Prevalence of autism spectrum disorders in a total population sample. *Am J Psychiatry, 168*, 904-12.

Kling, K. C., Hyde, J. S., Showers, C. J., & Buswell, B. N. (1999). Gender differences in self-esteem: a meta-analysis. *Psychological Bulletin, 1 25*(4), 470-500.

Knight,R.P. (1971) The dynamics and treatment of chronic alcohol addiction. *Bulletin of the Menninger Clinic, 1*, 233-250.

Kopp, C. B. (1987). The growth of self-regulation: Caregivers and children. In N. Eisenberg (Ed.), *Contemporary Topics in Developmental Psychology* (34-55). New York: Wiley.

Kochanska, G., Murray, K. T., & Harlan, E. T. (2000). Effortful control in early childhood: Continuity and change, antecedents, and implications for social development. *Developmental Psychology, 36*(2), 220-232.

Kochanska, G., & Knaack, A. (2003). Effortful control as a personality characteristic of young children: Antecedents, correlates, and consequences. *Journal of Personality, 71*, 1087-1112.

Kring AM, Johnson SL. Abnormal psychology 12 edition. 174-202. https://www.verywellmind.com/anxiety-disorder-25105396.

Krisch, H. M., & Allet, B. (1982). Nucleotide sequences involved in bacteriophage T4 gene 32 translational self-regulation. *Proceedings of the National Academy of Sciences, 79*(16), 4937-4941.

Kring AM, Johnson SL. Abnormal psychology 12 edition. 174-202. https://www.verywellmind.com/anxiety-disorder-2510539

Labouvie-Vief, G., & Medler, M. (2002). Affect optimization and affect complexity: Modes and styles of regulation in adulthood. *Psychology and Aging, 17*, 571-588.

Levy D, Ronemus M, Yamrom B, Lee Y, Leotta A, Kendall J, et al.(2011). Rare de novo and transmitted copy-number variation in autistic spectrum disorders. *Neuron, 70*, 886–97.

Lewis, M. (1995). Embarrassment: The emotion of self-exposure and evaluation. In J. P. Tangney & K. W. Fischer (Eds.), *Self-conscious Emotions* (pp. 198-218). New York: Guilford Press.

Lewis, M., & Brooks-Gunn, J. (1979). *Social Cognition and the Acquisition of Self.* New York: Plenum Press.

Leary, M. R., & McDonald, G. (2003). Individual differences in self-esteem: A review and theoretical integration. In M. R. Leary & J. P. Tangney (Eds.), *Handbook of Self and Identity* (pp. 401-418). New York: Guilford.

Mandy W, Chilvers R, Chowdhury U, Salter G, Seigal A, Skuse D.(2012). Sex differences in autism spectrum disorder: evidence from a large sample of children and adolescents. *J Autism Dev Disord, 42*, 1304–13.

Marcia, J. E. (1966). Development and validation of ego-identity status. *Journal of Personality and Social Psychology, 3*, 551-558.

Marcia, J. E. (1987). The identity status approach to the study of ego identity development. In T. Honess & K. Yardley (Eds.), *Self and Identity: Perspectives Across the Lifespan* (161-171). New York: Routledge.

Marcia, J. E. (1987). The identity status approach to the study of ego identity development. In T. Honess & K. Yardley (Eds.), *Self and Identity: Perspectives Across the Lifespan* (161-171). New York: Routledge.

Markus, H. R., & Kitayama, S. (1991). Culture and the self: Implications for cognition, emotion, and motivation. *Psychological Review, 98*(2), 224.

Martin A, Volkmar FR, Bloch MH: Lewis's Child and Adolescent Psychiatry: A Comprehensive Textbook. Wolters Kluwer Health; 2017.

McAdams, D. P., Anyidoho, N. A., Brown, C., Huang, Y. T., Kaplan, B., & Machado, M. A. (2004). Traits and stories: Links between dispositional and narrative features of personality. *Journal of Personality, 72*, 761-784.

Mech, R., Caspi, A., Moffit, T., Wright, B., & Silva, P. (1999). Low socioeconomic status and mental disorders: A longitudinal study of selection and causation during the adulthood. *American Journal of Sociology, 104*(4), 1096-1131.

Mischel, W., Shoda, Y., & Peake, P. K. (1988). The nature of adolescent competencies predicted by preschool delay of gratification. *Journal of Personality and Social Psychology, 54*, 687-696.

Nadeau J, Sulkowski ML, Ung D, Wood JJ, Lewin AB, Murphy TK, et al. Treatment of comorbid anxiety and autism spectrum disorders. Neuropsychiatry (London) 2011;1:567.

Nelson, K., & Fivush, R. (2004). The emergence of aoutobiographical memory: A socia-cultural developmental theory. *Psychological Review, 111*, 48-511.

Papalia, D.E., & Olds, S. W. (1998). *Human Development*(7th ed.). McGraw-Hill.

Pelphrey KA, Carter EJ. Brain mechanisms for social perception: lessons from autism and typical development. Ann N Y Acad Sci 2008;1145:283.

Posey DJ, Kem DL, Swiezy NB, Sweeten TL, Wiegand RE, McDougle CJ. A pilot study of D-cycloserine in subjects with autistic disorder. Am J Psychiatry

2004;161, 2115–7.

Redmond, Brian Francis (October 11, 2015). "Self-Efficacy and Social Cognitive Theories". Confluence.

Robert E. Smith(1995). Principles of Human Communication. Kendall/Hunt Publishing Company, 2-21.

Rochat, P., & Striano, T. (2000). Perceived self in infancy. *Infant Behavior and Development, 23*, 513-530.

Sandra Hybels & Richard L. Weaver Ⅱ(2004). *Communicating Effectively* 7th ed., McGraw-Hill Companies, Inc. New York, NY. 2~32.

Scheier, M.F., & Carver, C.S. (1992). Effects of optimism on psychological and physical well-being: Theoretical overview and empirical update. *Cognitive Thgerapy and Research, 16*, 210-228.

Schieve LA, Rice C, Devine O, Maenner MJ, Lee L-C, Fitzgerald R, et al. Have secular changes in perinatal risk factors contributed to the recent autism prevalence increase? Development and application of a mathematical assessment model. Ann Epidemiol 2011;21, 930–45.

Schwarzer, R., & Nina, K. (2007). Functional roles of social support within the stress and coping process: A theoretical and empirical overview. *International Journal of Psychology, 42*(4), 243-252.

Seligman, M. E. P. (2008). **학습된 낙관주의** (최호성 역. 원제: *Learned optimism: How to change your mind and your life*). 경기: 21세기북스.

Smith T, Miller A. 101 Tips for Parents of Children with Autism: Effective Solutions for Everyday Challenges. Jessica Kingsley Publishers; 2014.

Strauman, TJ. (1989). Self-discrepancies in clinical depression and social phobia: Cognitive structures that underlie emotional disorders? Journal of Abnormal Psychology, 98, 14-22.

Szatmari, P.(1992). The epidemiology of attention-deficit hyperactive disorders. *Child and Adolescent Clinics of North America, 1*(2), 361-372

Turkheimer, E., & Gottesman, I. I. (1991). Individual differences and the canalization of huiman behavior. *Developmental Psychology, 27*, 18-22.

Turner-Brown LM, Baranek GT, Reznick JS, Watson LR, Crais ER.(2013). The First Year Inventory: a longitudinal follow-up of 12-month-old to 3-year-old children. *Autism, 17*, 527–40.

Twenge, J. M., & Crocker, J. (2002). Race and self-esteem: meta-analyses comparing whites, blacks, Hispanics, Asians, and American Indians and comment on Gray-Little and Hafdahl (2000). *Psychological Bulletin, 128*, 371-408.

Rice, P. L. (1992). *Stress and Health*. Pacific Grove, CA: Brooks/Cole Publishing Company.

William S. Powell (1969). The North Carolina Colony. Forge of Freed Books.

Wills, T. A. (1998). Social support. In E. A. Blechman & K. D. Brownell (Eds.), Behavioral Medicine and Women: A Comprehensive Handbook (118-128).

World Health Organization (1992). The ICD-10 Classification of Mental and Behavioural Disorders. Clinical Descriptions and Diagnostic Guidelines. [이부영, 우종인, 이철 (1994). **ICD-10 정신 및 행태장애 -임상기술과 진단 지침**. 서울: 일조각].

Young, J. F., & Mroczek, D. K. (2003). Predicting intraindividual self-concept trajectories during adolescence. *Journal of Adolescence, 26*(5), 586-600.

Zegans, L. (1982). Stress and the development of somatic disorders. In L. Goldberger, & S. Breznitz (Eds.), *Handbook of Stress: Theoretical and Clinical Aspects*. New York: Free.

Zubin, J., & Spring, B.(1977). Vulnerability : A new view of schizophrenia. *Journal of Abnormal Psychology, 86*(2), 103-126.

저자소개

■ **김예림**

현 서정대학교 상담아동청소년과 교수

아동・청소년의 뇌발달 연구와 인성증진에 관심이 많다. 과학영재들과 일반학생들 간의 두뇌 활용의 차이를 fMRI(기능성 핵자기공명단층촬영장치) 연구로 박사학위를 받았다. 과학영재들의 학교생활만족도, fMRI분석연구인 '도형과제 수행 때 나타나는 청소년의 지능별 대뇌 및 소뇌의 활성도 차이분석', 대뇌피질 연구인 청소년의 지능범주별 대뇌피질 변화성 분석 연구들을 발표하였다.

정신건강론

초판 1쇄 인쇄 / 2022년 2월 21일
초판 1쇄 발행 / 2022년 2월 25일

저 자 / 김 예 림
발행인 / 이 중 수
발행처 / **동 문 사**

서울특별시 서대문구 홍제원 1길 12
(홍제동 137-8)
Tel: 02)736-3718(대), 736-3710, 3720
Fax: 02)736-3719
등록번호: 1974.04.27 제9-17호
가격: 20,000원

ISBN: 979-11-6328-407-9(93370)
E-mail: dong736@naver.com
www.dongmunsa.com